主　编　肖政华　王和强　杨　辉

副主编　谢　甦　潘艳伶　罗　雄

编　委　（以姓氏笔画为序）

万炳山　王　颖　王小星　王轶凡　石以石则

卢露星　田　杰　付江林　朱国庆　汤韦韦

孙　欢　李　青　李珊珊　李婷婷　杨　君

杨庆万　吴学凤　邹　艳　邹　婉　陈冰清

陈春兰　陈贵赏　陈梦璐　罗吉秀　钟　燕

娄满容　姚　滔　夏王艳　夏明月　倪荣琳

郭梦兰　崔峻松　符　静　雷　伟　廖莎莎

谭芊任　颜晓美

参编单位

贵州中医药大学第二附属医院

广东省东莞市康复医院

贵州医科大学附属医院

贵州中医药大学第一附属医院

和衡之法

——全国名中医凌湘力学术思想和临床经验集萃

全国百佳图书出版单位

中国中医药出版社

·北京·

**图书在版编目（CIP）数据**

和衡之法：全国名中医凌湘力学术思想和临床经验集萃 / 肖政华，王和强，杨辉主编 .—北京：中国中医药出版社，2023.12
ISBN 978 - 7 - 5132 - 8271 - 0

Ⅰ .①和…　Ⅱ .①肖…②王…③杨…　Ⅲ .①中医临床—经验—中国—现代　Ⅳ .① R249.7

中国国家版本馆 CIP 数据核字（2023）第 118645 号

**中国中医药出版社出版**

北京经济技术开发区科创十三街 31 号院二区 8 号楼
邮政编码　100176
传真　010-64405721
万卷书坊印刷（天津）有限公司印刷
各地新华书店经销

开本 710×1000　1/16　印张 17.5　彩插 0.5　字数 289 千字
2023 年 12 月第 1 版　2023 年 12 月第 1 次印刷
书号　ISBN 978 - 7 - 5132 - 8271 - 0

定价　66.00 元
网址　www.cptcm.com

**服 务 热 线　010-64405510**
**购 书 热 线　010-89535836**
**维 权 打 假　010-64405753**

微信服务号　**zgzyycbs**
微商城网址　**https://kdt.im/LIdUGr**
官 方 微 博　**http://e.weibo.com/cptcm**
天猫旗舰店网址　**https://zgzyycbs.tmall.com**

如有印装质量问题请与本社出版部联系（010-64405510）

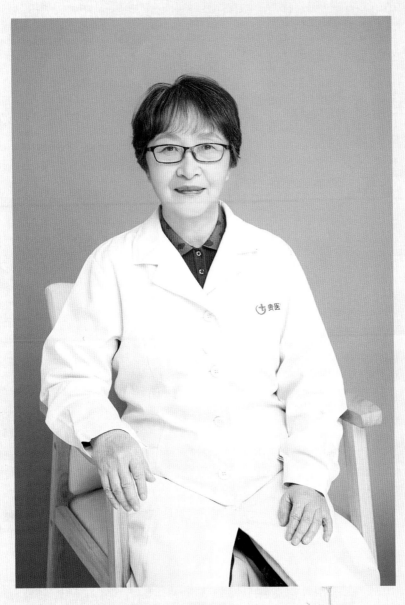

◆ 凌湘力教授

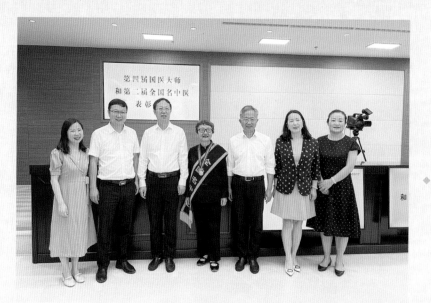

◆ 凌湘力教授（中）与贵[州]
中医药大学党委书记杨[柱]
（右三）、贵州省中医药[管]
理局局长安仕海（左三）[、]
贵州中医药大学第二附[属]
医院党委书记张敬杰（[右]
二）及弟子合影

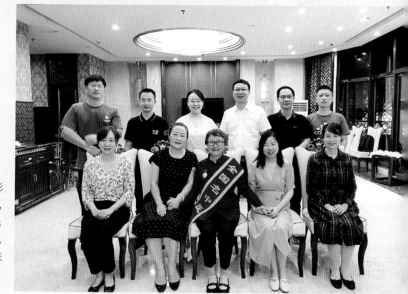

◆ 凌湘力教授和弟子合影
（前排左起：冷丽，谢甦，
凌湘力，潘艳伶，杨辉；
后排左起邓有金，罗雄，
凌珑，肖政华，田杰，朱
国庆）

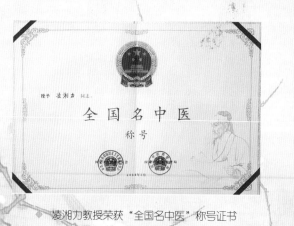

凌湘力教授荣获"全国名中医"称号证书

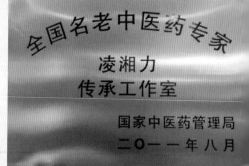

◆ 全国名老中医药专家凌湘力传承工作室牌匾

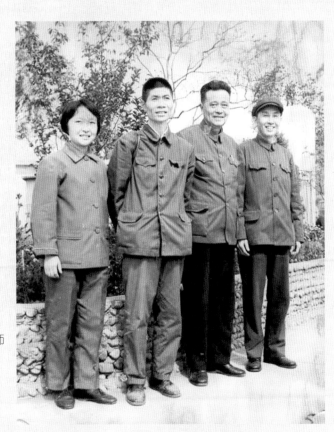

◆ 凌湘力教授（左一）与老师
欧阳锜先生（右二）合影

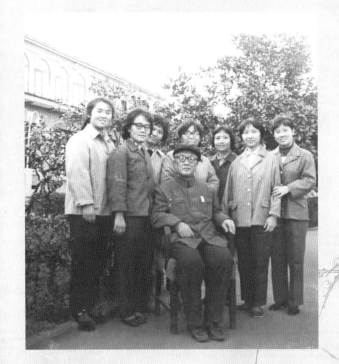

凌湘力教授（右二）与方药中老师
（前排就坐者）合影

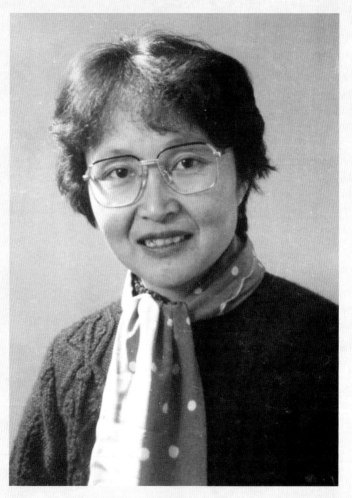

◆ 凌湘力教授青年时期照片

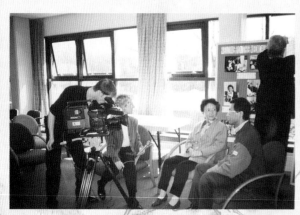

◆ 凌湘力教授（左三）1996年赴英国讲学时
接受英国广播公司（BBC）电视台专访

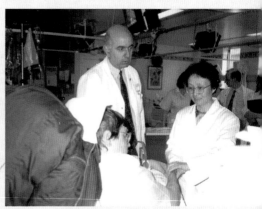

◆ 凌湘力教授（右一）1996年赴英国北方总医院
讲学期间进行会诊

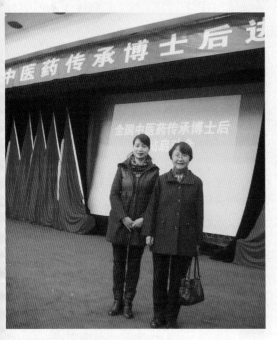

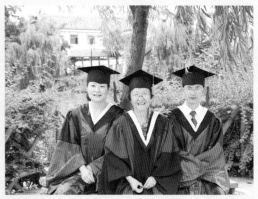

◆ 凌湘力教授（中）与师承博士谢甦、罗雄合影

◆ 凌湘力教授（右）与师承博士后杨辉
在进站启动会上合影

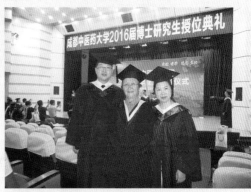

◆ 凌湘力教授（中）与博士生潘艳伶、肖政华合影

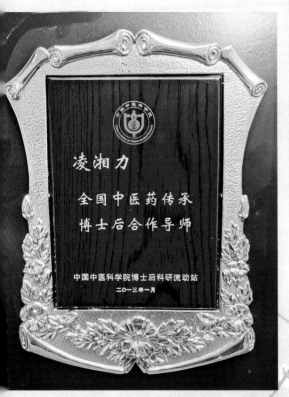

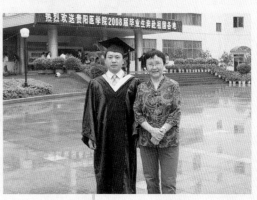

◆ 凌湘力教授（右）和弟子王和强合影

◆ 凌湘力教授师承博士后合作导师牌匾

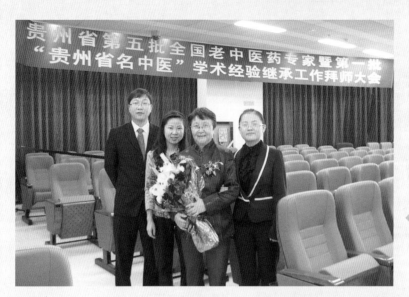

◆ 凌湘力教授（右二）与弟子
潘艳伶、王小星、肖政华在
拜师大会上合影

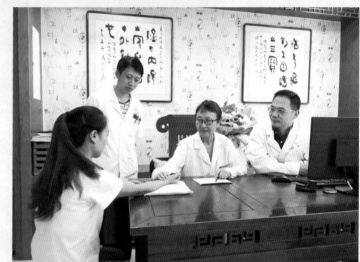

◆ 凌湘力教授（右二）门诊
带教弟子田杰、朱国庆

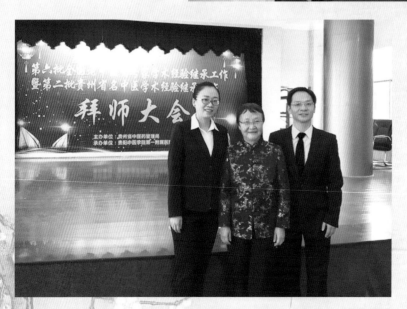

◆ 凌湘力教授（中）与
弟子田杰、冷丽在拜
师大会上合影

# 凌湘力传（代序）

凌湘力，湖湘平江籍，庚寅是年，甲申为月，诞生于黔之筑城，书香世家，家学渊源，幼承庭训，聪慧好学，知书达理。

戊申年，二九年华，知识青年，上山下乡，同学少年，激扬青春，共赴韶华。罗甸兰西，斯时斯域，偏夷贫瘠，万物陶镕，水沸汗泼。凌老披星戴月，开荒拓野，春耕秋收，夏耘冬藏，虽弱不胜衣，仍勉力勤农，稼穑艰难。

彼年彼地，食不果腹，百业待兴，物匮资乏，医药尤甚，十里缺医，千户少药。凌老历历在目，痛心疾首，感百姓之艰辛，叹黎民之厄疾，遂立志，为良医，悬壶济世救苍生。

白昼农耕，夜读挑灯，囊萤映雪，闻鸡起舞，《中草药图谱》，诸如类书，中草药之形状特征、性能功效，熟记于心；农耕余暇，灌木丛林，池边田旁，所见之物，反复对比，一一细辨。昼则辨药，夜则识图，物图结合，阅历日增。

回筑探亲，前辈言传身教，中药经络，针刺艾灸，阐明述发；凌老垂首受教，悉心观习，于己身，寻经络，探穴位，行针刺，提插捻转领感悟。返兰西，运针施灸，不分贵贱，无论昼夜，有求必应，分文不取，有效者众，小有名气。春去秋来，两载寒暑，坚韧不拔，艰辛磨砺。

辛亥年，贵州化肥招工于罗甸，凌老进厂。厂属医院，拟行中医，然有医无药，欣闻凌老有采药之历程，急调医院，筹中药房，名中药工。药房一穷二白，上无片瓦，下无锥地，凌老单枪匹马，披荆斩棘，寻场地，制药架，做药柜，购中药，分贴标签，归类入箱，药房始成。药源紧缺，凌老寻草采药于崇山峻岭之侧，清洗加工于河谷绿粼之滨，晒切捣碾炮，程序繁琐，诸多辛劳，凌老逐一操刀，应对从容。

壬子年，凌老于贵中医一附院（贵州中医药大学第一附属医院）中药房学习，中药药理，加工炮制，膏丹丸散，成品鉴别，秉烛夜读，如饥如渴，七月有余，收获颇多，学有所成。

雁归雁回，两载春秋，厂属药房，一人应对，创始经历，弥足珍贵。凌老强调，临床如战场，遣方用药，如调兵遣将，源自于此。

癸丑年，凌老入学贵医（贵州医科大学）临床，回首往事，感慨万千，展望未来，大有可期，不忘初心，振翅待飞。感既往，叹百姓，担使命，倍珍惜，自律自强，刻苦好学，勤奋钻研，孜孜不息。

丙辰年，贵医业毕，拟分配贵医附院（贵州医科大学附属医院）外科，凌老痴爱中医，经周旋，如愿入贵医附院中医科。自此，凌老启悬壶济世之征程。

丁巳年，黔省西学中班，凌老熟读中医药教材，笃志修习；细研中医经典著作，专心致志。

中西融合，理论与临床，凌老感悟总结，虚心请教，七载磨炼，娴熟诊疗，疗效确切。凌老倍受鼓舞，坚定中医赤子之心。

癸亥年，湖南中医研究院研究生班，大家云集，诸多湖湘名医授《黄帝内经》《伤寒论》《金匮要略》《温病条辨》等经典，如欧阳锜之《金匮要略》、刘炳凡之《伤寒论》、孙光荣之《医古文》等，剖经典，阐临床，联实践，述己见，深入浅出，繁简相融，经典与病案齐辉，理论共实践融汇，凌老细理解，深感悟，提升辨证之思维。

欧阳锜先生造诣精深、建树颇多，乃国之中医学家、中医病证理论专家。欧阳锜先生领衔课题"中医病名诊断规范研究"，中医病、证、症三者关系，乃研究之重点。凌老辅助阅经典，查古籍，用科研，学方法，严谨务实，奠定科研之路。"求衡论""常变论""病证结合"，欧阳锜先生学术之精髓，乃凌老"和衡之法"思想之师源。

凌老领军贵医附院中医科，抓管理，排隐患，升业务，把质量，强学科，树品牌，科教临床，齐头并进，科室面貌，焕然一新，成绩斐然，人才辈出，科室集体，荣誉纷至，嘉奖接踵。

凌老临床科教并茂，理论实践相长，融经典之要义，鉴欧阳锜之精粹，炼思辨之临床，成"和衡"之思想。四十余载，厚积薄发；引经据典，如数家珍；遣方用药，游刃有余。

凌老先后被评为首届贵州省名中医、全国名中医，聘为第四、五、六、七批全国老中医药专家学术经验继承工作指导老师；传承中医，授业解惑，先后被聘为硕士研究生导师、博士研究生导师、博士后导师，带徒授课，薪火相传；远赴英国讲学，弘扬国粹，传播中医。

凌老痴爱中医，致力于中医之发展，临床之余，曾任职众社团，如中华中医药学会理事、中华中医药学会内科分会委员、贵州省中医药学会副会长兼秘书长、贵州省中西医结合学会副会长、贵州省中西医结合学会内分泌专业委员会副主任委员、贵阳市中医药学会副会长等。

庚寅年，凌老于贵医附院退而不休，返聘任职。

壬辰年，应贵中医二附院（贵州中医药大学第二附属医院）盛情数邀，建工作室，带博士后，传承中医，砥砺续航，传承中医，守正创新；老骥伏枥，志在千里。

凌湘力传（代序）

王和强
壬寅年（2022年）于粤之莞邑浅记

# 前　言

凌湘力是贵州医科大学教授，2011年，她从贵州医科大学附属医院中医科主任岗位退休以后，被贵州中医药大学第二附属医院聘为临床医疗指导专家，并在名医堂坐诊，培养师承弟子。凌老是主任医师、硕士研究生导师、博士研究生导师、博士后导师，第二届全国名中医，首届贵州省名中医，全国名老中医药专家凌湘力传承工作室指导老师，第四、五、六、七批全国老中医药专家学术经验继承工作指导老师，全国首批中医师承博士后合作导师。凌老先后担任贵州省中西医结合学会内分泌专业委员会副主任委员，贵州省中西医结合学会副会长，贵州省中医药学会秘书长、副会长，中华中医药学会理事等社团职务。

凌老热爱中医，早年在湖南中医研究院研究生班读书期间，跟随欧阳锜先生进行中医辨证理论方法研究，尤其传承了欧阳锜先生的求衡论、病证结合和常变论的学术思想，在此基础上，凌老认真研读经典，对《黄帝内经》《伤寒论》《金匮要略》《脾胃论》有较深入的研究，遵《内经》《伤寒》之旨，博采众长，师古而不泥古，不偏执一家之论，中西医兼容，治学严谨、学验俱丰，经40余载临证和教学科研工作，积累了丰富的学术经验和技术专长，是杂病专家，临床诊治的疾病涵盖内、外、妇、儿、皮肤等多个学科，逐渐形成了自己的学术风格。在治法上，凌老擅长运用和法，力调平衡，指出临床疾病由于病因的多样性、病位的特殊性、病情的复杂性、体质的差异性，证候常寒热虚实错杂、阴阳表里同病，单一的治法难以适应复杂的病机。因此，只有根据病邪性质，以及脏腑气血失调的不同情况而采用不同的和法进行辨证论治，通过和解少阳、调和营卫、调和寒热、疏肝和胃、调和肝脾、调和肠胃、扶正祛邪等不同的调和之法，使表里、营卫、阴阳、脏腑间的失调不和重归于和谐平衡，恢复阴平阳秘，如此方能解决临床中的复杂问题。因而凌老在辨证论治过程中，一贯重视求和求衡的和衡之法，认为可以看作是一切治法之所归。在辨证方法上，凌老注重脏腑相关理论，重视病证结合，强调知常达变。凌老一直和我们强调，中医的生命力在疗效，我们要传承精华，守正创新，传承，尤其是基于临床实践的传承是中医发展振兴的基础。因此，为传承和发扬凌老学术思想与临床经验，作为凌老的学生，我们编辑整理了部分跟师心得、学习体会及凌老的临床医案和谆谆教诲而成此书，供同道参考。

本书从学术思想、典籍心悟、用药解析、遣方心悟和临证心悟五个方面予以阐述。

第一章，主要对凌老"和衡之法"学术思想进行初步阐述和解析，包括理论渊源、师承渊源、基本内涵、运用方法、临床特点和科研成果。其中"和衡之法"的临床特点包括脏腑调和、气血调和、阴阳调和、寒热调和、气机调和与身心调和等相关内容。

第二章，主要阐述凌老及其弟子对中医经典的感悟体会，包括对《黄帝内经》《伤寒论》《金匮要略》和《温病条辨》等典籍部分观点和内容的心悟等，如对"胃不和则卧不安""金水同源"的解读，《伤寒论》六经条文梳理，汗下温清补和消不同方法的领悟等。

第三、四章，主要阐述凌老"和衡之法"学术思想在方药选择中的体现。这两章分别从用药解析、遣方心悟等不同角度阐述凌老常用的方药方剂在临床的应用和心得体会。凌老对常用中药味、性、归经、功效、主治等属性了如指掌，故临床用药得心应手。凌老强调熟练掌握经典方剂君臣佐使的配伍意义、主治和功效，方能灵活加减运用于临床，同时更强调在"和衡之法"辨证基础上进行守方与变方的灵活运用、守方与变方的有机统一，善守贵变，方可临证获效。

第五章，主要阐述凌老"和衡之法"思想的临床运用，通过脾胃病、脑病、肺病、肾病、痹病、气血津液病、癌病、妇科病、儿科病和皮肤病等不同章节，阐述"和衡之法"在不同疾病中的临床运用经验。

编者才疏学浅，希望通过此书体现凌老"和衡之法"的中医学术思想之一二，实属管中窥天，诚惶诚恐！不当之处，敬请同道批评指正！

肖政华　王和强　杨辉

2023 年 7 月

# 目　录

## 第一章　学术思想

第一节　"和衡之法"溯源 ……………………………………… **002**

一、中国传统文化中"和法"的思想 ………………………… 002

二、《黄帝内经》——中医"和法"思想的渊源 ………………… 004

三、张仲景——奠定"和法"理论与实践基础 ………………… 005

四、宋金元时期医家逐渐重视"和法"的研究 ………………… 006

五、明清医家使"和法"概念逐渐趋于泛化 ………………… 006

六、当代对"和法"认识更趋多元化 ………………………… 007

七、凌湘力"和衡之法"的师承渊源 ………………………… 008

（一）欧阳履钦学术思想 ………………………………… 008

（二）欧阳锜学术思想 …………………………………… 010

第二节　"和衡之法"应用 ……………………………………… **013**

一、"和衡之法"的内涵 ……………………………………… 013

二、"和衡之法"的临证特点 ………………………………… 014

（一）"和衡之法"之脏腑调和 …………………………… 015

（二）"和衡之法"之气血调和 …………………………… 020

（三）"和衡之法"之阴阳调和 …………………………… 021

（四）"和衡之法"之寒热调和 …………………………… 022

（五）"和衡之法"之气机调和 …………………………… 022

（六）"和衡之法"之身心调和 ………………………………………… 025

三、"和衡之法"的运用方法 ………………………………………… 026

（一）四诊合参，全面收集信息 ………………………………… 027

（二）立足和重视整体观，辨证论治 …………………………… 028

（三）审证求因，辨明主次，谨守病机，治病求本 ………… 029

（四）扶正固本，攻补兼施 ……………………………………… 030

（五）病证结合，衷中参西 ……………………………………… 032

四、"和衡之法"思想的科研成果 ………………………………… 034

## 第二章 典籍心悟

第一节 《黄帝内经》心悟 ………………………………………… **038**

一、"胃不和则卧不安"临证心悟 ………………………………… 038

二、"乙癸同源"临证心悟 ………………………………………… 040

三、"金水同源"临证心悟 ………………………………………… 043

四、"火郁发之"临证心悟 ………………………………………… 044

五、"诸湿肿满，皆属于脾"临证心悟 …………………………… 046

六、"五脏六腑皆令人咳"刍议 …………………………………… 047

第二节 《伤寒论》心悟 …………………………………………… **050**

一、小柴胡汤证治浅议 …………………………………………… 050

二、腹痛的辨证论治 ……………………………………………… 052

（一）六经条文梳理 ……………………………………………… 052

（二）腹痛的病因病机探讨 ……………………………………… 056

（三）腹痛的治则治法 …………………………………………… 057

三、顾护脾胃的证治 ……………………………………………… 057

（一）健运脾胃，调和营卫 ……………………………………… 058

（二）寒温并用，健脾祛邪 ……………………………………… 058

（三）祛邪护脾，免伤正气 ……………………………………… 059

（四）肝病实脾，助正达邪 ……………………………………… 060

（五）温健脾胃，调中补虚 ·············· 060

**第三节　《金匮要略》心悟** ······················· **062**

一、《金匮要略》中医治法浅析 ·············· 062

二、《金匮要略》常见情志病证治 ·············· 064

三、《金匮要略》对腹痛的辨证论治 ·············· 067

（一）腹痛的病因病机探讨 ·············· 067

（二）腹痛的治则治法 ·············· 070

四、从《血痹虚劳病脉证并治》篇探讨仲景治疗虚劳思路 ········ 071

（一）失精致虚，桂枝加龙骨牡蛎汤 ·············· 071

（二）补阳摄阴，天雄散方 ·············· 072

（三）脾虚营弱，小建中汤 ·············· 072

（四）虚劳不足，黄芪建中汤 ·············· 073

（五）虚劳腰痛，八味肾气丸 ·············· 073

（六）风气百疾，薯蓣丸方 ·············· 073

（七）虚烦不寐，酸枣仁汤 ·············· 074

（八）虚劳干血，大黄䗪虫丸 ·············· 074

五、对"病痰饮者，当以温药和之"的理解 ·············· 075

（一）治痰饮为何用温药 ·············· 075

（二）如何"和之" ·············· 076

（三）"温药和之"的运用 ·············· 077

**第四节　温病心悟** ······················· **078**

一、对"通阳不在温而在利小便"的理解 ·············· 078

二、《温病条辨》关于湿温病的证治 ·············· 079

三、《温病条辨》中顾护脾胃思想的体现及启示 ·············· 081

# 第三章　用药解析

**第一节　用药技巧** ······················· **086**

一、重视药材品种和质量 ·············· 086

二、选用恰当的炮制品 ·············································· 087

三、注意合理配伍和药物剂型的选择 ···················· 088

四、掌握恰当的用药剂量 ·········································· 088

五、掌握正确的煎药方法 ·········································· 089

六、掌握正确的服药时间及方法 ······························ 089

七、注意中药和西药联合用药的相互影响 ·············· 090

八、注意因人制宜 ···················································· 090

九、因地制宜 ··························································· 091

十、中药升降浮沉的临床应用 ·································· 091

（一）升降浮沉的概念 ········································· 092

（二）确立升降浮沉的依据 ·································· 092

（三）升降浮沉理论的临床应用 ·························· 092

第二节　常用中药、药对解析···································· **094**

一、常用中药 ·························································· 094

（一）柴胡 ························································· 094

（二）白芍 ························································· 095

（三）当归 ························································· 096

（四）茯苓 ························································· 097

（五）决明子 ····················································· 098

（六）白术 ························································· 100

（七）黄芩 ························································· 103

（八）丹参 ························································· 104

（九）紫菀 ························································· 105

（十）枳壳 ························································· 106

（十一）郁金 ····················································· 107

（十二）香附 ····················································· 108

（十三）党参 ····················································· 108

（十四）北沙参 ·················································· 109

（十五）南沙参 ·················································· 109

（十六）百合 ·········································· 110

（十七）麦冬 ·········································· 110

（十八）女贞子 ·········································111

（十九）首乌藤 ·········································111

（二十）半枝莲 ·········································· 112

（二十一）白花蛇舌草 ·································· 113

（二十二）金荞麦 ······································ 113

（二十三）玳玳花 ······································ 114

（二十四）腊梅花 ······································ 114

（二十五）香橼 ········································ 114

（二十六）佛手 ········································ 115

（二十七）木香 ········································ 116

（二十八）砂仁 ········································ 116

（二十九）黄芪 ········································ 117

（三十）鸡血藤 ········································ 118

二、常用药对 ·········································· 119

（一）香附、郁金 ······································ 119

（二）黄芪、女贞子 ···································· 119

（三）白花蛇舌草、半枝莲 ·························· 120

（四）茵陈、金钱草 ···································· 120

（五）玳玳花、玫瑰花 ································ 120

（六）百部、百合 ······································ 121

（七）佛手、香橼 ······································ 121

（八）木香、砂仁 ······································ 121

# 第四章  遣方心悟

第一节  遣方技巧 ··································· **124**

一、寒热平调，攻补兼施 ························· 124

二、善抓主症，紧扣病机 ································· 124

三、守与变方 ········································· 125

四、创新求变 ········································· 125

五、一药多用 ········································· 125

第二节 方剂释义 ······································· **126**

一、经验方 ·········································· 126

（一）疏肝和胃汤 ································· 126

（二）糖通饮 ···································· 127

二、常用方 ·········································· 129

（一）小柴胡汤 ·································· 129

（二）四逆散 ···································· 130

（三）逍遥散 ···································· 131

（四）四君子汤系列 ······························· 133

（五）补中益气汤 ································· 134

（六）参苓白术散 ································· 136

（七）归脾汤 ···································· 137

（八）大补元煎 ··································· 138

（九）八珍汤 ···································· 139

（十）六味地黄汤系列 ······························ 140

（十一）二至丸 ··································· 141

（十二）酸枣仁汤 ································· 142

（十三）百合固金汤 ······························· 143

（十四）当归饮子 ································· 144

（十五）炙甘草汤 ································· 145

（十六）三仁汤 ··································· 147

（十七）天麻钩藤汤 ······························· 148

（十八）独活寄生汤 ······························· 149

（十九）当归四逆汤 ······························· 150

（二十）清营汤 ··································· 152

（二十一）生化汤 ································· 153

# 第五章 临证心悟

第一节 脾胃病·································· **156**

　一、重视脾胃在治病求本中的作用 ·············· 156

　二、平调寒热治脾胃病 ······················ 158

　三、从肝论治胃痛 ·························· 160

　四、虚实两端治便秘 ························ 162

　五、"泄泻病"辨治 ························ 164

　六、从火论治口疮 ·························· 165

　七、调和肝脾诊治疑难病 ···················· 167

第二节 脑病···································· **171**

　一、"和衡之法"治脑病原则 ·················· 171

　二、"和衡之法"治偏头痛 ···················· 173

　三、"和衡之法"治中风 ······················ 175

　四、眩晕辨治 ······························ 177

　五、头痛辨治 ······························ 179

　六、不寐辨治 ······························ 181

第三节 肺病···································· **183**

　一、"和衡之法"治咳嗽 ······················ 183

　二、慢性咽炎辨治 ·························· 186

　三、肺胀辨治 ······························ 189

第四节 肾病···································· **191**

　一、过敏性紫癜性肾炎辨治 ·················· 191

　二、糖尿病肾病辨治 ························ 193

第五节 痹病···································· **195**

　一、历节病辨治 ···························· 195

　二、类风湿关节炎辨治 ······················ 197

第六节 气血津液病·······························  **200**

一、消渴辨治 …………………………………………………… 200

二、糖尿病周围神经病变辨治 …………………………………… 205

三、汗证辨治 …………………………………………………… 207

四、情志病辨治 ………………………………………………… 212

**第七节　癌病** ………………………………………………… **218**

一、病因病机 …………………………………………………… 218

二、辨证与辨病相结合，重视病理类型 ………………………… 218

三、分期论治 …………………………………………………… 220

四、同病异治，异病同治，注重个体化 ………………………… 222

五、治未病思想在防治中的运用 ………………………………… 223

六、治疗重视固护脾胃 ………………………………………… 223

七、放化疗毒副反应诊治经验 …………………………………… 227

**第八节　妇科病** ……………………………………………… **233**

一、月经病辨治 ………………………………………………… 233

二、带下病辨治 ………………………………………………… 243

三、乳腺增生症辨治 …………………………………………… 245

**第九节　儿科病** ……………………………………………… **247**

一、调理脾胃在儿科病的运用 …………………………………… 247

二、从肾论治小儿脑瘫 ………………………………………… 250

**第十节　皮肤病** ……………………………………………… **258**

一、痤疮辨治 …………………………………………………… 258

二、风疹辨治 …………………………………………………… 260

三、带状疱疹辨治 ……………………………………………… 261

四、脱发辨治 …………………………………………………… 262

第一章
## 学术思想

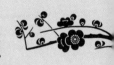

　　凌老指出，"和衡之法"中的"和"即"和法"，"衡"乃"平衡"，"和衡之法"就是通过"和法"来恢复和维持机体动态平衡的治疗方法，也就是通过"和法"指导临床，实现恢复和维持机体"阴平阳秘"最佳状态的动态平衡。"和法"是实现和维持机体动态"平衡"的基础和关键，动态"平衡"是实现"和法"辨证思想的体现和载体，二者相辅相成，互为因果，融为一体，不可分割。因此，"和衡之法"是"和法"的传承和发扬，二者是一脉相承的理论体系。

# 第一节 "和衡之法" 溯源

"和衡之法"源自"和法"。"和法"为中医八法之一，有"调和""和解""和合""和谐""中和""缓和"等含义。"和"的思想源远流长，所谓"和"，就是融洽、协调、和谐、平衡之意。"和"既是中国哲学中一个很重要的概念，又是中华文化的精髓。中国传统文化中，"和"被广泛用于人与社会、人与自然、个人身心和谐方方面面。比如，在待人接物、人际关系中强调"和为贵""和衷共济""家和万事兴"，《论语·学而》就有"礼之用，和为贵"的记载；国与国关系中强调"协和万邦"；人与自然强调"天人合一"；个人身心健康注重"气血调和""阴阳调和"；等等。"和"的思想既是中国传统文化的核心观念，又是中医临证治疗的目标导向。《黄帝内经》奠定了"和法"的思想基础，《伤寒论》则奠定了"和法"的实践基础。历代医家就"和法"多有阐述和发挥，其作为独立的治疗大法广为人知，明确提出"和法"的是清代程钟龄的《医学心悟》。"和法"的内涵和本质即调和机体失衡矛盾双方或者矛盾多个方面，维持机体动态平衡，其调和机体的"失和"状态、恢复和维持机体动态平衡的本质，也就是"和衡之法"的本质。

## 一、中国传统文化中"和法"的思想

中华文明源远流长，璀璨夺目，先秦时期是我国文化第一个鼎盛时期，诸子争鸣，百花齐放，涌现了孔子、老子、孟子、墨子、韩非子等伟大的思想家，这一时期，思想自由、文化繁荣，儒家、法家、道家、墨家百家争鸣。而"和"的思想是先秦时期重要的哲学思想，多个事物之间或者事物的多个因素之间的协调平衡被称之为"和"。"和"的状态被认为是事物生长和发展的最佳状态。《周易·乾卦·文言》云："乾道变化，各正性命，保合大和，乃利贞。首出庶物，万国咸宁。"《论语·子路》云："君子和而不同，小人同而不和。"《孟子·公孙丑上》云："天时不如地利，地利不如人和。"《中庸》云："喜怒哀乐之未发，谓之中；发而皆中节，谓之和。中也者，天下之大本也；和也者，天下之达道也。致中和，天地位焉，万物育焉。"《道德经》云："道生一，一生二，二生三，三生万物，万物负阴而抱阳，冲气以为和。"《管子·兵法》云："畜之以道，则民和；养之以德，则民合。和合故能谐，谐故能辑，谐辑以悉，莫之能伤。"可见，先秦诸子普遍重视人和自身、他人、社会、自然的"和"，以和致衡。

"和"，《说文解字》曰："相应也。从口，禾声。"可见"和"字本义是指音声之相应。"盉"，《说文解字》曰："调味也。"在《说文解字注·五篇上·皿部·盉》中，段玉裁做了区别与解释，即"调声曰龢，调味曰盉。今则和行而龢，盉皆废矣"。三国时期的《广雅》说："和，谐也。"《谥法》云："不刚不柔曰和。"因此，"和"，其义也由"音声相和"与"五味调和"引申出协调、和谐、和合、适中等义，将人之听觉、味觉感性认识上升到事物关系、社会人事等层面，进一步发展，又抽象为势、位之和。中国传统文化崇尚"和"，注重"守中"，讲究以"和"为本，以"中"为正。在人和自然的关系上，重视人和自然的和谐相处，比如"天人合一""道法自然""无伐天和"；在人体本身的生长发育、生命活动上，提倡和重视"内外调和，邪不能害""阴平阳秘，精神乃治""志意和则精神专直"；在人和社会的关系及人和人之间的关系上，注重言行不偏不倚的"允执厥中""中庸之道"，以维护人和人之间、人和社会的和谐关系，维持人和人之间、人和社会的动态平衡。

因此，"和"的思想既是中国古代哲学的基本观点，又是中国传统文化的核心思想。"和"的含义既是"中和"又是"合和"。"中和"即是适度，指的是不偏不倚，以致动态的平衡。中国传统文化儒道两家都将"致中和"作为自己的理想和追求，而儒家更加注重以"中庸之道"处世立身、维护社会和谐。因此，从"中和"的意义说，"和"即是指无偏阴、无偏阳，无太过、无不及的最佳状态，维持一种动态的平衡。"合和"之"合"为前提，则指的是构成万事万物的不同矛盾之间、矛盾的不同方面之间的结合、和谐、协调、融洽、平衡之意。从"合和"的角度谈，"和"是不同矛盾之间、矛盾的不同方面之间的对立统一的动态平衡，中国传统文化和哲学常用"合和"来论道、论人事、论自然万物。

## 二、《黄帝内经》——中医"和法"思想的渊源

《黄帝内经》中虽然没有"和法"的明确记载，但"和"字广见于《黄帝内经》之中。可以说，《黄帝内经》秉承了中国传统文化"和"的思想理念，并将"和"的思想广泛运用于人与自然、天地的关系中来理解，强调顺应自然规律，追求人与自然、天地的和谐统一；广泛运用于对人体阴阳、气血、脏腑、营卫、经络等各系统动态平衡的对立统一之中；广泛运用于对疾病、治疗及养生等各个相关领域的论述中，成为中医"和法"的思想源头。在《黄帝内经》中，所使用的"和"并不是指代一种具体的治疗方法，而主要是指机体生理机能的和谐、平和，是指使处于阴阳失调病理状态的机体恢复到协调、和谐，维持机体动态平衡的生理状态的根本要求。

《黄帝内经》认为，人要"处天地之和"，只有保持与自然的和谐才能保证身体的健康，"气相得则和，不相得则病""从其气则和，违其气则病"。因此，人要了解和掌握自然规律，调整和维护与自然的和谐，《黄帝内经》中早就有"必先岁气，无伐天和"。同时，《黄帝内经》认为，人体各系统之间也需要和谐协调平衡的关系，要内外和调、阴阳调和、气血调和、脏腑调和，《素问·生气通天论》就有"内外调和，邪不能害""阴平阳秘，精神乃治"；《灵枢·本脏》有"志意和则精神专直"；《灵枢·行针》中有"阴阳和调而血气淖泽滑利，故针入而气出，疾而相逢也"；《灵枢·天年》提出"血气已和，荣卫已通，五脏已成，神气舍心，魂魄毕具，乃成为人"。

当人体系统之间或系统内部要素之间的关系失和，就会出现"不和"的病态。如《素问·逆调论》载《下经》曰：胃不和则卧不安，此之谓也"，指的就是胃气失和，气机阻滞，导致难以平卧或者失眠。而《灵枢·脉度》更是详细地论述了五脏六腑、阴阳不和的病态："五脏不和则七窍不通，六腑不和则留为痈。"因此，"邪在腑则阳脉不和，阳脉不和则气

留之，气留之则阳气盛矣。阳气太盛则阴不和，阴脉不和则血留之，血留之则阴气盛矣。阴气太盛，则阳气不能荣也，故曰关。阳气太盛，则阴气弗能荣也，故曰格。阴阳俱盛，不得相荣，故曰关格。关格者，不得尽期而死也"。在治疗方面，《黄帝内经》强调立足气血阴阳脏腑等各系统之间失"和"关系的调整。具体调整的要求，《素问·至真要大论》则言"谨察阴阳所在而调之，以平为期"；"谨守病机，各司其属……疏其血气，令其调达，而致和平"，方法以"寒者热之，热者寒之，温者清之，清者温之，散者收之，抑者散之，燥者润之，急者缓之，坚者耎之，脆者坚之，衰者补之，强者泻之，各安其气，必清必静，则病气衰去，归其所宗，此治之大体也"。

这种"致和平""以平为期"的思想就是协调、缓和人体的气血阴阳、脏腑经络、寒热虚实等方面，以达到"阴平阳秘"的动态平衡。因此，《黄帝内经》可以说是中医"和法"思想的渊源，为中医"和法"的发展奠定了重要的理论基础，包含和体现了"和衡之法"的内涵与本质。

### 三、张仲景——奠定"和法"理论与实践基础

如果说《黄帝内经》奠定了"和法"的理论基础，那么医圣张仲景则奠定了"和法"思想的实践基础。首先，仲景一脉相承地认识到"和"的重要性，"和"则健康，因此，其多用"和"来描述人体的生理状态，比如《金匮要略·脏腑经络先后病脉证》提出："若五脏元真通畅，人即安和"，还有"胃气和""腹中和""卫气和""脉调和"等诸多"和"的表述；其次，其认识到"失和"的病因病机，认识到"失和"就会引发疾病，以"不和"来表示疾病发生的病机，比如《伤寒论》中有"病常自汗出者……以卫气不共荣气谐和故尔"；另外还有"其气不和""里未和""胃气不和"等表述。因此，仲景十分重视脏腑气血阴阳的和谐关系，其治疗重点也在于用不同的方法"求和"，和则愈、不和则不愈的思想贯穿于《伤寒论》六经辨证的始终，如"太阳病，若吐若下若发汗后，微烦，小便数，大便因硬者，与小承气汤，和之愈"；"吐利止而身痛不休者，当消息和解其外，宜桂枝汤小和之"；"凡病若发汗、若吐、若下、若亡血，无津液，阴阳脉自和者，必自愈"；"下之则和，宜大陷胸丸"。《金匮要略》还提到"病痰饮者，

当以温药和之"。由此可见，"和解"和"调和"的方法广泛运用在仲景的临床实践中，其采用调和阴阳、调和寒热、调和气血、调和营卫、调和气机升降、和解少阳、调和肝脾、调和肠胃等方法，达到邪去正复、阴平阳秘的目的。

### 四、宋金元时期医家逐渐重视"和法"的研究

宋金医家成无己提出小柴胡汤是和解之剂，但没有对"和解"进行定义，只是认为其可以"和解"半表半里之邪。李东垣在《医学发明·六经禁忌》中亦指出少阳之病当用小柴胡汤和解之。刘完素则明确提出了少阳病当用"和解"之法。刘完素对和解的认识，主要有两层意思：第一，病在半表半里，既不可汗，又不可吐，法当和解；第二，和解之剂用药多平和，其认为"下之太早，则表热乘虚而入里，遂成结胸、虚痞、懊憹、发黄之证，轻者必危，危者必死，但宜平和之药，宣散其表，和解其里，病势或有汗而愈，或无汗气和而愈"。元代危亦林《世医得效方》专列"和解剂"一章，认同邪在半表半里之间，可用和解之法，以小柴胡汤为代表，"以柴胡、半夏，能利能汗，凡半表半里之间，以之和解，皆可用也"。

### 五、明清医家使"和法"概念逐渐趋于泛化

明清时期，"和法"的应用则更为泛化，多认为"和法"是治疗伤寒非表非里、不寒不热、不可汗、不可下时采用的一种治法，"和法"的代表方是小柴胡汤和建中汤。明代徐春甫首次将"和"作为独立的治法提出，《古今医统大全》指出治法有6种，即汗、吐、下、利、温、和。张景岳在《景岳全书·新方八阵·和略》中说："和方之制，和其不和者也。凡病兼虚者，补而和之，兼滞者，行而和之，兼寒者，温而和之，兼热者，凉而和之，和之为义广矣。亦犹土兼四气，其于补泻温凉之用，无所不及，务在调平元气，不失中和之为贵也。"所用处方也不仅仅是和解法，而是综合了补法、温法、行法、凉法等法，以中和为要，将"和方"定义为"和其不和者也"，和之义则一，而和之法变化无穷焉。张景岳仿兵法，布八阵中的"和阵"，就是基于"和其不和"的思想，把所有中和的方法尽归为"和

法"，总以"调平元气，不失中和"为贵，以恢复和维持机体的动态平衡。这使得"和法"的外延进一步扩张。

程钟龄《医学心悟》首次提出"医门八法"，即汗、和、下、消、吐、清、温、补，并对每一种治法进行详细论述，明确"和法"概念，指出"伤寒在表者可汗，在里者可下，其在半表半里者，唯有和之一法焉"，"应用柴胡汤和解之"；确立了"和法"在中医治法中的重要地位，提出"有清而和者，有温而和者，有消而和者……有兼攻而和者。和之义则一，而和之法变化无穷"，凸显了"和法"在中医治法中的重要意义，让人们对"和法"的认识和理解不再拘泥于只是和解少阳，从而对后世产生了深远的影响。

戴天章在《广瘟疫论》中从组方的角度，对和法进行了界定，进一步拓展了"和法"之义，指出"寒热并用之谓和，补泻合剂之谓和，表里双解之谓和，平其亢厉之谓和"。晚清名家周学海认为，"凡用和解之法者，必其邪气之极杂者"，常见寒热燥湿、升降敛散纠缠，治疗宜寒热并用、燥湿并用、升降并调、敛散合用，以"相反相成"，堪称精辟。

晚清另一名家，中西医汇通、长于血证的唐容川认为"和法"为"血证之第一良法"，提出"表则和其肺气，里则和其肝气，而尤照顾脾肾之气，或补阴以和阳，或损阳以和阴，或逐瘀以和血，或泄水以和气"，总以和气血为治疗血证的关键，处方用药擅用小柴胡汤加减以调气和血。

## 六、当代对"和法"认识更趋多元化

历代医家不断发展和运用"和法"，拓展其范畴。不同医家对于和法的理解见仁见智，运用更是各具特色。当代对"和法"认识上更趋多元化，对"和法"概念，大致也形成了狭义、广义、泛义的不同理解。

其一，从狭义论"和法"，认为"和法"即"和解少阳"法，只是针对少阳半表半里枢机不利病机的一种治法。金代成无己在《伤寒明理论》中，明确地将小柴胡汤和解少阳半表半里法称为"和解"，是狭义"和法"的典范。

其二，从广义论"和法"，认为"和法"是具有和解与调和作用的一类治法。即使一致认同和解与调和的医家，在具体概念含义上的观点也是不尽相同的，有的强调和解与调和脏腑气血阴阳失调的矛盾双方的对立面，有的强调脏腑阴阳本身的疏通与调和，有的强调机体状态的疏通、协调关系，有的强调整体主次要矛盾兼治等不同观点。

其三，从泛义论"和法"，立足于"和法"之思想与原则，将"和法"视为中医治法之总纲、总则及根本大法。

历代对"和法"的研究及发展问题：首先，由于当前各家对"和法"的认识和理解争议较多，定义、概念、范畴相对模糊。"和法"的狭义、广义、泛义之争也说明历代医家对"和法"的理解和运用有不同的看法，需要通过对"和法"的源流、思想基础、基本原理上的辨析、整合与凝练，促使对"和法"的内涵、外延早日形成共识。

其次，要从医家临床运用中去认识、分析和总结"和法"的运用规律、临证特色及组方配伍规律，治法只有在临床实际运用中才能更好地彰显其强大的生命力，因此，一定要从临床实践中，尤其是名家临证实践中去研究和体会"和法"的特点，揭示其临床运用规律，以更好地传承和发扬这一治疗大法。

## 七、凌湘力"和衡之法"的师承渊源

凌老在对历代"和法"认识的基础上，结合其数十年的临床经验，锤炼总结提出"和衡之法"的中医学术思想，继承和发扬了历代中医"和法"之精髓。而这一学术理论思想主要源自湖湘名医欧阳履钦及其弟子欧阳锜。欧阳锜是全国著名中医学家和中医病证理论方法研究专家，为湖湘五大名医之一。凌老早年于湖南中医研究院研究生班求学期间，机缘巧合地师承了欧阳锜的中医辨证理论思想，尤其传承了欧阳锜"求衡论""病证结合""常变论"的学术思想和临证思维方法。

（一）欧阳履钦学术思想

欧阳履钦，字煌，号逸休，湖南省衡阳县（今衡南县）人，生于1884年，逝于1951年，享年67岁。早年，欧阳履钦赴日本留学，归国后曾在湖南南路师范学院执教，后来因为母亲年迈，辞归乡里孝奉母亲，同时潜心研究中医。他遵循医圣张仲景"勤求古训，博采众方"之训，自拟

"勤求经旨，知常达变；方药医技，绳以理法；博采众长，广其应用"的二十四字治学要诀，勤学善思，治学严谨，反复临证，因而渐学验俱丰，尤其擅治内科杂病，并对针灸、眼科、喉科、妇科、儿科等其他学科也有着丰富的诊疗经验，不惑之年就经手治愈诸多疑难病症，故声名鹊起，医名远扬。同时，欧阳履钦非常热心中医教育事业，与慈善道堂于衡阳创办针灸医馆，传授太乙灸、圆利针等治病之术。抗日战争时期，湖南国医专科学校迁至衡阳，聘请欧阳履钦主持教务，并主讲《金匮要略》《伤寒论》等课程，因战乱教材被毁，他自编讲义，同时在课堂教学之余，还热心对学员进行临床实践带教，深受学员爱戴。医专停办后，欧阳履钦在湖南耒阳和萧湘辑先生共同创办中华医学讲习所，自己负责教务，历时四年，为湘南地区培养了不少中医人才。在临证医疗和热心中医教育之余，欧阳履钦还积极著述，在学术理论上也有不少建树，生前著有《伤寒折中》《金匮折中》《增补时方歌括》《眼科歌括》《药性表解串要》等书，书中有不少独到的理论见解，在湘、粤、桂诸省从学者前后有数百人，影响广泛深远。

欧阳履钦强调研究经典，认为经典一方面可以提供诊疗疾病的理论方法，另一方面更重要的则是示人以规矩。所以，必须勤求经旨，先知其常而后才能达其变，主张以经解经，不要曲解经意。他认为，历代注解《伤寒论》《金匮要略》的注家见仁见智，对其中分歧较大的，就需要以医圣原书的相关条文互相参详，判断是非。其在《伤寒折中》《金匮折中》二书中，在全面研究仲景原书的基础上，通过汇参提出自己的见解。

欧阳履钦强调辨证，善于把伤寒六经与杂病的辨证方法结合起来互参，认为伤寒虽着重在辨六经，杂病虽着重在辨血、水、食、虫，但具体运用时两者必须结合，才能掌握疾病的发病原因，强调"不管病证怎样复杂，只要能掌握伤寒杂病的辨证方法，有理有法，立方遣药，就不致越规，并要博采各家各科辨证之法相与比较，相互参证，才能对每一病证的发病机制、鉴别、治法有比较全面的了解，临证才不至于茫然无措"。

欧阳履钦临床长于经方，但经过长期的临床实践，善于根据自己的实际体会加以发挥，总结和创造了不少新处方来供临床应用。其所撰《增补时方歌括》除陈修园《时方妙用歌括》原载方剂外，自己创立了约六十个处方。无论经方、时方、经验方，欧阳履钦认为临床皆需辨证运用，不可机械套用。

欧阳履钦学术思想的特点概括起来有三方面：第一，伤寒、温病并重，不偏不倚。欧阳履钦认为，温病学是从伤寒逐渐发展而来，兴起后在某种程度上又形成与伤寒的对立局面，要防止将两者对立起来，首先要在理论上明确外感热病、伤寒发热与温病发热的本质不同。《伤寒折中·太阳上篇》云："温邪从口鼻而入肺胃，肺胃不受邪而仍出于表者，故亦发热，然因于热而发热，非比伤寒、中风因于寒，身内阳热外出与之抵抗而发热，故发热而渴不恶寒者为温病。"伤寒、温病、发热的病机不同，发热的性质亦各有异，伤寒、温病需并重，需要运用温病方时，就不局限于伤寒方，需要用伤寒方时，不拘于温病方。第二，对比思辨，明其异同。欧阳履钦认为，不同病证之中常常可以出现相同的症状，故临床须加思考辨别。其在《伤寒折中》《金匮折中》二书中，就是充分运用对比思辨的方法，从同症异证、同脉异证及伤寒与杂病等方面进行对比参证，明确异同主次，从而对各证做出判断。第三，抽添补泻，层次分明。单纯补虚泻实是根据单纯的虚实见症而做出的虚实治疗方法，但是在病情寒热虚实复杂交错的情况下，就需要运用寒温并用、扶正祛邪、泻阳救阴等综合方法，欧阳履钦在其《药性表解串要·补剂》中有"泻阳救阴而气血复，养阴配阳而寒热平……不明抽添法诀，未可与议补药"。这就明确指出，在病情复杂的情况下，补气血、平寒热，非见实即泻、见虚即补、见热治热、见寒治寒，而须综合分析，清因果，明主次，方能有的放矢，做到加减有法，抽添有据。

（二）欧阳锜学术思想

欧阳锜为欧阳履钦之侄，字子玉，1923年生于湖南衡南县，15岁随其伯父欧阳履钦学医，甫学成，行医不忘读书，学与术与日俱增。1953年任衡南县中医院院长，1957年调湖南省中医药研究所。欧阳锜一直从事中医临床、中医病名的系统化规范化研究，造诣精深，建树颇多，是全国著名中医学家和中医病证理论方法研究专家，与李聪甫等并称湖湘五大名医；临床于恶性肿瘤、糖尿病、心脑血管病方面均有较高的造诣，创制龙蓟合剂、消瘤丹、生血宝等100余首治疗各种疾病的有效经验方，创制的驴胶补血冲剂，迄今仍为湖南名药；在学术上提出了临床病证结合的思想方法，建立了"辨主症的三大关键""三纲鼎足，互为纲目"的辨证体系；"求衡论""常变论"是他研究多年的心血；出版学术专著《内科辨证学》《伤寒金匮浅释》《中医内科证治概要》《证治概要》《杂病原旨》等；承担原卫生部重点科研项目"中医病名诊断规范化研究"，主持完成"湖南省中成药开发远景规划研究"。

欧阳锜的学术思想总结起来，主要有以下三个方面。

第一方面：求衡。《黄帝内经》所谓"阴平阳秘，精神乃治"，充分说明了保持人体动态平衡的重要性。"谨察阴阳所在而调之，以平为期"，则说明中医的诊断和治疗，都是保持人体动态平衡的"求衡"。因此，欧阳锜认为求衡是中医临床思维的核心，求衡的思维方法贯穿在诊治全过程。他认为求衡法既可以分正面求衡、反面求衡，又可以分为直接求衡、间接求衡。正面求衡法，适用于症状比较单纯的平衡失调，反映出寒热、虚实的证候，如无论内寒、外寒，均是以热治寒；无论表热、里热，不外以寒治热，这些就是正面求衡的方法。反面求衡法，则用于假寒、假热、假虚、假实等证，因其现象与本质相反，故治疗必须从反面着眼。直接求衡法则用于上下、表里病位平衡失调明确的证候，采取上虚补上、下虚补下、表证用发汗解表、里证用调和脏腑，这些就是直接求衡的方法。间接求衡法，适用于此处见症，但病实发于彼的证候，对此需要运用脏腑相关理论，进行由此及彼的推理，采取间接求衡法治疗，如肾气上逆而咳嗽气喘，上病治下，治疗以补肾纳气为主。

第二方面：病证结合。欧阳锜经数十年辨证理论方法的研究和探索，建立了"辨主症的三大关键""病证纵横结合""三纲鼎足，互为纲目"为核心的病、证、症三联诊疗体系，是病证方法研究专家和现代中医病证诊断规范化研究的开拓者之一。症、病、证三者既有联系又有区别，欧阳锜先生主张临证要深入分析三者及其相互关系，指出临床基本功的重点就在于对病、证、症的分析明辨，通过收集、整理、分析同病异证和异病同证的特点，抓住主症，把辨证论治与辨病论治相结合，只有这样，临床才能迅速抓住要点，从而立法有度，应手取效。因此，欧阳锜认为病证结合是中医临证思维与理论思维的重要方法，在中医学术和临床发展史上有着举足轻重的地位，由证入手，病证结合，是中医个体化治疗和提高临床疗效的关键。

对于复杂疑难证候，欧阳锜认为要透过现象抓住本质，明确主症、次症，就要从病势的轻重缓急、发病的先后因果、证象的真假异同三个方面着眼，这就是他认为的辨主症的三大关键，为其"三纲鼎足，互为纲目"辨证体系提供了理论核心。20世纪80年代，欧阳锜领衔原卫生部重点项目"中医病名诊断规范化研究"，在深入系统研究了中医病、证、症三者的概念及其相互关系，提出了"病证纵横结合"思路之余，进而发现，外感五气、内伤脏腑、血水痰食邪结三类证候及其各证间均存在相互因果关系，而且这三类证候之间是三纲鼎足、互为纲目的关系，临床辨证须综合分析纲目之间的相互关系，明确因果，分清主次，治疗才能纲举目张，切中病情。由此，欧阳锜创建出"三纲鼎足，互为纲目"的辨证体系，其中的三纲是指以五气为病，脏腑主病，邪留发病，二十一目则是指五气为病的"风、热（含火与暑）、湿、燥、寒"，脏腑主病的"肝、心、脾、肺、肾、胆、小肠、胃、大肠、膀胱"，邪留发病的"痰、饮、水气、瘀血、食积、虫积"。这一辨证方法执简驭繁，对疑难证候的辨证非常有帮助。

欧阳锜数十年来，运用病证结合的方法临证，积累了丰富的经验，在许多疑难病辨治方面形成了自己的独到见解，能得心应手地处理好病、证、症三者的关系，或由症入手，以症带病；或以证为主，病证结合；或以病为纲，症证结合，如此总能左右逢源，疗效卓著。

第三方面：常变论。欧阳锜认为，在人体和疾病的斗争过程中，会从多方面表现出种种平衡失调的迹象，出现寒、热、虚、实、表、里、脏腑气血等失衡的错综复杂证候。"证"是机体在疾病发展过程中某一阶段的病理概括，是处于一定阶段的疾病本质反映，包含病位、病因、病性及正邪关系。当病变相对稳定时，证候也相对稳定，若病变变化时，证也随之改变。证候的确立及证候与证候之间的界限，都是在疾病相对静止的阶段，经观察分析总结思辨而来，然后才谈得上辨证论治和方证对应。而实践临证看到的证候，非典型证候多于典型证候。所以，欧阳锜强调辨证既要掌握常规，又要知所变通，不墨守成规，否则无法应付临床复杂多变的情况。对待疾病发展过程中的种种不平衡现象，要进行动态观察，知道证候质变和量变的质量变换关系，从而知常达变，以期求衡。

# 第二节 "和衡之法"应用

在"和法"基础上，凌老传承并进一步发扬欧阳锜的"求衡论"，提出平衡是一种运动、变化、发展的动态平衡，认为运动是世界一切事物和现象的本质属性，事物是运动中的事物，运动是事物的运动，运动是事物的根本属性和存在方式。因此，认识机体和疾病必须从运动的变化和过程的角度来辨证论治，通过解决机体和疾病运动过程中的矛盾，以恢复和维持机体正常功能的动态平衡。在此基础上，凌老继续精研经典，对《黄帝内经》《伤寒论》《金匮要略》《温病条辨》《脾胃论》，以及其他各家学说进行深入的研究，据经典之旨，博各家之长，融合数十年的临床积淀，形成了鲜明的"和衡之法"辨治思维和学术思想。

## 一、"和衡之法"的内涵

凌老指出，"和衡之法"中的"和"就是"和法"，"衡"就是调整和维持机体动态平衡。"和衡之法"就是通过"和法"辨证施治，"疏其血气，令其调达"，以达"阴平阳秘，精神乃治"，从而恢复和维持机体动态平衡。具体而言，就是在"和法"思想的基础上，通过不断调整机体阴阳、表里、寒热、虚实，脏腑气血津液，达到调整和维持机体的动态平衡的目的。

"和法"辨证施治思想是实现和维持机体动态"平衡"的基础和关键，动态"平衡"是体现"和法"辨证施治思想的本质属性和存在形式，"和法"是实现"平衡"的方法和手段，"平衡"是"和法"的目的和结果，二者相辅相成，融为一体，不可分割。

首先，"和法"辨证"察阴阳"之目的就是为了恢复和维持机体的动态平衡。"谨察阴阳所在而调之，以平为期"。这说明，以阴阳为辨证之纲，通过辨证了解疾病全过程及当前之证，根据辨证结果进行对证调治，以调和机体阴阳脏腑等之失和失衡状态，恢复机体阴阳脏腑等之动态平衡。"和方之制，和其不和者也。凡病兼虚者，补而和之，兼滞者，行而和之，兼寒者，温而和之，兼热者，凉而和之，和之为义广矣。亦犹土兼四气，其于补泻温凉之用，无所不及，务在调平元气，不失中和之为贵也"（张景岳《景岳全书·新方八阵·和略》）。亦在说明诸多"和法"之目的就是"务在调平元气"，调和失衡失和状态，恢复和维持机体动态平衡，"不失中和之为贵也"。

其次，"和法"施治目的也是为了调和机体动态平衡。"谨守病机，各司其属……疏其血气，令其调达，而致和平"。根据辨证结果，遵从病机，调和阴阳、脏腑、寒热虚实、表里等"失衡"状态，调疏气血，让机体调和畅达，以恢复和维持机体的动态平衡。其疾病的治疗，"寒者热之，热者寒之，温者清之，清者温之，散者收之，抑者散之，燥者润之，急者缓之，坚者奊之，脆者坚之，衰者补之，强者泻之，各安其气，必清必静，则病气衰去，归其所宗，此治之大体也"。通过这些"和法"的治疗，"凡病若发汗、若吐、若下、若亡血、亡津液，阴阳自和者，必自愈"（《伤寒论》），协调、调和人体的气血阴阳、营卫气血、脏腑经脉、寒热虚实、饮食情志等失衡状态，都是"致和平""以平为期"。其最终的目的就是恢复和维持机体"阴平阳秘"的动态平衡。因此，"和法"与动态平衡二者相辅相成，融为一体，不可分割，共同构成"和衡之法"。

总而言之，"和衡之法"就是通过"和法"辨证论治思想不断调整和维持机体动态平衡的一种治疗指导方法。"和衡之法"就是"和法"辨证思想与恢复维持机体动态平衡的有机统一。

## 二、"和衡之法"的临证特点

临床疾病错综复杂，综合病因多样性、病位特殊性、病性复杂性、体质差异性等多种复杂因素相互关联，因此，凌老重视病证结合，强调知常达变，注重脏腑功能及其动态平衡的相互关系，分析疾病某一阶段的特点及转归，把握病证不断运动的变化过程。只有正确全面地分析疾病的阴阳、寒热、虚实、表里等属性，脏腑气血失和失衡的不同情况，才能准确地辨识其动态变化的实质，准确施治，恢复脏腑等失和失衡的动态平衡。在治疗方法上，凌老强调，单一的治法难以适应复杂多变的病机及转归，需采用不同的方法进行辨证施治。凌老擅长运用和法，力调平衡，如和解少阳、调和营卫、调和寒热、疏肝和胃、调和肝脾、调和肠胃、扶正祛邪等，使阴阳、表里、寒热、虚实、脏腑、气血津液、营卫、经络等之间的失和失衡重归于动态平衡，阴平阳秘，如此可解决临床中的诸多复杂问题。因而，凌老在辨证论治过程中，一贯重视求和求衡的"和衡之法"。

（一）"和衡之法"之脏腑调和

凌老认为，调和脏腑关键要以脏腑各自的功能和特性为基础，根据脏腑之间的关系，在五行生克制化理论及补虚泻实等原则指导下，以"和衡"的思想调整太过与不及，如通过调和肝脾、调和脾胃、调和肝胃、调和胆胃、调和心肾等，从而恢复机体的动态平衡。

**1. 调和肝脾，清利头目**

根据肝主疏泄理论，凌老认为调和肝脾可用于治疗脑病，实现脏腑之间的动态平衡。头为精明之府、清净光明之所，位居人体最高处，唯有肝主疏泄的功能正常，气机升发调畅，清阳上达，才能够清窍和利，头目清爽，所谓"清阳出上窍"者也。若情志失调，肝气郁结，气机不畅，气血郁滞，则头目失荣。同时，"土得木而达"，肝的疏泄功能正常是脾升胃降气机运动协调和脾气健运的重要条件，若肝失疏泄，气机郁滞则克脾犯胃，导致脾胃升降失调，气血运行受阻，从而出现肝脾不和所致的头痛、眩晕、失眠等症。另外，凌老指出，脑病常迁延难愈、反复发作，患者大多悲观失望，常出现肝气郁结，甚至出现肝郁化火之证；或者忧思伤脾，导致肝脾不和。因此，在治疗脑病时要重视调和肝脾法的运用，注重疏肝理气、行气导滞，调节肝主疏泄的动态平衡，临床灵活运用柴胡疏肝散、四逆散、逍遥散、丹栀逍遥散，或者凌老的临床经验方疏肝和胃汤化裁治疗。在具体辨证用药中，可兼顾气滞、肝郁等因素，适当加用香附、郁金、柴胡、白芍、香橼、佛手、陈皮、枳壳、川楝子、路路通、玳玳花、绿萼梅、玫瑰花、木香等理气疏肝药物。

## 2. 调和脾胃，补益气血

凌老指出，脾胃为后天之本、气血生化之源，又为气机升降出入之枢纽，"内伤脾胃，百病由生"。脾胃不和的主要病机常在于脾失健运，胃失和降，或者阴阳（寒热）不调，多以脘腹胀痛痞满、纳呆便溏为主要表现。凌老常用健脾和胃降逆之法以改善脾胃失和状态，恢复脾升胃降、转送输运的动态平衡。在具体选方用药方面，若胃脘疼痛，表现为纳差食少、神疲乏力，或者伴有恶心欲吐、口吐清涎、舌淡红、苔薄白、脉弱者，辨证为脾胃虚弱，方用香砂六君子汤加减；若脘腹疼痛、喜温喜按、形寒肢冷、舌淡苔白、脉弱无力者，则辨证为脾胃虚寒，多选用黄芪建中汤加减；而对于饮食积滞证，表现为脘腹胀满、拒按厌食、恶心欲吐、呕后稍舒、嗳腐吞酸、大便不爽、矢气酸臭、苔厚腻、脉滑者，选用保和丸加减；若脾胃湿阻，脘腹痞闷，神疲倦怠，身重困乏，大便溏薄，口淡无味，舌淡胖、边有齿痕，苔薄腻，沉脉濡，多选用三仁汤加减；若胃热炽盛，反酸嘈杂、口干口苦、脉弦数者，则用左金丸合乌贝散加减；若胃阴不足，胃脘隐隐灼痛，嘈杂似饥，饥不欲食，咽干口燥，烦渴思饮，便干，舌红少津，剥苔，或少苔，或有裂纹，或光剥苔，脉细数，多选益胃汤化裁。

凌老还非常重视调和脾胃在肿瘤防治中的作用。她认为，肿瘤患者初起虽为邪毒蕴结，但随着肿瘤消耗，病程迁延，久病致虚，手术及放化疗后产生各种不同程度的毒副反应，都可给患者的机体带来损害，使脾胃功能失调，水谷精微吸收转输失常，气血生化乏源。至肿瘤晚期，瘤毒弥漫，邪气盛而正气衰，脏腑戕害，脾胃功能虚衰。此时若仍用以毒攻毒、活血化瘀、软坚散结等攻法，则弊大于利，强行制癌，反使人体元气大亏，不但给患者带来痛苦，而且延误治疗时机。因此，要善用和衡之法调和脾胃，通过调和脾胃来培补后天之本，达到扶正祛邪之目的。脾胃健旺，则水谷精气灌注五脏六腑、四肢百骸，机体的抗癌能力增强。针对此类患者，凌老强调治宜益气健脾、调理升降、化湿和胃，方选四君子汤、香砂六君子汤、参苓白术散等加减；以黄芪、白术、山药、党参、太子参、茯苓、薏苡仁等健脾益气；木香、砂仁、陈皮、枳壳、香橼等舒畅脾胃气机；炒谷芽、炒麦芽、神曲、焦山楂、鸡内金等以助消化吸收，确保患者脾胃健运，纳谷馨香。若兼恶心呕吐，常加藿香、法半夏、苏梗和胃止呕；若为胃阴虚，加用北沙参、麦冬、石斛、玉竹、玄参等。恶性肿瘤为消耗性疾病，难以速效，在诊治过程中，调和脾胃选药应平和，勿伤脾阳，勿损脾阴，辨证立法，守方勿更，能够为患者争取更多的治疗时机，提高生存率。

### 3. 调理脾胃与其他脏腑关系

脾胃还与其他脏腑关系密不可分。在生理位置上，脾胃位处中焦，上连心肺，下及肝肾，是五脏气机升降的枢纽；同时，五脏六腑均依赖脾胃运化输布的水谷精微滋养。张景岳在《景岳全书·杂证谟·脾胃》中说："脾为土脏，灌溉四旁，是以五脏之中皆有脾气。"脾胃健旺则五脏安和；脾胃失和则脏腑不安。反之，其他脏腑病变也势必会影响脾胃，临床脾胃病证也多与脏腑功能失调相关。因此，凌老认为，治疗脾胃病必须调和脏腑，特别认同张景岳所言："善治脾者，能调五脏，即所以治脾胃也。能治脾胃，而使食进胃强即所以安五脏也。"这就是说，脾胃病可以通过调理五脏来治疗，五脏病也可以通过调治脾胃来恢复。

（1）调和脾胃与肺：从经络联系上看，肺胃相通。《灵枢·经脉》说："肺手太阴之脉，起于中焦，下络大肠，还循胃口，上膈属肺……"而胃之大络，又"贯膈络肺"。经络相通为肺胃在生理上、病理上的互相影响奠定了基础。从功能联系方面看，《灵枢·营卫生会》云："人受气于谷，谷入于胃，以传与肺……"李东垣《脾胃论》也载有"饮食入胃，而精气先输脾归肺"。脾胃重在纳化，肺重在施布，纳化和水谷精微的敷布是不可分割的两个重要环节。从五行的角度讲，脾肺为母子相生，相互影响。脾为肺之母，母病及子，"脾胃一虚，肺气先绝"，脾胃之气不足，就可以导致肺气虚少。同时，如果脾胃纳化输布水谷不利，聚湿生痰，痰饮影响肺就可以引起喘咳，正如《素问·咳论》中说咳"皆聚于胃，关于肺"。子病及母，肺病也可波及脾，"肺为主气之枢，脾为生气之源"，肺主治节，脾胃化生之气，有赖于肺气的宣降运动得以输布全身。若肺失宣降，气机枢转不畅，就会导致胃气上逆，出现嗳气、反酸等症；同时，肺失肃降也会导致腑气不降，大便积滞。另外，肺热、肺燥导致津液不能敷布至胃，可以引起胃热；而脾胃虚弱，气血亏虚，土不生金，也可以导致肺胃阴虚。

因此，凌老认为，如脾肺同病则要脾肺同治，健脾肃肺，调和脾肺失衡之功能；肺胃同病则要肺胃同理，宣肺健脾，调和肺胃失和之状态，恢复脏腑之间的动态平衡。《素问·至真要大论》则曰："诸气膹郁,皆属于肺。"朱丹溪亦有"吞酸者,湿热布积于肝,而出于肺胃之间"的记载。因此,凌老常常提醒,治疗脾胃病,调理脏腑除了考虑到肝胆疏泄失常、脾胃升降失调之外,还要考虑肺的宣发肃降功能是否正常。除了疏肝理气、清肝泻火、健脾益胃,还可以通过调理肺气的宣发肃降、理气化痰、调和肺脾、调和肺胃来治疗脾胃病。例如,凌老在临床治疗胃食管反流,在选用温胆汤、左金丸、半夏泻心汤、小陷胸汤等方药的同时,往往会根据病情,酌加川贝母、苏叶、枇杷叶等通降肺气的药物,以脾肺胃同治。此外,麦门冬汤在《金匮要略》中被用于治疗肺痿证属燥热灼肺、肺阴亏虚者,而凌老临证用其治疗阴虚胃痛,从肺治胃,疗效也十分显著。

(2)调和脾胃与肝:凌老认为,在脾胃病的诊治过程中,调和肝脾、调和肝胃是脾胃病临床治疗中最常用的方法。肝胆属木,脾胃属土,正常情况下,土需木疏,肝的疏泄能助脾胃运化及升发清阳之气,可助胃的受纳腐熟、下降浊阴之气,即"土得木而达"。若肝气太过,制其所胜,横逆犯脾胃,就出现肝木乘土,《素问·六元正纪大论》即载有"木郁之发……民病胃脘当心而痛";而若忧郁烦闷,肝气郁结,疏泄不利,导致脾胃失调,乃是木不疏土;素体或者久病脾虚,易为肝木所乘,就出现土虚木乘。《临证指南医案》就有"肝为起病之源,胃为传病之所"之说。反之,肝的疏泄,也需要脾胃的升降调畅,如饮食不节导致脾胃壅滞也会妨碍肝的疏泄条达,即出现土壅木郁。因此,肝与脾胃相辅相成,关系密切。凌老认为,《临证指南医案》中的"肝木宜疏,胃府宜降;肝木肆横,胃土必伤;胃土久伤,肝木愈横。治胃必佐泄肝,泄肝必兼安胃",很好地阐述了两者的关系。而调和肝脾、调和肝胃,纠正肝脾、肝胃失衡失和状态,重在运用"和衡之法"以恢复肝脾、肝胃之间的动态平衡。凌老常用的方法有疏肝理气法、疏肝和胃法、清肝泻火法、柔肝缓急止痛法等,而四逆散、柴胡疏肝散、疏肝和胃汤、左金丸、逍遥散、丹栀逍遥散、痛泻要方等都是其常用方。用药方面,凌老认为,"肝为刚脏,非柔不克",而酸能入肝,故主张以酸柔肝,用甘缓中,如此则木土俱安。因此,对于肝木侮土,肝气郁滞,或腹胀或嗳气或泄泻,常用甘凉之品配乌梅、白芍、木瓜、甘草,以酸甘化阴;而对于肝胃、肝脾不和,又兼有胃阴不足者,凌老常用绿萼梅、玫瑰花、香橼、佛手等理气而又不温燥的药物；对于肝火上炎者，常用牡丹皮、炒栀子等清肝和络。

（3）调和脾胃与心肾：凌老还特别注意心肾和脾胃的关系。心是脾之母，脾胃运化有赖心阳的温煦，心与脾胃构成一个有机的良性的动态平衡。如果心与脾胃之间的动态平衡失调，心之温阳功能失调，心阳不振，脾失健运，便会形成痰饮中阻。在辨证施治中，温通心阳、健运中阳的典型方剂是《金匮要略》的苓桂术甘汤、附桂理中汤，但是当心火过亢，母令子实，传于胃腑，导致阳明燥热，出现大便干结、腹胀纳呆时，则要以黄连泻心汤泻心火，心火平则胃腑安。另外，肾为先天之本、一身阴阳之本，同时也是脾胃阴阳之根，命火与脾土互生，命火温煦脾土，脾阳充盈肾阳，脾肾之阳相互补充，先天之阳与后天之阳相互交融，共同维护一身之阳气。对于肾脾二脏功能失常，肾脾失去动态平衡，肾阳衰减，脾失健运所致的泄泻，必须"益火之源，以消阴翳"，温肾阳以助脾阳，凌老临床常用四神丸加味，在温补肾阳的基础上，健脾益气，收敛固涩。肾精有赖脾运化的水谷精微而充盛，同时，命水滋润胃土，肾与脾胃相互滋养，假如肾与脾胃功能失常，脏腑动态平衡失衡，阴虚生内热，肾阴虚润养失常，导致胃痞、胃痛等病证，治疗需要滋肾阴以养胃阴，"壮水之主，以制阳光"。因此，治疗脾胃病应特别注意调和五脏，五脏安则脾胃安。

**4. 调和胆胃，泄热解郁**

胆附于肝，为"中精之腑"，藏相火而贮胆汁，藏而不泻，又称"奇恒之腑"。胆汁由肝之精气化生，《东医宝鉴》就有"肝之余气，泻于胆，聚而为精"，泄于小肠以助消化吸收，是维持脾主运化功能如常的重要因素。而脾失健运，水湿内停，郁而化热，湿热熏蒸肝胆，可以导致胆气郁结，湿浊内蕴，横逆犯胃，出现胆胃不和，表现为脘腹胀痛、胃脘灼热、恶心呕吐、嗳气吞酸、口苦纳呆等症。凌老认为，治疗应围绕气机郁滞、湿热内蕴的主要病机，调和胆胃失衡功能，行气解郁，清热祛湿，恢复二者动态平衡，在健脾的基础上加以疏肝利胆，然后根据不同证型加用清热、解毒、利湿、活血等方法，具体用方可选大柴胡汤、柴胡疏肝散、龙胆泻肝汤、温胆汤加减。

### 5. 调和心肾，充养元神

心肾之间具有密切关系，"心肾相关"主要表现在心肾的阴阳、精血相互联系及心藏神与肾藏精关系等方面。肾阳为人身阳气之本，具有温煦、推动、促进气血运行之功，肾阳充足，心阳也就不断得到补充；而心阳充足，血流畅通，肾阳的物质基础又得以充实。肾阴与心阴也存在相应的相互为用关系。心主血，肾藏精，精可生血，血亦可化精。肾精充足，则心神健旺；若肾精亏损，则出现头晕、头痛、失眠、痴呆等症状。

心肾失和常导致脑部疾病的产生。凌老在脑病辨证治疗过程中，高度重视脑与肾、心的关系，常强调"肾主骨生髓，通于脑，肾主藏精"。肾与脑关系密切，"脑髓"化生来源于肾中精气，肾藏精为藏先天之精及五脏六腑之精华，肾之精气的盛衰直接关系到脑髓的充盈及大脑功能的正常与否。肾精充足则生髓机能旺盛，髓旺则脑髓充实；肾衰精气生化不足，髓海空虚，大脑不得充足的滋养，则出现头晕、头痛、痴呆等症。脑病与心也有直接关系，中医学认为，心主血脉、主神明，心气有力，血液运行正常，上荣于脑，脑功能正常；心气不足，气虚血瘀，脑失血液供养，则出现眩晕、头痛、痴呆甚至中风。

临床上，凌老对于眩晕、头痛、失眠、痴呆等虚证，在辨证的基础上，从调和心肾、促进心肾脑动态平衡的角度着手，常用药物为生晒参、黄芪、大枣等补益心气；鹿茸、淫羊藿、补骨脂、肉苁蓉、菟丝子、杜仲等补肾阳；黄精、枸杞子、女贞子、龟甲等补肾阴；兼有瘀血者，加用赤芍、当归、川芎、桃仁、红花等药物。

### （二）"和衡之法"之气血调和

脾胃为后天之本、气血生化之源，如果脾胃运化功能障碍，水谷不能被化生精微，就非常容易导致气血亏虚等气血失调的情况，机体就难以维持正常的生理功能活动。而气血津液是构成人体和维持人体生命活动的基本物质，同时也是脾胃生理活动的物质基础，气血失调，无以濡养脾胃，也必然会导致脾胃生理功能的异常。同时，"心主血脉"，气血的生成与运行，与心脾关系同样密切。若心脾两虚，一则气血不足，血不养心，脑失所养，出现不寐、眩晕、头痛、痴呆等症。二则表现为心脾气虚，气血不畅，瘀血内停，阻滞脉络，或血不循经，溢于脉外，发为出血。

气血失调也有虚实之分，气失调的实证主要有气滞、气逆，多因脾升胃降失调，或因情志不舒而木郁土壅，或因痰、食、瘀、饮等中阻导致气机郁滞，升降失常；血的实证则主要是血瘀。而气血失调的虚证主要有气虚、气陷、血虚或者气血两虚等；而气血同病如气血亏虚、气滞血瘀，在慢性脾胃病中更为常见。

凌老指出，调理气血失和，关键在于善用"和衡之法"，通过调理心脾、调理脾胃以调畅气机、调和气血，恢复脏腑气血之动态平衡。

第一，疏调气机，理气导滞。通过调畅气机，使得气机升降出入有序，恢复脏腑气机的动态平衡。气行则血行，气血互生互用，凌老常用方剂有四逆散、逍遥散、痛泻要方、柴胡疏肝散、香砂六君子汤、半夏厚朴汤、旋覆代赭汤及凌老自创方疏肝和胃汤等。

第二，益气补血，活血化瘀。通过补血行气，活血通络，使血液充盈，血脉通畅，恢复气血正常功能和动态平衡。凌老推崇吴鞠通的"善治血者，不求之有形之血，而求之无形之气"，注重益气补血，常用当归补血汤。凌老同时指出，尤其要注意补血药需要和健脾和胃药物合用，以免过于滋腻，妨碍消化，常用方剂有归脾汤、八珍汤。

第三，行气和补血配伍使用。"气为血之帅，血为气之母"，气血互根互用，因此遣方用药时一定要注意协调行气活血药的关系，调气药和调血药物需要合理配伍使用，恢复气血之失调失和之功能。如理气导滞中可配伍一些活血理血之品，如丹参、川芎、赤芍、当归、三七、鸡血藤等；理血活血中要兼用行气理气药，如陈皮、柴胡、枳壳、香附、香橼、佛手、厚朴等。

（三）"和衡之法"之阴阳调和

凌老十分重视人体阴阳气血、脏腑经络的相互联系和协调，重视机体内外环境的有序与和谐。她认为，调整阴阳，补其不足，泻其有余，恢复阴阳的相对动态平衡，是治疗所有疾病的基本原则。正确辨证，及时纠正脏腑失衡、调和阴阳平衡是治疗疾病的关键。

人体是一个有机整体，其内部属阴与属阳的机能相互对立、相互制约，保持相对运动的动态平衡。而在某些特定条件作用下，机体内的某一对或若干对必须保持平衡的阴阳双方超越了一定限度，平衡遭到破坏，就会导致疾病的产生。如肿瘤的发生，凌老指出，细胞的繁殖与凋亡、生长与分化，癌基因的激活与抑制，癌基因和抑癌基因对立制约等均可视为阴阳关系，正常情况下，它们相互配合、相互制约、协调统一。如果人体在致癌剂、辐射等致癌因素的影响下，抑癌基因受损，癌基因异常活跃，动态平衡失衡失和，诱发基因变异，导致正常细胞过分增殖而成肿瘤细胞，遂致肿瘤发生。所以，肿瘤是全身性疾病在局部的表现，单纯使用杀伤肿瘤细胞的手术、放化疗等是不可以也不可能彻底消除肿瘤细胞，只有立足于整体观，恢复机体的阴阳失衡失和状态，使阴阳双方回归相对运动的动态平衡，补其不足，泻其有余，实现"阴平阳秘，精神乃治"，才能取得较好的临床疗效。

在临床诊治疾病时，凌老常根据辨证结果，灵活运用阴阳互生互长的理论，阴阳并用，并娴熟运用"阴中求阳、阳中求阴"之奥妙以调和阴阳，恢复机体阴阳动态平衡。临证中，多选用天冬、麦冬、生地黄、北沙参、枸杞子、女贞子、墨旱莲、龟甲等以滋阴，多选用淫羊藿、巴戟天、菟丝子、益智仁、杜仲、肉苁蓉、仙茅、肉桂等以温阳。

（四）"和衡之法"之寒热调和

凌老指出，调和寒热常用于治疗脾胃不和，恢复和维持脾胃的动态平衡。脾胃处于中焦，在生理上易虚易实，故病理上容易产生寒热错杂证，其治疗也较困难。如单纯用辛温治寒，热邪则不除，并且辛温还可能进一步助热化燥；如单纯用苦寒清热，则寒邪不消，并且苦寒之品又有助湿之嫌。因此，治疗主张运用和衡之法，把相反相成的两种治法巧妙地融为一体，辛开苦降、寒热并用来平调寒热，既用辛热药温通祛寒，又用苦寒药清降泄热，以恢复中焦如衡。常用方剂有黄连汤、半夏泻心汤、乌梅丸、左金丸。

（五）"和衡之法"之气机调和

气机主要包括气的升、降、出、入四种基本形式，这几种运动形式相反相成、相互为用，共同激发和推动着人体的各种生理活动；气机的升降出入是人体生命活动的基础和表现形式，故调畅气机十分重要。

第一，气机升降与脏腑关系十分密切，脏腑关系可通过气机关系表现出来。心与肾之间表现为水火升降，肺与肝之间表现为肺降肝升，肝与肾之间表现为精血同源、藏泄互制，肝与脾之间则表现为气机互用；六腑之间以通降为顺，但降中有升，升中有降。脏腑之间升降相因、协调制约，保持动态平衡，形成机体整体上的气机循环通路，如脾气主升和胃气主降、肝气主升和胆气主降等。

第二，人体的气血流通、营卫运行、精微输布、清浊分别、糟粕排出等无不依赖脏腑之气的升降出入运动，气的升降出入相互协调，人体则气血和调、经络畅通、脏腑功能正常，而百病无生；反之，脏腑功能失常亦是气机失调的体现，只有掌握脏腑之气的运动规律，诊察气机失调之要，才能进行正确诊治。

第三，脏腑生理功能和病理变化与气机关系密切，五脏六腑各有其生理活动特性，脏腑之气也各有不同的运动趋势。五脏中位置在上者宜降，位置在下者宜升，如心火亢于上，肾水寒于下，升降失调、水火失济，则出现不寐。此外，五脏之中肝喜升发，脾主升清，肺气则需宣发肃降的协调。六腑之气则以通降为用，若肠腑气滞，通降失职，则出现便秘、腹胀；胃失和降而上逆，则可导致嗳气、呃逆、恶心、呕吐。互为表里的脏腑气机调畅表现得更为明显，如脾升胃降气机协调，则清气得升、浊气得降，运化正常；肺与大肠互为表里，肺气宣发有序有助于大肠腑气通畅。如此，在内伤杂病中，通过调畅气机可以恢复机体脏腑的动态平衡，促使气机输转而达邪外出，达到治疗内伤杂病之目的。

凌老调理气机时，尤其重视运用宣展肺气、疏肝理气与健脾和胃等方法，调和恢复肺、肝、脾胃之失衡功能，恢复机体脏腑之间的动态平衡。因胸为气海，肺为气主，主肃降。肺主气司呼吸，性喜清肃，治节一身，凡出入呼吸、统摄调节，皆属于肺，故凡运枢机，则不离治肺。治肺不单纯在于调整肺脏本身之气机，实关系到一身之气化。"肺既不主清肃，一身之气皆滞也"。"邪在肺经，清肃之令不行，津液凝滞，结成涎沫，盘踞胸中，升降之机亦窒"。凌老治肺多用宣、降、肃、养四法，尤其注重宣展肺气，多用杏仁、瓜蒌、薤白、白前、紫菀、贝母、枇杷叶、桔梗、射干等药。另外，肺气肃降对腑道的通顺和降亦有促进作用，故肺失肃降亦常可见呕逆、便秘等症；而旋覆代赭汤就是用旋覆花降肺气而止呕。诚如唐容川所说："大肠所以能传导者，以其为肺之腑，腑气下达，故能传导，是以理大便，必须调肺气也"。

脾胃位居中焦，为后天之本，通连上下，主受纳、腐熟、转输、运化，为水谷之海，气、血、精、津液等生化之源，脏腑经络之根，气机升降出入、疾病上下传变之枢。上升外发、下降走归、四肢腠理、五脏六腑皆赖脾胃之升降运化。"脾胃病，则出纳升降机枢失常，而诸病丛生"；"湿浊于中焦，致运化之枢机失其灌溉之布，气机愈窒，津液愈干"。凌老在治疗脾胃病时，主张顺应脾升胃降之性，升清降浊，调畅气机，因此，治病立法应顺应脏腑升降功能之规律，或因势利导，或逆向调整，调整失和失衡的异常升降状态，"脾宜升则健，胃宜降则和"，恢复脏腑正常的生理功能和脏腑之间的动态平衡。中气下陷者，补而举之；胃失通降，浊气上逆者，和胃降逆；清浊相淆者，升清降浊。临证时应注意欲升者毋忘其降，欲降者毋忘其升，欲调升降者毋忘调其纳运、润燥、阴阳，重视"调""平"二字，即补中有消，消中育补，补而不滞，消而不伤正，燥而不伤阴，润而不碍运，寒温并用，升降以平。凌老临床常灵活应用药物升降浮沉之性，调理脾胃之升降。脾宜升、宜健、宜燥、宜温、宜补，故健脾就必须治以温补脾阳、燥湿行气，常用药物为党参、黄芪、茯苓、苍术、白术、升麻、柴胡、陈皮、半夏、干姜、木香、香附、炙甘草等。其中苍术为阳明经药，强胃健脾，开发水谷之气，其功最大。升麻既能引胃中清气上行，又能引甘温药之气味上升，故黄芪、人参等甘温之药需借升麻升提之性，以治脾胃元气不足。诚如张元素所说："补脾胃药，非此为引用，不能取效。"胃宜降、宜和、宜润、宜清、宜泄，故调胃以和胃、理气通降为主，常用药物有麦芽、神曲、山楂、谷芽、莱菔子、木香、沉香、乌药、枳实、枳壳、槟榔、大黄、代赭石、旋覆花、丁香、柿蒂等。

凌老还特别重视肝的升发条达对整个机体气机升降出入的影响。"土得木而达"，脾土得肝木之疏泄，才能气机升降畅达，健运不息。这说明脾胃的升降出入，依赖肝胆之气的生发疏泄，才能生生不已。《血证论》云：

"木之性主于疏泄，食气入胃，全赖肝木之气以疏泄之，而水谷乃化。设肝之清阳不升，则不能疏泄水谷，渗泄中满之证，在所不免。"明确指出了肝气升发对脾升胃降、脾运胃纳的重要作用。因此，对于肝失疏发导致脾胃失健运的病情，则需要纠正脏腑失衡状态，调畅疏发肝气，以恢复脾胃收纳输运、升降出入之动态平衡。在临床运用上，升麻常与柴胡合用，可引阳明、少阳清气上行，则清阳升发，脾胃生长之气也旺盛。而补中益气汤、升阳益胃汤等名方中，都有柴胡，从某种意义上说，就是藉升发肝气以促进脾胃的消化功能。

此外，凌老在临证时还遵循顺势和逆势两大治疗原则以调气机，如治疗外感头痛时，因其病变部位在上在表，用蔓荆子、荆芥、羌活、菊花一类升浮疏散之品顺其势而治。多汗甚至汗出不止者，有气随津液外脱之势，用五味子敛气止脱而达到敛汗的目的。肝阳上亢引起的眩晕，虽症状表现在人体上部，但究其病机有病势上逆之势，用石决明沉降气机以平潜肝阳。在治疗下肢静脉曲张时，因该病总以气虚下陷为主要病机，故治疗不忘使用升麻、柴胡、葛根、黄芪等升提药物升阳举陷。而在治疗咳嗽时，因该病不论外感、内伤，多由各种原因导致肺气宣发与肃降失调所引起，治疗时强调宣降同调，使肺脏气机畅达而咳嗽自止，常以桔梗配杏仁、紫菀配苏子，一升一降，调畅气机；久咳不愈使气过出而少入，可酌加五味子收敛肺气，使气之出入协调。在脾胃病的诊疗中，要重视疏通气机，用广木香、厚朴、莱菔子、槟榔片、陈皮、枳壳等理气药物，即使是辨证为脾胃气虚，也不忘在健脾益气基础上选加上述药味来调畅脾胃气机。当诸虚不足，需大补气血阴阳时，均在大剂补益药中加一二味行气理气之品。

（六）"和衡之法"之身心调和

凌老认为，七情和脏腑相互影响，喜、怒、忧、思、悲、恐、惊的情志变化是人体对刺激的正常反应，但是如果强度过大或者时间过长，超出了机体能调节的范围，就会导致气血紊乱，脏腑功能失调失和。现今社会的工作压力大，竞争强度大，生活节奏快，信息交流和知识更新快，人际关系复杂，人很容易出现忧思恼怒等异常情志变化，从而导致气机紊乱，气血失和。因为情志活动发自五脏，情志病变也伤及五脏，虽然情志所伤必然会导致所藏之脏先受其伤，但最终肯定也会波及他脏。比如，怒则伤肝，肝失疏泄，传之于脾胃，就可以出现脾失健运，胃失和降，导致肝脾不和、肝胃不和等，出现情绪抑郁恼怒、腹胀腹痛、纳差便溏等症。火生土，故心为母，脾属子，喜怒失常则心失所主，母病及子会导致火不温土。另外，心主血，脾主气，思虑过度，耗伤气血会出现心脾两虚，神失所养而致心神不宁。土生金，脾为母，肺为子，忧悲气结，则子病及母，也会导致脾胃气机升降失和。肾为先天之本，恐伤肾可导致肾虚精亏，也会使脾胃失运化动力。而脾胃病变，也可以引起情志和精神疾病，如脾失健运，痰阻中焦，脾胃升清降浊障碍，痰蒙清窍，就可出现心烦、神昏、痴呆、癫狂、健忘等神志或情志失常。

五脏六腑和情志在生理、病理上联系紧密，相互影响。因此，凌老主张治疗疾病不仅要用药物治疗，还要加强心理疏导，调节其心理情绪，共同恢复机体的动态平衡。凌老善于用语言疏导患者，理解其需求，努力营造轻松和谐的医患关系，使患者相信医生并能积极主动地配合治疗；动之以情，晓之以理，使患者能在情绪上保持乐观，树立战胜疾病的信心和勇气，从而提高治疗效果。

饮食疗法对于部分疾病患者尤其是肿瘤患者来说，意义非常重大，不仅有利于缓解患者的临床症状，而且有利于患者的康复。凌老常建议肿瘤患者多食易消化吸收又具有健脾胃的食物，少食油腻厚味之品；若放疗后出现口干舌燥、舌红少津、盗汗便结等症状，则不宜食用生姜、辣椒等辛热生火之品；若化疗后出现白细胞减少，或神疲乏力、消瘦、头晕心悸等气血亏虚表现，则可以用薏苡仁、红枣、甲鱼等补养气血。

因此，要善用"和衡之法"，治病与治人同治，调和患者身心各个方面，往往可以使其更好地恢复到"阴平阳秘，精神乃治"的动态平衡状态。

### 三、"和衡之法"的运用方法

凌老强调"和衡之法"贯穿临床始末，恢复机体动态平衡应贯穿辨证论治全过程。具体方法上应注重四诊合参，全面收集信息；立足和重视整体观，辨证论治；审证求因，辨明主次，谨守病机，治病求本；扶正固本，攻补兼施；病证结合，衷中参西。

（一）四诊合参，全面收集信息

要准确辨证，前提是必须要获取患者全面、准确的临床病史资料。而望、闻、问、切四诊是中医诊察疾病、收集临床信息的基本方法，医生四诊的水平及通过四诊获取患者资料的质量直接决定了辨证是否准确，治疗有无疗效。关于四诊合参的重要性，早在《素问·脉要精微论》中就有相关论述："切脉动静而视精明，察五色，观五脏有余不足，六腑强弱，形之盛衰，以此参伍，决死生之分。"《素问·阴阳应象大论》还有"善诊者，察色按脉，先别阴阳。审清浊而知部分，视喘息、听音声而知所苦，观权衡规矩而知病所主，按尺寸，观浮沉滑涩而知病所生。以治无过，以诊则不失矣。"《医门法律》也指出："凡治病，参合于望色、切脉、审证三者，则难易若视诸掌。粗工难易不辨，甚且有易无难，医之罪也。"因此，凌老常言，临床上，病证本就复杂，其症状、体征常常复杂多样，证候典型单纯者少，证候错杂者多，而且还容易因为各种因素发生变化，有些证候甚至相互矛盾，更有一些是假象，临床常常出现寒热错杂、虚实夹杂、真寒假热、真热假寒等证。因此，临证一定要四诊合参，全面收集患者临床资料，才能在最大限度上求得辨证准确，避免误诊，也才能正确指导我们确立治则治法和遣方用药。

在临证运用四诊收集资料的过程中，凌老对问诊、望诊和脉诊颇有心得。问诊方面，凌老推崇初学者按照"十问歌"来问，以免遗漏，而她在临证过程中，尤重问病因和一些有重要鉴别意义的病证。望诊方面，除了望神、望色、望形态之外，凌老认为望诊之重尤重舌诊。诚如古人所言"舌为脾胃之外候""苔受胃气所熏蒸"，另外足太阴脾经连舌本、散舌下，经脉相通，故舌与脾胃的关系最为密切。舌质和舌苔的变化能客观地动态反映正气的盛衰、病邪的性质、病位的深浅、疾病的进退和病情预后。望舌有助于判断病证的寒热、虚实、表里、润燥纳化等情况，从而分析正气盛衰、病邪性质、病位深浅，进而才可能准确辨证、正确立法处方。具体而言，若病邪在表，则苔多薄白而润；病邪入里，则舌苔渐黄厚而干；病属寒者，则舌淡白而多津；病邪属热，则舌红、苔黄厚腻或者干涩少津；胃中有热，则舌苔多黄厚；心火有余，则舌尖红有芒刺；肝胆郁热，则多舌边红；如若出现黑苔，则需鉴别是阴寒入里还是胃热，若是胃热，黑苔一般在舌中心，而且苔燥少津；湿热除了常见黄厚腻苔之外，若湿热聚久，灼伤津液还可见苔干黄；胃阴亏虚，则舌干苔燥、舌光剥无苔；肿瘤患者放化疗之后的舌苔多红绛光剥，部分甚至可以看到溃破干裂的阴亏之象。

脉诊方面，对初学者，凌老提倡执简驭繁，重点感知脉象力量、迟速、深浅，也就是相应把握好虚、实、迟、数、浮、沉几种脉象，以重点区分阴、阳、表、里、寒、热、虚、实。

（二）立足和重视整体观，辨证论治

整体观念和辨证论治是中医理论体系两大特点。凌老运用"和衡之法"辨证施治，首先强调要立足整体观。

中医整体观的核心就是强调人和社会、人和自然的普遍联系性，强调的是人体结构包括气血津液、各个脏腑功能、五官九窍、四肢百骸是一个有机整体。整体观是中医辨证论治的前提和基础，要站在整体观的角度、立场进行辨证论治。

人和自然环境是一个有机统一的整体。诚如《灵枢·岁露论》所言："人与天地相参也，与日月相应也。"强调的就是要重视人和自然的统一，一定要看到四时季节、昼夜晨昏、地理差异等自然环境对人的影响。比如，四时季节表现为春温、夏热、秋凉、冬寒，自然万物相应出现春生、夏长、秋收、冬藏，人的生命活动也有相应的反应，如脉象就出现春弦、夏洪、秋浮、冬沉之不同；发病方面也相应出现春季多风、夏季多暑湿、秋季多燥、冬季多寒的特点。

人和社会是一个有机统一的整体。凌老强调，形神相合而为人，人的社会属性是人的特征性属性。医生不仅要看到形体功能正常与否，还一定要看到人的"神"是否正常。这里所说的"神"，指的是人的精神、意识、思维等人的生命活动的外在表现。要重视社会环境、经济状况、人际关系、政治地位等方方面面给人造成的影响，尤其在当前社会高速发展的大环境下，人们普遍生活工作压力增大，许多内伤杂病都有相应的心理情志因素存在，在辨证论治的时候，更应该重视这种社会精神心理因素对疾病的影响，要注意适当运用疏肝理气、行气解郁之法，及时进行心理疏导治疗。

人体内部也是一个有机统一的整体。凌老指出，人以五脏为中心，内合六腑，外合形体官窍，通过经络系统相互联系而形成一个有机的整体，在精、气、血、津液的共同作用下，脏腑器官功能互相协调平衡，共同完成机体统一的生理活动。人体的脏腑、器官之间相互沟通，任何局部都是整体不可缺少的一个组成部分。同样，组成机体各个脏器并维持其机能活动的气、血、津、液这些物质从根本上说具有统一性，这决定了人的各种不同机能活动之间具有密切联系性。我们要认识到，人体以五脏为中心的五大生理系统功能之间是紧密联系的，彼此之间相互协调、相生相克，共同完成人体的生理活动，维持机体的动态平衡。

因此，我们一定要立足整体观来辨证论治，要高度重视因时、因地、因人制宜的"三因制宜"，要注重人和社会、人和自然环境之间的动态平衡，要重视人体这一有机整体的各脏腑功能之间、气血津液之间、阴阳表里之间、寒热虚实之间的动态平衡。凌老临证时常通过腑病治脏、脏病治腑、脏腑同治等方法，来调整脏腑阴阳的动态平衡。如肺失肃降，引起腑气不通，肠燥便秘，凌老常用紫菀宣肺降气，助大肠传导，大便自下；而若实热蕴结大肠，传导不畅，也可以因腑气阻滞，累及肺失宣降，导致咳喘、胸闷，此时多以通腑来治咳喘，常用瓜蒌壳、枳壳理气通腑，以利肺气肃降；在治疗脾肺两虚之咳喘时，常用培土生金之法，即用培补脾气来补益肺气，对年迈或病程较长者，又稍佐补肾纳气之品，可以收金水相生之功；治疗舌疮时，常用导赤散加减，以泻心火来导热下行；治疗皮疹、痤疮时常佐清肺泄热通便之法；治疗阳虚泄泻时，常在健脾止泻之外，加用巴戟天、补骨脂、吴茱萸、附片、炮姜、肉桂等温补肾阳，意在益火补土，温肾阳以益脾阳，同时温阳助水湿蒸腾气化。

另外，凌老高度重视情志对脾胃病的影响，常从肝论治脾胃病，临床辨证选用疏肝健脾、行气解郁、清肝利胆等方法治疗胃脘痛，常应手而愈，每获良效。

（三）审证求因，辨明主次，谨守病机，治病求本

审证求因就是通过仔细观察患者的证候，结合患者体质、情志改变及环境节气等因素，分析和探究疾病病因的过程，探讨其阴阳、寒热、虚实

等之失和失衡机理，寻找调和之法则。凌老在辨证论治过程中，强调审证求因，辨明主症、次症，谨守病机，治病求本，以恢复机体脏腑功能的动态平衡。《素问·至真要大论》的病机十九条，阐述了通过疾病临床表现探寻致病邪气、病位的重要性；医圣张仲景著《伤寒杂病论》，被认为是"审证求因，据因论治"的创立者；《医学正传》认为"治病必求其本，必知其源，知其源，治之不远矣"；宋代陈无择在《三因极一病证方论》中也指出："凡治病，先须识因，不知其因，病源无目。"这些都强调了明确病因的重要性。另外，审证求因重视人体体质因素，体质不同的人对病邪易感性不同，阳热之体易感火热之邪，阴寒之体易感寒凉之邪。

因此，只有通过认真审视患者的临床表现特点，结合体质因素及气候环境因素，找出主症，辨明病因和病机关键，抓住病机主线，才能精准辨证，才能精准把握疾病的动态变化，在此基础上，才能有针对性地论治，进行正确的遣方用药，从而恢复和维持机体的动态平衡。比如，凌老辨证治疗消渴就特别注重抓住气阴两虚这一主线，明确了这一主线，就知道治疗要在益气养阴的基础上进行。基于这一认识，凌老在六味地黄丸的基础上创制了治疗消渴的经验方糖通饮。她认为，只要病机一样，均可采用同一主方加减化裁，譬如在临床运用柴胡疏肝散时，只要谨守肝郁气滞这一病机主线，患者虽然可以表现出郁证、胃痛、月经不调、乳房胀痛等不同的病证，均可运用该方化裁。

### （四）扶正固本，攻补兼施

在临床工作中，内伤杂病尤其是疑难病多缠绵难愈、迁延日久，病情常错综复杂、虚虚实实。对于此类病证，凌老常常注重扶正固本，尤其注重培补先天，顾护后天，攻补兼施，以拨乱反正，恢复机体动态平衡。

肾藏精、主水液、主纳气，为五脏六腑之本、水火之宅，主一身之阴阳，是先天之本。先天之精、后天之精同藏于肾，肾精能够促进机体生长发育和生殖，与此同时，只有脏腑之精充盈，肾精的生成、储藏和排泄才会正常。同时，肾阴肾阳也是脏腑阴阳之根，肾阴充则全身脏腑之阴充盈，肾阳旺盛则全身脏腑之阳旺盛。凌老十分认同《景岳全书》的"五脏之伤，穷必及肾"，强调扶正固本一定要注意护肾培补先天。而培补先天，凌老十分重视阴阳的相互为用，强调"无阳则阴无以生，无阴则阳无以化"，注重"善补阳者，必欲阴中求阳，则阳得阴助而生化无穷；善补阴者，必欲阳中求阴，则阴得阳升而泉源不竭"，调和阴阳之动态平衡。如凌老在治疗肾阳虚时，常遵金匮肾气丸之意，在六味地黄丸的基础上，酌加小量甘温平和的温阳化气之品，如菟丝子、巴戟天、鹿角霜、肉苁蓉等，则阴中求阳，阳得阴助而生化无穷。另一方面，凌老指出要高度重视先后天的关系，"先天生后天、后天养先天"，正如《景岳全书》所言："盖人之始生，本乎精血之源；人之既生，由乎水谷之养，精血之司在命门，水谷之司在脾胃。"因此，凌老主张先后天同调，补肾健脾兼施，以调和先后天之本源。

脾主运化、统血、升清，输布水谷精微，为气血生化之源，人体出生之后，各脏腑组织器官依赖脾所运化水谷精微以滋养。胃主受纳，《灵枢·五味》曰："胃者，五脏六腑之海也，水谷皆入于胃，五脏六腑皆禀气于胃。"《素问·玉机真脏论》言："五脏者，皆禀气于胃，胃者五脏之本也。"脾胃为"后天之本"，培补后天当从脾胃入手。凌老推崇李东垣所说的"百病皆由脾胃衰而生也"，强调后天失养，脾胃内伤是发病的重要原因，临证一定要注意顾护脾胃。调和脾胃，既可充盈后天之本、气血生化之源，又可恢复和维持气机升降出入之动态平衡。在面对病机错综复杂的病证时，凌老认为一方面要从顾护脾胃、健运脾胃入手，使气血生化有源，可以让五脏得养，即"中土得旺以溉四旁"，在临证选方用药上常用四君子汤、香砂六君子汤、补中益气汤、参苓白术散加减化裁以健运脾胃。另一方面，针对内伤杂病虚实夹杂者，攻伐切勿伤脾胃，脾胃伤易出现生化乏源，加重病情，正如"有胃气则生，无胃气则死"。因此，凌老在攻伐时遵循中病即止或衰其大半而止的原则，以免攻伐太过，主张扶正祛邪、攻补兼施，将健脾益气、行气和胃的方药和祛邪药物同用，以祛邪而不伤正。如清热解毒药物大多苦寒，太过则损脾阳；活血化瘀药物久服有化燥伤阴之忧，此类药配伍党参、炒白术、茯苓、石斛、麦冬、玉竹、炒二芽、神曲等常可以顾护脾胃，避免祛邪伤正。

"病有在虚实气血之间，补之不可，攻之又不可者，欲得其平，须从缓治，故方有和阵"（张景岳《景岳全书·古方八阵·古方总目》）。这里所谓缓治便是攻补兼施，通过调整扶正与祛邪之间的关系以求恢复机体平衡。

如治疗糖尿病时，针对这种气阴两虚为本、瘀血阻络为标、虚实夹杂的病证，凌老运用攻补兼施之法创制了经验方糖通饮方，方中生地黄、山茱萸、山药并补三阴，以补肾阴为主；加黄芪益气健脾，气阴双补；茯苓、泽泻健脾利水；地骨皮、牡丹皮消虚热；决明子、桑叶共用以除燥热；丹参凉血活血。全方攻补并用，补泻平衡，恢复机体动态平衡，临床疗效显著。

（五）病证结合，衷中参西

辨病与辨证相结合，即病证结合，指的是在诊疗活动中，既重视患者"病"的诊断，又重视辨证论治。"病"反映疾病全过程的总体特征、属性或演变规律，辨病就是根据病因病机、疾病演变的病理过程，从整体上把握疾病的发展转归。"证"是疾病某阶段的病机概括，包括了病位、病因、病性和邪正盛衰等。辨证就是要把握在病因作用下机体的整体反应。疾病本身的特性和发展转归不同，相同的"证"在变化发展中必然受到不同疾病的自身规律的约束。因此，在临床中只有"辨证"和"辨病"相结合，才能全面分析和把握病情，剖析机体脏腑功能失和之机理，制定切实可行的治疗方案，调和其失和之状态，恢复和维持机体的动态平衡。凌老认为，病证结合现在应该从两个方面来理解，一是传统的病证结合方法，即是中医的"病"和中医的"证"结合；二是西医的"病"和中医的"证"的结合。只有这两方面都考虑到了，才是对病证结合的全面理解。

**1. 中医的辨病与辨证相统一**

中医理论认为病为本，是纲，是对"证"的综合和全过程的涵括，具有相对的稳定性，为临床病理反应中的基本矛盾，贯穿始终。而证为标，是目，依附于"病"，是对"病"的某一阶段临床反应的科学囊括，具有绝对的可变性，为临床病理反应中某一时段的主要矛盾。临证治疗，要先辨病，次辨证，再论治。先辨病，是对疾病发生发展全过程进行纵向的认识，了解疾病的病因、病位、病机、病性、病势，从整体、宏观上把握整个病程中机体脏腑阴阳失和失衡情况；次辨证，是对疾病的发生发展过程中某一时期、某一阶段的横向认识，了解疾病当前的阴阳属性、表里病位、寒热之象、虚实之属及邪正盛衰，从疾病当前阶段了解、把握机体脏腑阴阳失和失衡状况；再论治，是要找出解决矛盾、调和机体动态平衡的方法，即依据辨病与辨证的结果，"谨察阴阳所在而调之，以平为期"。可见，辨病、辨证、论治，三者密不可分。临证应以辨病为重心，辨证为核心，论治为中心。三者运用得法，病准证明，则施方用药，功专效佳，反之则易被冗杂表象所迷惑，选方择药难明难了，病无起色。

**2. 西医的辨病与中医的辨证相结合**

凌老作为西学中成长发展起来的名医大家，她指出，中、西医各有所长，又各有所短，应该衷中参西，中西医结合以取长补短，主张应该客观地看到现代医学科学技术的发展，已经可以让我们获取许多单纯依靠传统中医四诊难以获得的信息，如影像技术、微生物技术、胃肠镜技术等，这些现代科学先进的检测技术及其分析方法，已经大大拓展了我们对"病"的认识的深度与广度，一定要把它作为中医四诊的延伸，作为微观证候的组成部分，千万不要排斥，一定要善于借鉴利用，从而提高诊疗效果。在辨证治疗的时候，也要主动参考、借鉴现代医学的疾病及病因，然后有针对性地选用一些专药。比如，对于有脑梗死、动脉硬化、血脂高的患者选用桃仁、红花、川芎、三七粉等改善循环的药物；对于合并有幽门螺杆菌感染的消化性溃疡、萎缩性胃炎患者，在辨证的基础上，有意识地选用蒲公英、黄芩、地榆等可以抗幽门螺杆菌的药物；对于胆汁反流性胃炎、反流性食管炎等患者，在辨证的基础上选用乌贼骨、白及、浙贝母、海螵蛸、瓦楞子等可以制酸止痛的中药。

对于中医四诊资料还不能确诊，但是现代医学检查有明显依据和提示的病证，凌老在辨证用药时会有所兼顾。比如，对于还没有表现出头昏、头晕等症状，但是体检发现高血压的患者，加用炒杜仲、钩藤、葛根来降压；对于无症状的高血脂患者，选用荷叶、生山楂、绞股蓝、泽泻、决明子来调血脂；对于还没有表现为"三多一少"典型症状的糖尿病患者或者糖耐量异常者，常选用桑叶、葛根、天花粉、地骨皮、玄参降血糖；对于转氨酶升高者，常选用五味子、田基黄等调整肝功能。

凌老对于运用中医四诊看症状已经消失，但是现代医学检测手段提示还没有治愈的患者，继续辨证治疗，以巩固疗效。比如，对于消化性溃疡患者，即便患者自觉症状已经完全消失，但是凌老常常结合现代医学对溃疡愈合的时间判断，即胃溃疡疗程常需要 6～8 周、十二指肠溃疡常需要

4～6周，建议此类患者坚持内服中药治疗 1 个月或者更长时间，以免病情迁延难愈。再如对于肾病综合征的患者，水肿已消退、自觉无不适，但是尿蛋白定性仍阳性，按照现代医学的观点，病并未治愈，仍需要继续用药治疗，凌老往往在这种西医诊疗疾病的框架下，继续辨证论治，巩固疗效。

### 四、"和衡之法"思想的科研成果

凌老将"和衡之法"思想用于治疗内科杂病、老年病、妇科杂病，疗效突出，尤其在治疗脾胃病、脑病、糖尿病、恶性肿瘤等相关疾病方面独具匠心，疗效显著。她不断总结提炼，自拟疏肝和胃汤、糖通饮方、芪术汤、芪黄活血汤、参芪地黄丸、二黄活血汤等临床经验方用于治疗脾胃病、糖尿病、高脂血症、恶性肿瘤等疾病，获得了较大的社会效益。她勤于总结临床经验，著书立学、传道授业解惑，先后编写教材著作 5 部，发表或指导发表科研论文数十篇，培养了众多中医硕士、博士、博士后等不同层次的中医人才，极大地推动了中医事业的发展。

#### 1. 脑病的相关研究

凌老认为，脑病多郁，多由起病急骤，情绪紧张焦虑；或者久病迁延不愈，忧思恼怒、郁郁寡欢所致。同时郁证容易酿成湿、痰、热、血、食等诸邪，加重病情，引起多种变证。因此，凌老治疗脑病，如慢性头痛、失眠、抑郁、焦虑等，喜从肝论治，疏肝理气，调畅情志，注重调和脏腑、调和气血、调和阴阳。凌老参编了《中医心理学》，对其中的论述分析不难发现，对心身疾病的诊治，凌老注重疏肝行气、理气开郁、从肝论治，注重气血阴阳的调和，求衡求和。

#### 2. 糖尿病及其并发症的相关研究

凌老认为，糖尿病基本病机为气阴两虚、痰瘀阻络。对于糖尿病、糖尿病周围神经病变、糖尿病肾病等并发症，气阴两虚贯穿始终，痰瘀阻络为其重要病理环节，脏腑虚损又以脾、肝、肾三脏最为关键，本虚标实是糖尿病病理特点。结合病机，凌老辨证执简驭繁，谨守病机主线，整体调节，以益气养阴、化痰活血通络为治疗原则贯穿于糖尿病治疗的全过程，并在六味地黄丸的基础上创制了中药复方糖通饮方。目前，糖通饮方已经开展并完成较为深入的动物实验研究和临床研究，凌老及其弟子在该领域的课题有《糖通饮对糖尿病周围神经病变防治作用的临床及实验研究》(贵州省科技厅课题)、《糖通饮对糖尿病周围神经病变的临床研究》(贵州省中医药、民族医药科学技术研究课题计划)、《糖通饮防治早期糖尿病肾病的临床研究》(贵州省中医药、民族医药科学技术研究课题计划)、《糖通饮方对早期肾病患者临床疗效的观察》(广东省中医药局重点课题)等省部级科研课题。发表的论文主要有《糖通饮对早期糖尿病肾病尿白蛋白/肌酐比值、血液流变学的影响》《糖通饮治疗糖尿病周围神经病变临床观察》《二黄活血汤防治糖尿病微血管病变的实验研究》《中药复方对糖尿病大鼠血管内皮功能及胰岛素敏感性影响的研究》《糖通饮治疗糖尿病多汗症临床观察》《穴位埋线对糖尿病大鼠脂代谢紊乱及胰岛素敏感性的影响》等数十篇文章。

### 3. 恶性肿瘤及肿瘤放化疗后毒副反应的相关研究

在诊治恶性肿瘤及肿瘤放化疗毒副反应的理论及临床研究中,凌老积累了丰富的诊治经验,提出了独到的见解,创制了针对肿瘤稳定期的芪术汤和针对放化疗毒副反应的疏肝和胃汤。该领域的研究课题有《凌老经验方芪术汤逆转肿瘤化疗多药耐药的临床研究》(贵州省中医药管理局资助课题)、《凌老运用薯蓣丸防治恶性肿瘤患者放化疗后副反应的经验总结》(贵州省中医药管理局课题)等。

### 4. 痹病的相关研究

凌老认为,正虚邪实、经络不通为痹病之关键,治当扶正祛邪通络。辨治过程中,注重顾护脾胃,以健脾渗湿、补脾生血为主,同时注重调养肝肾,疏调气血,喜用藤类药如鸡血藤、钩藤活血祛风通络,虫类药搜剔经络,以共奏益气祛瘀、舒筋活络之功,每取良效。据此发表了《杜仲壮骨丸治疗风湿痹病临床研究》等学术论文。

### 5. 脾胃病的相关研究

凌老擅用和法,注重顾护脾胃,在脾胃病的治疗方面造诣颇深,推崇《温病条辨》的"治中焦如衡,非平不安"的思想,认为治疗脾胃病重在求衡,一定要善用和法,注重脏腑同治,阴阳兼顾,寒温相宜,虚实同理,要根据病邪性质,综合运用调和气机、调和寒热、调畅气血、燥润并用、调和脏腑等不同的和法来力调平衡;同时治疗脾胃不忘调情志,从而达到气机调畅，脏腑和调，恢复阴平阳秘的和谐平衡状态。相关的课题有《凌老辨治脾胃病学术思想总结及基于数据挖掘技术的证治规律研究》（贵州省中医药管理局课题）等，发表有《凌老从肝论治胃痛经验举隅》等相关论文。

从凌老主编的《人体保健指南》、参编《中医症状鉴别诊断学》等著作可见，凌老强调整体观的重要性，认为人体致病是因为阴阳失调，脏腑、气血、营卫、寒热等功能失去平衡的结果，因此，从保健预防疾病的发生着手，强调调整人体脏腑阴阳气血等动态平衡。凌老继承了欧阳锜"求衡法"的思想，善用"和法"论治，在无数次的临证中均取得了理想的治疗效果。

## 第二章
## 典籍心悟

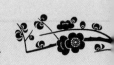

　　凌老熟读经典，对《黄帝内经》《伤寒论》《金匮要略》，以及《温病条辨》等温病学著作颇有见解和心得。

# 第一节 《黄帝内经》心悟

## 一、"胃不和则卧不安"临证心悟

《素问·逆调论》曰："人有逆气不得卧……是阳明之逆也……阳明者，胃脉也。胃者，六腑之海，其气亦下行。阳明逆，不得从其道，故不得卧也。《下经》曰：胃不和则卧不安，此之谓也。"凌老在辨治失眠时，常结合"胃不和则卧不安"理论，以调和阳明胃为主，使得气机通畅，达到夜卧得安之目的。

胃的生理功能：胃居中土，为燥土属阳，主受纳和腐熟水谷；喜润恶燥，主通降，以降为用，通降顺，阴阳和，故胃和卧安。其主要生理基础体现在以下几个方面：第一，心与胃相邻，协同调和睡眠。心居于横膈之上，为君主之官，胃居于横膈之下，二者仅一膜之隔，紧密相邻；心主神志，心藏神，参与神志的调控，脾胃为气血生化之源，为卧安提供物质保障，故胃和心二者对睡眠均有共同的调节作用。第二，心与胃经络相通。《灵枢·经别》有"足阳明之正，上至髀，入于腹里，属胃，散于脾，上通于心……还系目系，合于阳明也"。《灵枢·经脉》有"其支者，复从胃，别上膈，注心中"。第三，胃和为卧安提供物质基础。胃乃"太仓""水谷之海"，主受纳和腐熟水谷。脾胃为后天之本，气血生化之源，胃和则气血生化有源，气血充盈，则"壮者之气血盛，其肌肉滑，气道通……故昼精而夜瞑"（《灵枢·营卫生会》）。第四，胃和为卧安提供营卫有度的保障。营卫二气有赖于脾胃运化之水谷，"人受气于谷，谷入于胃，以传与肺，五脏六腑，皆以受气，其清者为营，浊者为卫，营在脉中，卫在脉外，营周不休"(《灵枢·营卫生会》);"谷始入于胃,其精微者,先出于胃之两焦,以溉五脏,别出两行,营卫之道"(《灵枢·五味》);而营卫有度,卧寐则安,"营卫之行,不失其常,故昼精而夜瞑"《灵枢·营卫生会》。第五,胃和为阴阳交泰提供保障。"胃为中枢,升降阴阳,于此交通,心火俯宅坎中,肾水上注离内,此坎离之既济也"(《张聿青医案》);脾胃吸收转运水谷精微化为阴阳,"阴跷阳跷,阴阳相交,阳入阴,阴出阳"(《灵枢·寒热病》),"阳气尽,阴气盛,则目瞑;阴气尽,而阳气盛,则寤矣"(《灵枢·口问》),"阳气自动而之静,则寐;阴气自静而之动,则寤"(《类证治裁·不寐》)。

胃不和卧不安的病理改变:第一,胃失和,则心失神而卧不安。心与胃仅一膜之隔,同时经络相通,二者紧密相邻,病易相互传变。如《素问·至真要大论》曰:"民病胃脘当心而痛",其中,胃脘与心既有古代解剖部位不清之意,又有二者相互传变之意;同时由于胃与心相邻,胃不和,胃功能失调和而动膈,影响心居环境,导致心失所养,故不得卧。第二,胃失和,则气血衰而不能瞑。"老者之气血衰,其肌肉枯,气道涩……故昼不精,夜不瞑"(《灵枢·营卫生会》);"老人卧而不寐……何也……老人血气衰……故昼日不能精,夜不得寐也"(《难经·四十六难》),说明气血之虚衰直接关系"夜瞑"。第三,胃失和,则营卫失度而卧不安。"其营气衰少,而卫气内伐,故昼不精,夜不瞑"(《灵枢·营卫生会》),"今厥气客于五脏六腑,则卫气独卫其外,行于阳,不得入于阴。行于阳则阳气盛,阳气盛则阳跷陷,不得入于阴,阴虚,故目不瞑"(《灵枢·邪客》)。第四,胃失和,则阴阳失交而卧不安。胃失和则气血生化无源,"真阴精血之不足,阴阳不交,而神有不安其室耳"(《景岳全书·不寐》);"不寐者,病在阳而不交阴也"(《类证治裁·不寐》)。第五,胃失和,则气机升降出入失常而卧不安。胃主通降,脾主升清,实为五脏六腑气机升降出入之枢纽,胃失和,则升降出入失常,"胃为中枢,升降阴阳,于此交通,心火俯宅坎中,肾水上注离内,此坎离之既济也。水火不济,不能成寐,人尽知之。不知水火不济,非水火不欲济也,有阻我水火相交之道者,中枢是也"(《张聿青医案》)。第六,胃失和,则阴跷阳跷失交而卧不安。"阴跷阳跷,阴阳相交,阳入阴,阴出阳"(《灵枢·寒热病》)。阴跷、阳跷具有运行营卫、交通阴阳的功效，胃失和，则阴阳失和，阴跷、阳跷失交，则卧不安，"阳气盛则阳跷陷"（《灵枢·邪客》），"阳跷为病，阳急则奔走，目不昧"（《杂病源流犀烛·奇经八脉门》）。

胃"和"则卧安，"胃不和"则"卧不安"，故临证强调调和脾胃，恢复和维持脾胃正常之功能，实现胃"和"，达到阴阳互济，阴平阳秘，精神乃治。针对病因，采取对症治疗：各种原因导致胃降失常，气机失调而"胃不和则卧不安"者，当去除诱因，调畅气机；肝郁气滞化火，火扰于胃，导致胃火炽盛，不能安卧，当化肝郁清胃火以"和胃"；素食辛辣温燥之品，化热生火，火热上炎导致胃火炽盛而卧不安者，当清热润燥去火以"和胃"；食积内停，胃腑通降失司，气机阻滞，胃气上逆而卧不安者，当消食化积以"和胃"；中阳不足，虚寒内生，或劳倦久病失养，胃受纳腐熟失常，气血生化乏源，气血精微不足，阴阳失交，营卫失度而卧不安者，当温补中阳或补益脾胃以"和胃"；痰湿中阻，妨碍胃之健运而卧不安者，当燥湿化痰以"和胃"，最终实现阴阳调和、营卫有度、气血经络畅通，胃和则卧安。

凌老曾接诊一位"失眠1年余"的年轻建筑工人，外院各项检查无异常，无明显气血阴阳异常证候。追问病史，该患者1年前盛夏季节，在工地大汗干渴时连吃两支冰棍后，感觉胃脘部疼痛不适，经休息后症状缓解，未做治疗，过后并无不适，但饮食较前稍有所减少，从此伴有失眠。目前饮食冷热均可，脉诊右关部略沉迟。凌老辨证为寒邪犯胃证，予以良附丸加减，7剂后复诊，症状改善，继续原方加减10剂，回访无复发。凌老释疑：患者大汗大热干渴后服冰棒，寒邪犯胃，但患者为青壮年，平素机体阳盛，胃阳充盛抑制寒邪，寒邪不能直接表现于胃之饮食等证候，故无明显胃脘冷痛暴作、呕吐清水痰涎、畏寒喜暖、得热痛减等症状；寒邪宿伏于胃，寒属阴，但寒邪犯胃，白为阳，夜为阴，故寒邪夜晚犯胃，"胃不和则卧不安"而失眠。该患者寒邪犯胃的方式、时间和表现形式与其他患者不太一样，故治疗以温胃散寒、调和阴阳而获良效。

## 二、"乙癸同源"临证心悟

"乙癸同源"又称"肝肾同源"，是指肝肾的构成物质起源相同，部分生理功能一致，其生理变化及病理变化相互影响、相互作用。据此，凌老临床常采用"肝病治肾""肾病治肝"和"肾肝同治"的治法，以恢复机体动态平衡。

明代医家李中梓根据《黄帝内经》理论，结合自身的临床经验，提出著名的乙癸同源、肾肝同治理论观点。"肾应北方壬癸""肝应东方甲乙"，肾藏精，肝藏血，精聚为髓，精髓化生为血，由于肝肾同源于精血，故曰"乙癸同源"。后代医家又从肝肾同源与脑的角度予以阐述，程文囿在《医述》中论述："脑为髓海……髓本精生，下通督脉，命火温养，则髓益充……精不足者，补之以味，皆上行至脑，以为生化之源。"钱镜湖在《辨证奇闻》中补充了"脑气不足治在肝"的观点："盖目之系，下通于肝，而上实属于脑。脑气不足，则肝之气应之，肝气太虚，不能应脑……治之法，必须大补其肝气，使肝足以应脑，则肝气足而脑气亦足也。"由此可见，肝肾又同源于脑。

《黄帝内经》对于乙癸同源生理功能的论述较多。《素问·上古天真论》曰："女子七岁，肾气盛，齿更发长……三七，肾气平均，故真牙生而长极……丈夫八岁，肾气实，发长齿更……三八，肾气平均……"此处强调肾为先天之本的重要性：肾主生长发育与生殖，肾阴、肾阳是脏腑阴阳之根本，肾之阴阳决定肝之阴阳；《素问·阴阳应象大论》明确指出肾生肝的关系——"肾生骨髓，髓生肝"，也就是说，"髓生肝，即肾生肝，水生木也"，通过"生骨髓""髓生肝"的方式体现二者的母子关系。反过来说，子之精气充盈，亦会反哺至母。《素问·上古天真论》道："肾者主水，受五脏六腑之精而藏之。"肾精的构成是以先天之精为基础，加之五脏六腑之精的充养而化成，精化为元阴、元阳之气而温润机体。因此，从生理基础上来说，"乙癸同源"存在内在的必然联系。

《黄帝内经》中有不少章节论述其病理改变。《素问·上古天真论》云："女子……五七，阳明脉衰，面始焦，发始堕；六七，三阳脉衰于上，面皆焦，发始白；七七，任脉虚，太冲脉衰少，天癸竭，地道不通，故形坏而无子也。丈夫……五八，肾气衰，发堕齿槁；六八，阳气衰竭于上，面焦，发鬓颁白；七八，肝气衰，筋不能动；八八，天癸竭，精少，肾脏衰，形体皆极，则齿发去。"这说明肾之精气的衰退决定了脏腑功能的衰退。随着肾气的衰减，脏腑功能也随之衰减，肾之精气衰减后，"肝气衰"，这就是母病及子。《灵枢·本神》云"肝藏血，血舍魂，肝气虚则恐"；"恐惧而不解则伤精，精伤则骨酸痿厥"；"肾藏精，精舍志，肾气虚则厥"，故有"恐伤肾"之说，这就是子病及母。

由于"乙癸同源"的生理基础决定了其病理变化，临床有母病及子、子病及母和母子同病等不同的表现形式，因此，其治疗原则也应该有所区别，"虚者补其母""实者泻其子"。其治疗方法也有讲究，"东方之木，无虚不可补，补肾即所以补肝；北方之水，无实不可泻，泻肝即所以泻肾……故曰：肾肝同治……然木既无虚，又言补肝者，肝气不可犯，肝血当自养也。血不足者濡之，水之属也。壮水之源，木赖以荣。水既无实，又言泻肾者，肾阴不可亏，而肾气不可亢也。气有余者伐之，木之属也。代木之干，水赖以安。夫一补一泻，气血攸分；即泻即补，水木同府"。唐代孙思邈也指出，下焦病的治疗应"热则泻于肝，寒则补于肾"，这里的寒热应指肝肾相火与真阴。北宋钱仲阳亦有"肝有相火，有泻而无补；肾有真水，有补而无泻"的论述。凌老认为，临床具体治疗方法应根据辨证结果灵活运用，如"肝病治肾""肾病治肝"和"肾肝同治"，通过调整肝肾之间的和谐关系，恢复和维持二者功能的动态平衡。

凌老谙熟"乙癸同源"理论并运用于临床，取得很好的临床疗效。凌老曾接诊一名"阳痿病史1年余"的青年患者，其求诊于多家医院，疗效不佳，就诊时除阳痿之主诉外，无其他特殊或明显的临床症状。凌老辨证为肝郁气滞证，予以柴胡疏肝散加减，3剂后复诊，患者述疗效确切，再予7剂中药巩固治疗。电话随访，其临床症状无复发。凌老释疑时指出，诸多医家治疗阳痿时多从肾阴肾阳亏虚等角度考虑，从该患者近1年多病历处方资料来看，也是常规治法，既往多用补肾阴肾阳之品。然肾阴肾阳之品服用过多后，有滋腻之嫌或神火过旺之虞，其辨证不符，临床疗效自然欠佳。该患者除阳痿之主诉外，无肾阴肾阳症状，仔细脉诊，其左关脉弦，辨证为肝郁气滞，根据"乙癸同源"理论及治疗原则，"实者泻其子""泻肝即所以泻肾""气有余者伐之，木之属也。代木之干，水赖以安"，予以柴胡疏肝散治疗，立见效。

### 三、"金水同源"临证心悟

肺属金，肾属水，肺与肾为母子关系，生理上相互协调，病理上相互影响，可以采用肺病治肾、肾病治肺或肺肾同治等不同治则，调整肺肾二脏失衡失和的相互关系，恢复和维持机体的动态平衡而获效，称"金水同源"。

《黄帝内经》对于"金水同源"的生理功能论述较为详细。第一，从五行学说分析，肺属金，肾属水，按照五行相生规律，肺金能够滋生肾水，肾阴肾阳为五脏阴阳之本，故肾水对肺金亦有滋养作用和反哺作用。明代赵献可云："世人皆说金生水，而余独曰水生金。盖肺气夜卧则归脏于肾水之中，肾中火炎则金为火刑而不能归，无火则水冷金寒亦不能归，或壮水之主，或益火之源，金自水中生矣。"第二，经脉相连。肾脉与肺直接相连，肾经之主支直接入肺中，"肾足少阴之脉……其直者，从肾上贯肝膈，入肺中"（《灵枢·经脉》）；"少阴属肾，肾上连肺，故将两脏"（《灵枢·本输》）；"少阴脉贯肾络肺"（《素问·病能论》）；"少阴者，冬脉也，故其本在肾，其末在肺"（《素问·水热穴论》）。第三，精气互化。肺主气，肾藏精，气属阳，精属阴，一阴一阳，互生互长，阴阳互根互用，"先天因气以化精，后天因精以化气"，精可化气，气可化精，精盛则气旺，气充则精足"。

肺与肾之间的病变，可以是母病及子，或者是子病及母，或者是母子同病，其传变方式不一。第一，气机失调。肾失肃降，或肾失摄纳，相互影响，导致气机失常。"肾足少阴之脉……是动则病，饥不欲食，面如漆柴，咳唾则有血，喝喝而喘"；"少阴者肾也，诸阳气浮无所依从，故呕咳上气喘也"。第二，水道失调。肺为水之上源，肾为主水之脏，二者功能失调，水液、精微、津液生成、布散、转运、气化失司，则水道失调，"其本在肾，其末在肺，皆积水也"（《素问·水热穴论》）。第三，精津亏虚。肺之精津亏虚，不能充养肾精而致肾精亏虚，或肾精亏虚，不能滋养肺之精津而致肺精津亏虚，或者二者同虚。第五，气虚致精虚。老年肺劳，多损肺脏，久治不愈，传及少阴，始而痰多肺胀，终而气短难续，耳聋目瞀，形容憔悴，病象至此，病机传肾，再加脉大，则精虚于内，阳越于外。

凌老指出，由于"金水同源"的生理基础和协同作用决定了其病理变化，表现形式多样，其治疗原则也有区别，如"金病治水""水病治金"和"金水同治"等，具体治法应根据辨证结果灵活运用。

凌老曾遇到一名"咳喘反复发作 10 余年"的患者，其每于冬天发作，喘声高作，痰盛稀多，既往多以外感风寒袭肺等辨证治疗，但疗效欠佳。凌老辨证为肾不纳气证，投以人参蛤蚧散和人参胡桃汤等方加减，7 剂复诊，疗效佳，守方 10 余剂加减，痊愈，随访无复发。凌老释疑：患者喘声高作，痰盛，多考虑为实证，痰稀多考虑感风寒，但患者动则喘甚、畏寒，当辨证为肾不纳气，治疗以补肾纳气而获效。

## 四、"火郁发之"临证心悟

"火郁发之"出自《素问·六元正纪大论》："郁之甚者，治之奈何？岐伯曰：木郁达之，火郁发之。"该理论对五脏病理、临床治疗指导和遣药组方等具有非常重要的指导意义，也是《黄帝内经》中所述的治疗大法之一。火可郁于不同部位，可有不同的来源，正如《本草新编》所言："有郁于内者，有郁于外者，有郁于不内不外者。"古代学者对"郁"的内涵亦多有阐释。《医碥·杂症·郁》指出："郁者，滞而不通也，百病皆生于郁，人若气血流通，病安从作，一有怫郁，当升不升，当降不降，当化不化，或郁于气，或郁于血，病斯作矣。"叶天士《临证指南医案·郁》曰："邪不解散，即谓之郁。"《赤水玄珠·郁证门》亦曰："夫郁者，结滞而不通畅之谓，当升而不得升，当降而不得降，当变化而不得变化，所以为郁。"

凡由外感或内生之邪作用机体，机体脏腑功能失调、阴阳失和，导致气血阻滞，气机升降出入失常而引起的病理环节即为"郁"。"火郁发之"中"火"的内涵极其丰富。外感六淫中的"暑邪"直接归为"火邪"的范畴；寒、湿、风、燥等邪气侵袭人体后，郁而化火，也归入此范畴；内生之火，如因过食辛辣，或过用温补，易形成脾胃之内热；情志忧郁、恼怒，可致五脏气机郁而化火等。"火郁"即是机体阴阳气血失和，火邪不能外出，究其因，或为外邪郁久化热而成"实火"，或为内伤七情、饮食劳倦所生"阴火"内陷。《医碥》将直接形成郁热的因素统称为"气郁"，根据产生"气郁"的原始病理环节的不同，将郁火分为"风寒郁热""饮食郁热""痰饮郁热""瘀血郁热""水湿郁热""肝气郁热""脾气郁热"七种。

因此，外感、内伤皆可致郁，凡造成郁滞的因素均可导致火郁病证的发生。

凡治火郁之证，总当顺其性而扬之，因其势而导之，以免郁热之邪不得外越。《素问·阴阳应象大论》指出："其高者，因而越之；其下者，引而竭之；中满者，泻之于内。"讲述了"发"的内涵，其核心内容就是强调治疗的因势利导。对火郁而言，发其郁滞，使其顺利透达外出。"发之"其含义甚广，《黄帝内经》注家多以"汗"解之。"火郁发之，谓汗令其发散也"；王冰所注之意为"发谓汗之，令其疏散"，均言使郁于肌表之邪因汗而解。张景岳曰："火郁之病……当因其势而解之、散之、升之、扬之，如同开其窗，如揭其被，皆谓之发，非独止于之汗也。"旨在通过因势利导来宣泄郁热，透邪外出，从而达到气机开合、升降协调。因此，除发汗外，升阳散火、开宣、催吐、放血等均为"发"的发挥途径，皆属于"火郁发之"的范畴。

凌老认为，"火郁发之"实际上是通过辛散药物的外散与苦寒药物的内清相配合所起到的一种综合作用。苦寒清热药物如果没有辛散药物的配合，内郁之火得不到及时发散，容易延误病情，影响治疗效果；反之，辛散药如果没有苦寒药物的配合，其发散作用只会使热升火炽，形成燎原之势。因此，临床凡治火热郁闭所致病证，在苦寒清热基础治疗上适当加入辛温发散药物顺其性，使火热之邪得出路而外达。以升散透达之法治之者，其目的在于通过宣发郁热，透邪外出，使气机升降开合协调，恢复机体脏腑阴阳寒热的动态平衡，以致阴平阳秘，均属《黄帝内经》"火郁发之"之理论范畴。该法为后世火热病证治疗开创了新思路，也充实了透邪之法的内涵。

《黄帝内经》"火郁发之"之法对后世温病的治法影响也较大，叶天士在《温热论》中云："盖伤寒之邪留恋在表，然后化热入里，温邪则热变最速，未传心包，邪尚在肺，肺主气，其合皮毛，故云在表。在表初用辛凉轻剂，夹风则加入薄荷、牛蒡之属，夹湿加芦根、滑石之流，或透风于外，或渗湿于下，不与热相搏，势必孤矣。"意在说明温病在表，宜用辛凉透邪，如银翘散、桑菊饮等方，其透散之法皆寓"火郁发之"之意。除卫分证用透散法外，邪入气分，用辛寒之石膏为君药的白虎汤，辛可散、寒可清，清散结合，达热出表；入营分有清营汤中的金银花、连翘、竹叶透热转气；内陷心包用清宫汤中连翘心、竹叶卷心，以及温病后期肺胃阴伤之沙参麦冬汤内仍有桑叶，用以透散余热。

### 五、"诸湿肿满，皆属于脾"临证心悟

"诸湿肿满，皆属于脾"出自《素问·至真要大论》病机十九条，其主要说明凡因水湿聚留引起的浮肿、腹满者，大都可以归属于脾功能失调失和所导致的疾患。脾主运化水液、水湿，《素问·经脉别论》云："饮入于胃，游溢精气，上输于脾，脾气散精，上归于肺，通调水道，下输膀胱，水精四布，五经并行。"

胃、小肠、大肠吸收的津液，肾蒸化回收的水液，经脾气的传输作用和散精功能上输于肺，其中清纯部分经肺的宣发作用，输送于皮毛、肌腠和头面诸窍，发挥其滋养濡润作用；浓厚部分经肺气的肃降，下行濡养五脏六腑。输送到皮肤肌腠的津液被利用后可化汗排出体外；输送到脏腑的水液，被脏腑利用后化为浊液归于肾和膀胱，经肾的蒸化作用，浊中之清上升，经脾气之传输上达于肺，再次参与水液代谢；浊中之浊变成尿液排出体外。由于脾气在水液的升降布散运动中发挥着枢转作用，使之上行下达，畅通无阻，从而维持了水液代谢的平衡。

若脾功能失调失和，机体脏腑之间动态平衡失衡，则脾之运化水液的功能失常，必然导致水液在体内停聚而产生水湿，水湿凝聚为痰，溢于肌肤为水肿，停留肠道则泄泻，留于腹腔为腹水等，故《素问·至真要大论》曰："诸湿肿满，皆属于脾"。脾虚失运，湿从内生，由于湿邪困阻部位不同，可引起不同的临床症状。湿阻中焦脾胃，常见脘腹痞闷、胀满，纳呆食少，厌油腻，四肢倦怠乏力，口中黏腻，口臭、口干不欲饮、口吐浊滞黏液，大便黏滞不爽稀薄。湿阻肝胆，常见胸胁满闷不舒，或胀满疼痛，或有重坠感；化热则心烦口苦、尿黄、黄疸；湿滞大肠则腹胀，泻下清稀混浊，或大便黏滞不爽，或里急后重，便下脓血；湿蕴上焦常见胸膈痞闷，气短不舒，咳喘痰鸣，语声重浊，或胸胁胀满作痛，或咳喘胸满，不能平卧，痰如白沫量多，多咳和面目浮肿等症；湿注肾与膀胱，可见腰背沉着如带重物、腰膝酸困、小便赤涩、淋漓疼痛，或点滴不通、小便混浊、阴汗、阴囊湿疹等。

凌老运用燥湿、清热、温阳等方法调节脾之功能，恢复和维持机体的动态平衡，取得很好的临床疗效。湿困中焦之气机失降而壅滞者，以燥湿健脾之法，常用药物如苍术、厚朴、陈皮、半夏等辛温燥湿之品，方以香砂平胃散加减；若湿从热化者可用苦寒清热燥湿法，常用药物如黄芩、黄连、黄柏等，方以茵陈汤加减；脾阳衰微致水饮停聚者，以温阳化饮为法，常用苓桂术甘汤加减；脾阳不升，湿浊内淫者，以升阳除湿法，可用东垣升阳益胃汤、升阳除湿汤；脾肾阳虚，气不化水所致的阴水寒盛，水湿泛滥，治以温阳利水法，以实脾饮加减进行治疗。

凌老曾治一位 35 岁的女性患者，间断停经 5 年，前来就诊时已有 3 个月经水未行，患者平素胸闷短气，咽中痰黏，四肢欠温，体胖，带下质稀，大便溏结不调，舌质暗紫，苔薄白，脉细。证属痰湿阻滞，壅塞冲任胞络；治以运脾化湿，理气行滞，活血调经。方用六君四物汤加减：白术 12g，苍术 12g，陈皮 12g，半夏 12g，茯苓 15g，香附 15g，当归 15g，川芎 6g，砂仁 6g，山药 15g，炒谷麦芽各 15g，川厚朴 9g，石菖蒲 12g，肉苁蓉 15g，仙茅 15g，淫羊藿 15g，炒补骨脂 15g。14 剂。二诊时经期已过而经水未按时而至，咽中痰黏已消，仍感胸闷不舒，大便已实，日一行，法已奏效，于上方加全瓜蒌 15g，红花 10g，桂枝 6g，川牛膝 10g，益母草 30g，再继 7 剂。三诊时经行量正常，有块，稍有腹痛，后守上法于前方随兼症出入。患者坚持服药近 1 年，周期维持在 30～40 天，体重渐减，月事以时下。

## 六、"五脏六腑皆令人咳"刍议

"咳嗽"是中医病名，也是临床常见症状，所谓有声无痰为咳，有痰无声为嗽，通常情况下多咳、嗽并见，习惯二者并称。《素问·咳论》曰："五脏六腑皆令人咳，非独肺也。"凌老指出，咳虽属肺，但其病变部位并不拘于肺。咳嗽与五脏六腑功能的正常与否关系密切，机体脏腑功能失调失和，脏腑之间协调失衡，不能维持正常的脏腑间的动态平衡，发而为病。正如张志聪在《黄帝内经素问集注·咳论》注曰："肺主气而位居尊高，受百脉朝会，是咳虽肺证，而五脏六腑之邪皆能上归于肺而为咳。"

咳嗽有外感和内伤之别，"皮毛者，肺之合也，皮毛先受邪气，邪气以从其合也""肺为娇脏，不耐寒热，易被邪侵"，明确提出外邪犯肺是咳嗽最基本、最重要的致病途径。内伤咳嗽则病因病机复杂，常由肺脏自病或其他脏腑病变累及于肺所致，譬如脾虚生痰、肝火犯肺、肾虚及肺等都能引起肺失宣降而咳，也就是"五脏六腑皆令人咳"的内涵所在。一脏的病变，既可由他脏传来，又可传至他脏，关键在于一个"传"字，所以说"五脏各以其时受病，非其时，各传以与之"。这也充分说明了其重视五脏一体的整体发病思想。心主一身之血脉，肺主一身之气，肺朝百脉，血液循环赖心气之推动，当心气不足或心阳虚衰时，心主血脉之功能低下，血行不畅而瘀滞，致使肺朝百脉功能受损，血液瘀积于肺，肺气不能宣发而致咳嗽；或因思虑劳心过度，阴血暗耗，心肺阴虚而致肺气宣发肃降失常而咳，此可谓心咳。肝主疏泄，肺主肃降、主治节，肝之经脉上入膈膜，分布胁肋，注于肺，若肝气郁滞，疏泄失常，日久化火，肝火犯肺，阻遏肺气的肃降，可引起咳嗽；另外，脾胃的升降运化有赖于肝气的疏泄，肝气郁结，疏泄失职，枢机不利，木克脾土，脾失健运，水湿不行，聚而为痰，从而影响肺失宣降，肺气上逆而咳，此可谓肝咳。脾为生痰之源，肺为贮痰之器，脾主运化、输布水谷精微，运化水湿，脾胃居中焦，为气机升降之枢纽，脾不布精，肺失养而虚，脾失健运，水湿不化，聚湿生痰，上渍于肺，痰湿阻肺，壅塞气道，肺气不宣而致咳，此可谓脾咳。肾与肺经络相连，关系密切，肺司呼吸，肾主纳气，以助肺呼吸，肾为气之根，肺为气之主，两者功能协调则呼吸正常，若肾脏病变，肾气不固，则可影响肺脏而致咳嗽；同时肾主水，若肾阳虚衰，肾气不化致肾主水功能受损，水湿上泛，停聚于肺，肺气宣降失常而咳，此可谓肾咳。五脏咳久可涉及所对应的六腑，反之，六腑受邪致本身功能失常，也可影响五脏而致肺失宣肃，肺气上逆作咳，故可出现《素问·咳论》中所言之胃咳、胆咳、大肠咳、小肠咳、膀胱咳、三焦咳等各具特色的六腑咳。可见"五脏六腑皆令人咳"的传变规律是五脏之咳日久不愈则传于六腑，从脏腑表里关系相传。而五脏六腑之咳"皆聚于胃，关于肺"，认为胃为五脏六腑之海，而肺主气，为百脉之朝会，故脏腑受邪，必聚于胃，并循肺脉而影响于肺。

　　《黄帝内经》对五脏咳、六腑咳的临床表现又有详尽论述，据《素问·咳论》记载，肺咳则"咳而喘息有音，甚则唾血"，意即肺咳除了具有咳嗽的典型症状外，还有喘息、有声音，咳嗽日久会有咯血的表现；心咳则"心痛，喉中介介如梗状，甚则咽肿喉痹"，意是心咳除了具有咳嗽的典型症状外，还具有咳嗽时心区疼痛，喉中似有一物，甚至会出现咽部红肿疼痛，或干燥、异物感，或咽痒不适、吞咽不利等表现；肝咳则"两胁下痛，甚则不可以转，转则两胠下满"，即除了有咳嗽外，还有咳嗽时两胁下疼痛，甚至难以转动身体，转动身体就会两腋下不舒服等表现；脾咳则"右胁下痛，阴阳肩背，甚则不可以动，动则咳剧"，指除了咳嗽之外，还具有咳嗽时胁下疼痛，甚至不能活动，稍活动就咳嗽加剧等症状。肾咳则"腰背相引而痛，甚则咳涎"，意思是肾咳除了咳嗽症状外，还具有一咳嗽就腰背拘挛而痛，甚至咳吐涎沫的表现。胃咳则"咳而呕，呕甚则长虫出"；胆咳则"咳呕胆汁"；大肠咳则"咳而遗矢"；小肠咳则"咳而失气，气与咳俱失"；膀胱咳则"咳而遗溺"；三焦咳则"咳而腹满，不欲食饮"。这些论述，皆以咳嗽为第一症状，再根据伴随咳嗽而出现的相应脏腑表现冠名，即五脏咳、六腑咳的主症不仅有咳，还有相应的脏腑功能失调之症，以及脏腑所属经脉循行部位的症状，如心咳兼心痛、咽喉不舒甚至肿痛，肾咳兼咯吐痰涎、腰背相引而痛等，说明五脏咳病位涉及本脏与肺脏，病变较之肺本脏咳要深重；五脏咳久而不愈，原有的五脏咳症状可能仍未解，又出现了六腑功能失调的病变，如胆、胃之气上逆（呕吐），三焦气乱（上焦气郁则咳，中焦气滞则腹满纳差），脏腑之气不固、气虚下陷（二便失禁）等，则传入六腑，发为六腑咳。脏咳移腑，标志着疾病的久而生变，病势由轻至重，病机由单纯到复杂。

　　从治疗来说，《黄帝内经》提出五脏之咳，应取输穴；六腑之咳，应取合穴；有浮肿者，可取脏腑之经穴而分治之。凌老指出，《黄帝内经》认为咳嗽的治疗应以肺为主导，同时须考虑五脏六腑功能正常与否对肺脏的影响，以及肺系受病日久对五脏六腑功能的影响，从调整脏腑功能来达到治疗目的。如肺咳治当疏散外邪、宣肺化痰；心咳，轻者补益心气、振奋心阳，重者心肾同治、温阳化气行水，改善心主血脉和肾主水液的功能，常用方如真武汤、苓桂术甘汤、参附汤等；肝咳治当疏肝泻火，方如泻白散合小柴胡汤加味；脾咳治当健脾燥湿化痰，方如二陈汤、六君子汤等；肾咳治以补肾纳气，方用参蛤散。

　　凌老指出，咳嗽虽为肺所主，但《黄帝内经》"五脏六腑皆令人咳，非独肺也"的观点和论述启发我们在临床诊疗时，要辨清病因病机，从中医整体观念和辨证论治的观点出发，综合考虑判断何脏受损而致咳，或者几脏合并受邪而致咳，通过调整脏腑之间失衡失和的关系，恢复机体动态平衡来治疗咳嗽。

# 第二节　《伤寒论》心悟

## 一、小柴胡汤证治浅议

小柴胡汤始见于《伤寒论·辨太阳病脉证并治上》第96条："伤寒五六日中风，往来寒热，胸胁苦满，嘿嘿不欲饮食，心烦喜呕，或胸中烦而不呕，或渴，或腹中痛，或胁下痞硬，或心下悸，小便不利，或不渴，身有微热，或咳者，小柴胡汤主之。"涉及运用小柴胡汤的条文共有17条（第37、96、97、99、100、101、103、104、144、148、149、229、230、231、266、379、394条），范围几乎涵盖《伤寒论》全文。恰如丹波元坚所云："伤寒诸方，唯小柴胡为用最多，而诸病屡称述之。"其有关条文虽散见于太阳、阳明、厥阴及瘥后劳复诸病篇，然其证候特征较集中地反映在太阳篇。

小柴胡汤为张仲景《伤寒论》中伤寒六经分证的少阳经病证主方，被后人称为"和法"之首方。少阳居半表半里之间，是太阳、阳明与三阴病邪出入的枢纽，故古人称少阳为阳枢之邪。其病因病机是邪入少阳，既可由太阳转入或失治误治而内传；亦可缘于外邪，径犯少阳本经。然皆因少阳正气虚弱，而邪气得以乘虚而入，所谓"邪之所凑，其气必虚"是也；正邪分争，病邪转入少阳，正气相对不足，而邪气亦非亢盛，正邪之间互为进退，正盛抗邪外出于阳则发热，邪盛进而入阴则恶寒，或邪正暂时平衡而寒热休止，故寒热往来，休作有时；少阳经脉循胸胁，经气不宣，则胸胁苦满；郁火犯胃，胃失和降，则嘿嘿不欲饮食，心烦喜呕；胆火上蒸，则出现口苦、咽干、目眩；胁下痞硬、心下悸、小便不利、微热咳渴等是少阳枢机不利，三焦决渎失职，肺气肃降失和，胆热内郁所致，皆为少阳兼证。

往来寒热、胸胁苦满、嘿嘿不欲饮食、心烦喜呕又称小柴胡汤证的四大主症，基本反映了少阳病的病理特征。然在《伤寒论》第96条所书小柴胡汤主症之后，又列有小柴胡汤的7个或然症：或胸中烦而不呕，或渴，或腹中痛，或胁下痞硬，或心下悸、小便不利，或不渴、身有微热，或咳者。七个或然症或为四大主症之变，或为他经病证之兼，或为痰饮水气之夹。探寻其病机，或邪热聚于胸膈，胃气尚未上逆；或木火内郁，津气受伤；或木邪犯土，脾络不和；或邪聚少阳之经，着而不去；或三焦不畅，水饮停聚，水气凌心；或病未深入，而兼表证未解；或肺中有寒，气逆而上，皆与少阳有关，故仲景于小柴胡汤方后又有7个加减方，即应用小柴胡汤随证治之：若胸中烦而不呕，去人参、半夏，加瓜蒌根；若腹中痛，去黄芩，加芍药；若胁下痞硬，去大枣，加牡蛎；若心下悸、小便不利，去黄芩，加茯苓；若不渴，外有微热，去人参，加桂枝；若咳者，去人参、大枣、生姜，加五味子、干姜。因此，仲景在《伤寒论》中使用小柴胡汤，有见一证者，有见多证者；有属少阳病者，亦有非少阳病者。既治少阳病枢机不利，亦主少阳与阳明合病、三阳合病、少阳太阴合病之腹痛，热结尚浅之阳微结，厥阴转出少阳之呕而发热，热入血室之寒热如疟，肝胆郁热之发黄，伤寒瘥后更发热等多方面的病证。

仲景根据中医发病学的基本思想"邪之所凑，其气必虚"，立小柴胡汤祛邪与扶正，恢复机体脏腑功能之动态平衡。《伤寒论》第230条提出服小柴胡汤后，"上焦得通，津液得下，胃气因和，身濈然汗出而解"。说明服小柴胡汤后，机体正气增强，抗邪有力，津液布生，胃气调和，邪随之而解。由是观之，祛邪与扶正是小柴胡汤的组方特点，切合了临床多数疾病皆为邪实正虚、阴阳失调这一基本病机，故小柴胡汤虽是治疗少阳病半表半里证的主方，但临床中并非专治少阳病。仲景在《伤寒论》中运用小柴胡汤主治多种不同疾病：若"外有微热"，是少阳兼表证不解所致，用小柴胡汤去人参加桂枝，取温覆微汗之法；因少阳病较重，故用小柴胡大剂量和解少阳为主；表证较轻，仅加桂枝解表为辅。

## 二、腹痛的辨证论治

腹痛是临床常见病，现在一般将其界定为胃脘以下、耻骨毛际以上部位的疼痛为主的病证。从中医学角度讲，凡外感、内伤、外伤、饮食、虫积等致病因素，导致脏腑失和，气血失调而发生的以腹痛为主症的疾病，皆属于腹痛的范畴。《伤寒论》蕴含着丰富的脾胃学说内容，散见于六经辨证之中，所论条文广泛，其中就有"腹中痛""腹中急痛""腹满时痛""腹中寒痛""时腹自痛""绕脐痛"等不同的表述。《伤寒论》不仅阐述了脾胃实证、虚证和寒热错杂证，同时又制定脾胃病的辨证纲领和治疗方药。

（一）六经条文梳理

### 1. 太阳病篇

（1）蓄血证

第 106 条："太阳病不解，热结膀胱，其人如狂，血自下，下者愈……外解已，但少腹急结者，乃可攻之，宜桃核承气汤。"第 124 条："太阳病六七日，表证仍在，脉微而沉，反不结胸，其人发狂者，以热在下焦，少腹当硬满，小便自利者，下血乃愈。所以然者，以太阳随经，瘀热在里故也，抵当汤主之。"第 125 条："太阳病身黄，脉沉结，少腹硬，小便不利者，为无血也。小便自利，其人如狂者，血证谛也，抵当汤主之。"第 126 条："伤寒有热，少腹满，应小便不利，今反利者，为有血也，当下之，不可余药，宜抵当丸。"其中提到的种种腹痛，究其病机乃邪热与瘀血互结于下焦，阻滞经脉，不通则痛。

（2）大陷胸汤证

第 137 条："太阳病，重发汗而复下之，不大便五六日，舌上燥而渴，日晡小有潮热，从心下至少腹硬满而痛，不可近者，大陷胸汤主之。"此乃太阳病误治后，津伤而水热互结于胸膈，实邪阻滞，弥漫于腹，气机不通，故见"从心下至少腹硬满而痛"。治用大陷胸汤，共奏泄热逐水破结之功，水热得去，气机得畅，则腹痛自止。

（3）黄连汤证

第 173 条："伤寒，胸中有热，胃中有邪气，腹中痛，欲呕吐者，黄连汤主之。"此为寒热错杂之证，热邪在上，寒邪在下，腹痛是主症之一。治用黄连汤，实为半夏泻心汤去黄芩、桂枝而成。全方清上温下、宣通阴阳、调畅气机、和胃降逆，使通则不痛。

（4）小建中汤证

第 100 条："伤寒，阳脉涩，阴脉弦，法当腹中急痛，先与小建中汤，不差者，小柴胡汤主之。"其腹中痛乃中焦虚寒，气血不足，复为少阳之邪相乘所致。"先与小建中汤"，温中补虚、和里缓急，中气补足则腹中疼痛得以缓解；如果仍然有少阳邪气不解，再予小柴胡汤和解少阳。此条虽列于少阳病篇，然腹痛之本在中焦虚寒，故治以小建中汤。全方共奏调和气血、建中止痛之功。

（5）脏结证

第 167 条："病胁下素有痞，连在脐旁，痛引少腹，入阴筋者，此名脏结，死。"本条论述脏结危证，素有痞块连在脐旁，病变已久。说明其脏气衰微，阴寒凝结，血络瘀滞，不通则痛。其痛引少腹及外阴，病变广泛，病势危重，是为难治。

**2. 阳明病篇**

*大承气汤证*

第 238 条："阳明病，下之，心中懊恼而烦，胃中有燥屎者，可攻。腹微满，初头硬，后必溏，不可攻之。若有燥屎者，宜大承气汤。"第 239 条："病人不大便五六日，绕脐痛，烦躁，发作有时者，此有燥屎，故使不大便也。"第 241 条："大下后，六七日不大便，烦不解，腹满痛者，此有燥屎也。所以然者，本有宿食故也，宜大承气汤。"第 254 条："发汗不解，腹满痛者，急下之，宜大承气汤。"第 255 条："腹满不减，减不足言，当下之，宜大承气汤。"大承气汤证的基本病机为阳明燥实内结，腑实已成，大肠传导失常，腑气不通，不通则痛。因而，腹痛是阳明腑实证的主症之一。大承气汤具有通腑泄热、荡涤积滞之功，热去腑通，则腹痛自止。

### 3. 少阳病篇

小柴胡汤证

第96条："伤寒五六日中风，往来寒热，胸胁苦满，嘿嘿不欲饮食，心烦喜呕，或胸中烦而不呕，或渴，或腹中痛，或胁下痞硬，或心下悸，小便不利，或不渴，身有微热，或咳者，小柴胡汤主之。"本条论述了少阳病之主要脉证及治法方药。其腹中痛乃胆郁气滞而发。方用小柴胡汤去黄芩加芍药和解少阳、疏调气机、缓急止痛。

### 4. 太阴病篇

（1）太阴中焦虚寒

第273条："太阴之为病，腹满而吐，食不下，自利益甚，时腹自痛。若下之，必胸下结硬。"此条是太阴病篇的提纲，由于脾阳虚衰，寒湿内盛，寒湿壅滞，气机不畅，故见时腹自痛的表现，是太阴脾病的特征之一。

（2）桂枝加芍药汤证、桂枝加大黄汤证

第279条："本太阳病，医反下之，因而腹满时痛者，属太阴也，桂枝加芍药汤主之，大实痛者，桂枝加大黄汤主之。"太阳病误下以后，脾经气血失和，气不利则满，血不和则痛，故出现了腹满痛的临床表现。桂枝加芍药汤乃桂枝汤倍用芍药而成，可通阳益脾、活络止痛。桂枝加大黄汤证"大实痛"之病机为脾伤气滞，兼有形实邪，不通则痛，故在桂枝加芍药汤基础上加大黄导滞通便，实邪去则气机流畅。

### 5. 少阴病篇

（1）真武汤证

第316条："少阴病，二三日不已，至四五日，腹痛，小便不利，四肢沉重疼痛，自下利者，此为有水气也。其人或咳，或小便利，或下利，或呕者，真武汤主之。"本条论少阴阳虚水泛，水饮横流四溢，遍及全身。腹痛是真武汤主症之一，乃阳虚水停下焦所致。全方共奏温阳化气行水之功，阳复水去，则腹痛自止。

（2）通脉四逆汤证

第317条："少阴病，下利清谷，里寒外热，手足厥逆，脉微欲绝，身反不恶寒，其人面色赤，或腹痛，或干呕，或咽痛，或利止脉不出者，通脉四逆汤主之。"本条论少阴阴盛格阳的证治，肾阳虚衰，必累及脾阳，脾主大腹，寒盛气血凝滞则腹痛。方用通脉四逆汤治之。全方共奏破阴回阳、通达内外、活血通络、散寒止痛之功。

（3）四逆散证

第318条："少阴病，四逆，其人或咳，或悸，或小便不利，或腹中痛，或泄利下重者，四逆散主之。"本条论述了肝胃气滞，阳郁致厥的证治。寒主收引，腹中血脉因阳气不布而寒，故收引而作痛。全方共奏疏肝和胃、行气解郁之功，用以治疗阳气郁滞而不达，肝气不舒之腹痛。

（4）桃花汤证

第307条："少阴病，二三日至四五日，腹痛，小便不利，下利不止，便脓血者，桃花汤主之。"本条是在第306条基础上，补充了腹痛等见症。桃花汤证之腹痛乃寒湿内郁，络脉损伤，化腐成脓所致，其腹痛绵绵不休，喜温喜按，用桃花汤治之。全方共奏温涩固脱之功，温通利止则腹痛得缓。

### 6. 厥阴病篇

（1）乌梅丸证

第338条："伤寒，脉微而厥，至七八日肤冷，其人躁无暂安时者，此为脏厥，非蛔厥也。蛔厥者，其人常吐蛔。令病者静，而复时烦者，此为脏寒。蛔上入其膈，故烦，须臾复止，得食而呕，又烦者，蛔闻食臭出，其人常自吐蛔。蛔厥者，乌梅丸主之。又主久利。"本条虽未见"腹痛"字眼，但患者肠中有蛔，蛔虫内扰上窜，必腹痛。全方酸苦甘辛兼备，酸可安蛔，辛可伏蛔，苦可下蛔，功能清上温下、安蛔止痛。

（2）冷结膀胱关元

第340条："病者手足厥冷，言我不结胸，小腹满，按之痛者，此冷结在膀胱关元也。"本条论述了冷结膀胱关元致厥。盖因下焦阳虚，寒邪凝结在小腹膀胱关元处所致。其小腹满，按之痛，乃下焦寒凝气滞之故。

（3）转气下趋少腹

第358条："伤寒四五日，腹中痛，若转气下趋少腹者，此欲自利也。"本条论述了欲作自利的征兆。其腹中痛是因为外感病经过一段时间，邪气入里，胃肠气机阻滞，脾络不通所致。

## （二）腹痛的病因病机探讨

《伤寒论》所论腹痛，或因气滞，或因瘀血，或因实阻，或因寒凝，或因虫扰等。病因虽不相同，然不通则一，即所谓"不通则痛"。邪实或正虚导致机体脏腑功能失衡失和，其中，邪实者多因邪气阻滞，气机不通所致；正虚者多因脏腑虚衰，气血运行不畅使然。

### 1. 实邪内阻，气机不通

若有形实邪内阻，气机阻滞不通，则必腹痛。其中有阳明燥屎阻结大肠，腑气不通者，如"腹满痛者，此有燥屎也"；有瘀血内停下焦，气血阻滞不通者，如桃核承气汤的"少腹急结"，即指少腹拘急疼痛而言；有水热互结心下胸膈，气机阻滞不通者，如大结胸证的"从心下至少腹硬满而痛"；此外尚有阳虚饮停，中下二焦受阻，气机不利者，如真武汤证之"腹痛"。

### 2. 肝胆气滞，木横乘土

若肝胆之气横逆克伐脾土，每致腹痛。其中有邪入少阳，胆火内郁，胆气横逆犯胃而致腹痛者，即所谓"脏腑相连"（指肝胆与脾胃相连），其痛必下，邪高痛下之谓也。具体如小柴胡汤证之"或腹中痛"；又有肝气郁结，肝气横逆克伐脾土而致腹痛者，如四逆散证之"腹中痛"。

### 3. 阳虚寒凝，气机不畅

若邪入三阴，阳虚寒盛，寒邪凝滞，气机不畅，则每致腹痛。其中有脾阳虚衰，健运失职，寒湿内阻，气机不畅者，如太阴虚寒证之"时腹自痛"；有脾气虚衰，不能运化，气血两亏，气血运化不畅者，如小建中汤证之"腹中急痛"；有脾虚寒凝于腹者，如黄连汤之"腹中痛"，有少阴阳气虚衰，阴寒内盛，寒凝气滞者，如通脉四逆汤证可出现"或腹痛"；有寒入下焦膀胱关元部位，阴寒凝结，气滞不通者，如"病者手足厥冷，言我不结胸，小腹满，按之痛者，此冷结在膀胱关元也"。

### 4. 蛔虫内扰，阻遏气机

若患者肠中有蛔，蛔虫内扰上窜，甚则上入其膈（指胆道），阻遏气机，则必腹痛，《伤寒论》中乌梅丸证为其代表。

总之，《伤寒论》中之腹痛根据六经辨证，在证候上，三阳病腹痛多为实热证，其症状多为腹痛不减，减不足言，疼痛较剧，痛时拒按；三阴病腹痛多为虚寒证，其症状多为腹满时痛，疼痛绵绵或隐隐作痛，喜温喜按。在病机上，腹痛或因气滞，或因瘀血，或因实阻，或因寒凝，或因虫扰等，即"不通则痛"。其中邪实者多因邪气阻滞，气机不通所致；正虚者多因脏腑虚衰，气血运行不畅使然。实者多见于三阳病及结胸证中，多为有形实邪阻滞，气机不通所致；虚者多见于三阴病中，多因脏腑虚衰，气血运行不畅使然；然体虚感邪及病久邪恋正虚而致虚实夹杂者，也可见之。

（三）腹痛的治则治法

腹痛的治疗总以治病求本、扶正祛邪和以通为贵为原则。腹痛之证，病因多端，临证时绝不可见痛止痛，而必须针对致痛之因而治之，病因去除，则腹痛可止。论治腹痛之法虽多，然不外乎扶正与祛邪两端。邪实者当祛邪，邪去气机畅达，则腹痛可除。三阳腹痛多实，故多用祛邪之法。正虚者宜扶正，正气恢复，气血运行得畅，则腹痛可消。三阴腹痛多虚，故多用扶正之法。但不论祛邪还是扶正，皆注重于"通"。

通过前述对原文的分析，我们归纳仲景治疗腹痛的治法主要有活血祛瘀止痛法（桃核承气汤、抵当汤及丸）、泄热逐水止痛法（大陷胸汤）、清上温下止痛法（黄连汤）、养阴缓急止痛法（芍药甘草汤）、泄热通腑止痛法（大承气汤）、温中散寒止痛法（理中丸、四逆汤、小建中汤）、温阳益肾止痛法（通脉四逆汤、真武汤）、疏肝和中止痛法（小柴胡汤去黄芩加芍药汤、四逆散）、安蛔止痛法（乌梅丸）。

仲景根据六经辨证治疗腹痛，以寒、热、虚、实为纲；在证候上，六经皆有腹痛；在病机上，总以"不通则痛"为本；在治法上，通过治病求本和扶正祛邪，以"通"为要，调节机体失衡失和之状态，恢复和维护机体脏腑动态平衡；在方药上，方随法立，紧扣病机。

## 三、顾护脾胃的证治

脾胃为后天之本，是人体气血生化之源。《素问·五脏别论》云："胃者，水谷之海，六腑之大源也。"胃主受纳，脾主运化，通过脾胃的腐熟运化，水谷精微才得以滋养周身。《素问·经脉别论》云："饮入于胃，游溢精气，上输于脾。脾气散精，上归于肺，通调水道，下输膀胱。水精四布，五经并行。"《素问·六微旨大论》亦云："出入废则神机化灭，升降息则气立孤危。故非出入，则无以生长壮老已；非升降，则无以生长化收藏。"可见脾胃的吸收、输布功能对人体的升降出入机能影响重大，甚至直接影响了疾病的预后。张仲景继承《黄帝内经》等前人医学理论，顾护脾胃，祛邪而不伤脾胃正气的思想贯穿于《伤寒论》始终。

（一）健运脾胃，调和营卫

中风表虚证虽为太阳表证，但在治疗上紧密围绕顾护脾胃以达调和营卫、疏风透表之功。本证的病机为外感风寒导致营卫失调，使卫气浮盛于外，营阴不固而外泄，造成营阴不足。因此，本证治疗之根本在于调和营卫、调和卫气，使风寒之邪外透，补益营阴以救营阴不足之势。要补营气之不足则应溯营气之源而调之。《素问·痹论》云："荣者，水谷精气也，和调于五脏，洒陈于六腑。"可见脾胃为营阴生成之源。因此，张仲景在调和营卫时，除疏风透邪外，还注重调理中焦脾胃以补营阴。从方药来看，桂枝汤中桂枝以辛散透表寒，芍药酸收补营阴，余下三味药生姜、甘草、大枣则通过调补脾胃以助调补营阴。除此之外，在桂枝汤证的调护法中"服已须臾，啜热稀粥一升余，以助药力"，也是通过啜粥调护脾胃，以助胃气，益津液，补营阴，使汗出表和，祛邪而不伤正。由此可见，桂枝汤虽为治疗中风表虚证的代表方，但其治疗、调护均以脾胃为中心。所以，医家也把桂枝汤作为调治脾胃之要方。曹颖甫在《经方实验录》中就指出"盖桂枝一方，外证治太阳，内证治太阴"。因此，桂枝汤治表和治里的作用机制都是从调治脾胃出发。

（二）寒温并用，健脾祛邪

张仲景对脾胃虚寒又兼有热邪病证的治疗常施以寒温并用、健脾祛邪之法。其中以寒热错杂痞证的治疗尤为典型，开创了辛开苦降法临床运用之先河。寒热错杂痞证是因热邪阻滞于中焦而致痞，但中焦脾胃虚寒，故治疗上张仲景在补中焦虚寒的同时兼清热邪，其代表汤证为半夏泻心汤证。该证所用方半夏泻心汤以黄芩、黄连清中焦热邪，因脾胃虚寒较甚，故用干姜温里守中，半夏以消痞散结，同时用人参、甘草、大枣补益中气。其中干姜一药是仲景温里守中散寒、调中焦脾胃之要药，在其他寒热错杂病中也常用到。而参、草、枣之组合在调补脾胃扶正之时也常可见到。另外，半夏泻心汤的煎煮法是去滓再煎，这是仲景顾护脾胃思想的又一体现。因为去滓再煎之法能使方中苦、辛、温、甘药味更醇和，更有利于和合，有利于药物的寒热并行，攻补兼施。此外，其他脾胃虚寒兼有邪热的病证中，温中健脾依然为扶正调中的重要治法。如肝热脾寒的乌梅丸证，治以附子、干姜、人参等温健脾胃，配合他药共达清上温下、安蛔止痛之目的；胃热脾寒的干姜黄芩黄连人参汤证，治以人参、干姜温中健脾胃，黄芩、黄连清泄胃热，全方寒温并施以调脾胃。肺热脾寒的麻黄升麻汤，在清宣肺热、养血和阴的同时，用桂枝、白术、干姜、茯苓、甘草温健脾胃，以达发越郁阳、清肺温脾之效。以上寒热错杂证的治疗中，仲景寒温并用，祛邪而不忘扶正的顾护脾胃之法，也成为后世医家临床治疗的重要法则之一。

（三）祛邪护脾，免伤正气

在一些危重症中，须用峻下之法以祛邪。而这些峻下之法常易伤脾胃正气，故仲景在治疗方中常配以护脾健胃的药物，有些在方后调护法中还强调了须中病即止，以免伤脾胃正气，不利于康复。饮停胸胁一证为水饮内积之实证，病重势急，仲景治以攻逐水饮，方用十枣汤。方中所用芫花、甘遂、大戟均为攻逐水饮之峻药，易伤脾胃正气。为防伤正，仲景以大枣甘缓调中之品煎煮为汤，送服芫花、甘遂、大戟药末。尽管方中巧用大枣汤送服峻药，但仍恐攻逐太过而损伤脾胃，仲景在方后煎服调护法原文中还提到"得快下利后，糜粥自养"。由此可见，十枣汤的用药、煎煮、调护都体现了仲景祛邪护脾胃之思想。承气汤类方也为攻下腑实之峻剂，是用攻下釜底抽薪之法而除阳明燥结、热盛津伤之势，以达清热保津护脾胃之目的。这类方中虽是以苦寒峻下之法祛邪护脾胃，但若攻逐太过又易伤脾胃。因此，在运用承气汤方时，仲景在第213条提出："初服汤当更衣，不尔者尽饮之，若更衣者，勿服之。"体现了其有是证时用是方，但应慎用，中病即止，以免矫枉过正，反伤脾胃之观点。在清代阳明胃热的代表方——白虎汤中，虽无承气汤类方之峻猛，但清热苦寒若是太过亦恐伤胃。在白虎汤中为防石膏、知母过于寒凉伤脾胃，仲景除了配伍甘草甘缓调中之品外，还用了具有补脾和胃功效的粳米。柯琴云："粳米稼穑作甘，气味温和，禀容平之德，为后天养命之资，得此为佐，阴寒之物则无伤损脾胃之虑也。"在《伤寒论》中也多处使用粳米，由此我们对仲景顾护脾胃思想也可见一斑。

### （四）肝病实脾，助正达邪

张仲景在《金匮要略》中提到"见肝之病，知肝传脾，当先实脾"。这是他在肝胆病治疗中提出的以"实脾"之法防肝木乘土，体现了未病防治、既病防变的治未病思想，肝病实脾之法也成为后世医家治疗肝胆疾病的重要治法。肝胆病但脾胃正气尚可者，仲景治以人参、甘草、大枣、生姜等扶正护脾，其中小柴胡汤为经典代表名方。小柴胡汤为邪犯少阳，胆火内郁，枢机不利证之用方。方中用大剂量柴胡，伍以黄芩清热苦降以泻内郁之肝胆火，合以半夏、生姜辛散透达，辛开苦降，调畅少阳枢机。本方虽为和解少阳枢机之代表方，但亦以清胆热为主，为防木乘脾土，仲景在方中加入扶正调中的人参、甘草、大枣，一则治肝病实脾胃，二则扶正气以祛邪。《张氏医通》云："其用人参、甘草补中者，以少阳气血皆薄，全赖土膏滋养，则木气始得发荣，即是胃和则愈之意。用姜枣和胃者，不过使半表之邪，仍从肌表而散也。"这类用药特点在少阳病变证治疗中也可见到。其用方也常以小柴胡汤进行加减，即便在治疗少阳枢机不利、胆火内郁兼阳明里热较盛之大柴胡汤证时，方中仍可见到大枣、生姜以顾护脾胃。在治疗肝胆病兼有脾胃虚寒的虚实夹杂证中，仲景则在祛邪中辅以补中实脾，既病防变，方以柴胡桂枝干姜汤为代表。柴胡桂枝干姜汤证既有少阳枢机不利，又有水饮内停之象。其水饮内生当责于脾，为脾胃虚寒，运化失职所致。此时脾土已虚，更应补土实脾，以防生变。因此，方中仲景以温脾胃之要药——干姜温运脾阳，合以桂枝温化水饮，以补脾胃之不足。而本方的肝病温脾胃之法也常被后世医家用于治疗肝胆病兼有脾胃虚寒的虚实夹杂、本虚标实之证。

### （五）温健脾胃，调中补虚

脾胃不足，则生化之源受束，易导致气血、津液等不足，还可致寒湿、痰饮中生。而脾胃不足又多见于脾胃虚寒或肾阳不足，火不暖土。因此，在《伤寒论》中，温中散寒、健运脾胃为仲景调护脾胃之大法。在太阴病篇中，对于脾胃虚寒，仲景明确提出："自利不渴者，属太阴，以其脏有寒故也。当温之，宜服四逆辈。"温法所用之四逆辈是指温中散寒的一类方。若仅为脾胃中焦虚寒，则可考虑用理中汤之类。若是里寒更甚，脾肾阳虚，当以四逆汤一类回阳救逆方以补肾温阳暖土。脾胃虚气血不足者，其脾胃输布运化能力不足，补益之品又多滋腻碍胃，若是用大补之法，吸收运化不力，壅滞于里，反使脾胃受累，适得其反。因此，仲景从顾护脾胃出发，温中健脾，恢复运化之功能，使脾胃健运则气血生化有源，其虚证得平，虚热自除。其代表方是甘温除热法的小建中汤。小建中汤是在桂枝汤调脾胃补营阴的基础上变化而来。方中用药与桂枝汤相似，加大芍药用量，既能缓急止痛，又能补营血，还加了一味饴糖以缓中、补虚、生津。虚证非以大补而从健脾和中入手，清代尤怡在《金匮要略心典》中对小建汤之用法云："中者四运之轴，而阴阳之机也。故中气立，则阴阳相循，如环无端，而不极于偏。是方甘与辛合而生阳，酸得甘助而生阴，阴阳相生，中气自立。是故求阴阳之和者，必于中气，求中气之立者，必以建中也。"从小建中汤的甘温除热法中我们可见仲景温健脾胃以治虚的思路之精妙。

仲景祛邪勿忘护脾、顾护后天脾胃之思想，也是中医治病求本精神的体现，不仅对临床治疗，还对养生保健具有重要的指导意义。在临床治疗中，凌老学习和借鉴仲景顾护脾胃之法使病邪得去、气血得充，正气不衰，恢复和维持机体脏腑正常功能的动态平衡，取得确切疗效。

# 第三节 《金匮要略》心悟

## 一、《金匮要略》中医治法浅析

凌老分析指出,《金匮要略》在诊治疾病方面,紧扣证候病机进行施治,运用四诊八纲,在辨病的基础上,分析证候,辨清脏腑经络、表里深浅、寒热虚实、轻重缓急,先求其病机而后施治。其辨证的过程,也就是分析脏腑功能失衡失和之原因、寻找解决办法的过程,"同病异治"和"异病同治"就是恢复机体脏腑功能动态平衡的具体方法和措施。这种精神充分体现在方剂运用上,共有14篇56条涉及此法则,其中有方剂18首,不管是用汗法、下法、清法、补法,或是用消法、温法,都是为了调和脏腑功能,都属于广义"和法"之具体应用。

### 1. 汗法

《金匮要略》以小青龙汤治疗"溢饮""支饮"及"上焦寒饮误下成痞"。此三证均有邪在肌表、闭束腠理的病因病机,故可用小青龙汤汗解之。再如以桂枝汤治表里同病之下利、妊娠恶阻、产后中风诸病,虽病种不同,但有表邪或有阴阳不调,病位在表,用之解表散寒、调和阴阳,则病可愈。表证汗解之后,余证也可用他药调治。

### 2. 下法

文中以大承气汤治疗里热痉证、宿食内停、实热下利及里实产后病四种,其病机均为邪实于内,当用下法。用大承气汤下之,热去津存则痉解,宿食消除则病愈,实热去则利止,里实下之则产后病得以解除,主要是因为切中病机,病愈如桴鼓。原书中还有膏方、煎方润肠通便治疗肠胃燥结之"痿黄"及大便燥结、腑气不通之"阴吹"。因此,在临床中,不论内、外、妇、儿各科,只要有食积热结可下者均可用此法。

**3. 清法**

清法涵盖的范围很广,是通过清解热邪的作用,以解除里热证的一种治法。《金匮要略》中赤小豆当归散、白虎加人参汤等为清法之剂。原书中用赤小豆当归散治疗"狐惑"酿脓者及湿热"便血"之证,二者虽病不同,但皆为里热炽盛所致,故而病机相同,治法亦相同。《金匮要略》中用白虎加人参汤治疗"伤暑"及热盛津伤之"消渴",因二者均有热盛于里,津气两伤之病机,故可同治之。正因为如此,在临证中,不论是糖尿病、中暑或各种发热性疾病,若有津气两伤、里热炽盛者皆用白虎加人参汤治疗,疗效显著,可见经方之妙。

**4. 补法**

《金匮要略》中载用肾气丸者有五:一是《中风历节病脉证并治》篇治疗"脚气上入,少腹不仁";二是《血痹虚劳病脉证并治》篇治疗"虚劳腰痛,少腹拘急,小便不利";三是《痰饮咳嗽病脉证并治》篇治疗"短气有微饮,当从小便去之";四是《消渴小便不利淋病脉证并治》篇治疗"男子消渴,小便反多,以饮一斗,小便一斗";五是《妇人杂病脉证并治》篇治疗"妇人病,饮食如故,烦热不得卧……此名转胞,不得溺也"。以上五种病证,虽然症状不同,但病机皆属于肾气亏虚,气化失职,故均可用肾气丸以温肾化气而进行治疗。现代临床上的很多疾病,如不孕症、阳痿、肾病综合征、肝肾综合征等,只要出现肾气肾阳不足,都可以用肾气丸加减治疗。

**5. 消法**

《金匮要略》中五苓散既可用于"痰饮病"之下焦水逆证,亦可用于伤寒太阳病膀胱气化不行的"小便不利",尚可用于水肿病需利小便和下利病需开支河之证。以上几种病,虽症状不同,但皆因水邪为患,气化不行,故都可用五苓散调治。书中还载有葶苈大枣泻肺汤治疗"肺痈"及"支饮",其皆为痰涎壅塞于肺,病位相同。书中用于治疗"风湿"表虚及"风水",表虚皆可用防己黄芪汤,都是因为二者皆有表邪且表虚不固之由。书中用蒲灰散治疗疾病的地方有二:一是治疗湿热引起的小便不利、尿痛不适；二是皮水内有郁热、阳气被遏之手足逆冷证。病证不同，病机一致，皆为湿热内蕴，故利小便、清湿热可治之。

**6. 和法**

《金匮要略》中运用小半夏汤调和脾胃、和胃降逆，使用者有三：一是治疗"黄疸病"误治变证而哕者；二是治疗诸呕吐证；三是治疗痰饮而见呕吐者。小柴胡汤为和法之代表方，《金匮要略》中用此方治疗"黄疸""少阳证""产后郁冒，大便难"乃至妇科杂病"热入血室"。以上诸证虽病不同，但皆为阴阳不和、脏腑失调，治以和法则病愈。书中还有用桂枝加黄芪汤治疗"黄汗"和"黄疸"，用当归芍药散治疗妊娠之"腹痛"及妇科杂病腹痛（血瘀湿阻）。

**7. 温法**

当归生姜羊肉汤和小建中汤是《金匮要略》中的温法方剂。医圣用当归生姜羊肉汤治疗产后病血虚内寒之腹中痛及产后"寒疝""虚劳腹痛"，同时也论述了用此方治疗"血虚寒疝"。当归生姜羊肉汤具有养血温经散寒之功效，治疗上述疾病则虚补寒去而痛止。书中运用小建中汤治疗有三：阴阳两虚之虚劳；属于里虚之萎黄；妇人虚寒里急腹痛。此三证虽病不同，但均为里虚有寒所致，故可用小建中汤温里散寒、补气健脾。

## 二、《金匮要略》常见情志病证治

情志病是指因七情而致脏腑阴阳气血失调，具有情志异常表现的病证，其发病与情志刺激有关。在《金匮要略》中，不仅论述了妇人咽中如有炙脔、经水不利下、痛经、胸痹、心痛等多由情志刺激诱发的病证，还提出了"百合病""奔豚气""脏躁"等多种情志疾病，较系统地阐述了其发病机理、辨证论治，为后世情志病证的治疗奠定了基础。凌老指出，《金匮要略》中情志病的病机主要是机体脏腑功能失于调和、气机失衡所致的脏腑亏虚和气机紊乱。前者如心脾两虚的脏躁、肝血不足的虚烦不眠；后者如肝气冲逆的奔豚气、气滞痰凝的梅核气等。仲景用"象如神灵所作"形容精神症状变化多端，同时也指明了"非有鬼神"，强调要详辨病情，施以针药。

百合病是《金匮要略》阐发较为详细的情志病，首见于《金匮要略·百合狐惑阴阳毒病脉证治》，其曰："百合病者，百脉一宗，悉致其病也。意欲食，复不能食，常默默。欲卧不能卧，欲行不能行，饮食或有美时，或有不用闻食臭时，如寒无寒，如热无热，口苦，小便赤，诸药不能治，得药则剧吐利，如有神灵者，身形如和，其脉微数。"其意言热病之后出现的食、寐、行等诸多的征象，主要表现为心神不安及饮食行为失调等症状。尽管百合病症状百出，起病形式又有"未病而预见，或病四五日而出，或病二十日或一月微见"之不同，但从仲景篇中所列举的治法方药分析，其病机主要源于心肺阴血亏虚，一般认为是热病的后遗症。心肺同居上焦，心主血脉而藏神，血属阴，由营气和津液组成，是水谷精微所化生的红色液体，内至五脏六腑，外达皮肉筋骨，濡养和滋润脏腑组织、四肢百骸，是精神情志活动的主要物质基础。肺主气，司呼吸而藏魄，脾胃运化水谷精微所产生的营气和津液，经过脾气的转输上归于肺，与肺吸入的清气相合，贯注心脉，在心气的作用下变化为红色的血液。心主血脉，肺主治节而朝百脉，故心肺正常，则气血调和而百脉皆得其养。若热病后期余邪未尽，或情志不遂，化热化火，耗损心肺阴血，心肺失于濡润滋养，则"百脉一宗，悉致其病"，形成以精神、行为、感觉、饮食失调为临床特征的百合病。文中"意欲食，复不能食""饮食或有美时，或有不用闻食臭时"，言百合病之饮食失常，临证常见食少纳呆，饥而不食，恶闻食臭。"欲卧不能卧，欲行不能行"，谓百合病之睡眠、行动失常，临证见患者心神不定，意乱不安，虚烦少寐，失眠多梦，欲卧不宁，盖由虚热扰心，周身百脉受病，精气内耗所致。"如寒无寒，如热无热"，是言患者神思涣散，若有若无，恍惚不定，如寒而查之无寒，如热而查之无热，皆为虚火内扰，神明不守之征。而"口苦，小便赤……其脉微数"，实则指明百合病之主要病机，乃阴虚内热，神明失主，故治疗时应当补其阴之不足，而清其偏盛之热。仲景用百合地黄汤主之，益气安神，通过滋养心肺之阴，以使阴复热退，百脉调和而向愈。

奔豚是一种发作性疾病，因发病时气冲如豚之奔突而得名，是以发作性气从少腹上冲胸咽，发则痛苦异常，稍时平复则一如常人为主症的疾病。《金匮要略·奔豚气病脉证治》曰："奔豚病，从少腹起，上冲咽喉，发作欲死，复还止，皆从惊恐得之。"又曰："奔豚气上冲胸，腹痛，往来寒热，奔豚汤主之。"不难看出，奔豚病由惊恐恼怒或情志不遂造成，临床表现主要为自觉症状明显，患者常感似有一股气从小腹上冲至胸部或咽喉，发作时有濒死感、窒息感，一段时间后症状可自行消失，但反复发作，且多与惊恐等情绪刺激有关。仲景概之"皆从惊恐得之"。《素问·举痛论》云："惊则气乱……惊则心无所倚，神无所归，虑无所定，故气乱矣。"惊恐恼怒而致肝气郁结，肝郁化热，随冲气上逆，故见气上冲胸、腹痛；肝与胆相表里，肝郁则少阳之气不和，故见往来寒热。若情志不遂，肝郁化火，气机逆乱而致者，为肝气奔豚，治以奔豚汤。然肝为风木之脏，又为将军之官，其性刚，主动、主升，在生理状态下，肝气之所以升而不至太过，全赖肝血以濡之，故肝气奔豚虽然表现为气上冲胸、腹痛及往来寒热等肝气逆之象，但与肝血不足有密切联系。治疗时应当养血平肝，和胃降逆。因此，奔豚汤中，一方面以甘李根白皮配黄芩、葛根疏肝泄热、平冲降逆，同时辅以当归、芍药、川芎养血柔肝，以助其疏泄条达。

脏躁是由情志不舒或思虑过多，郁而化火，伤阴耗液，心脾两虚所致的以情志不宁、无故悲伤欲哭、频作欠伸、神疲乏力等为主症的疾病。脏躁见于《金匮要略·妇人杂病脉证并治》，其曰："妇人脏躁，喜悲伤欲哭，象如神灵所作，数欠伸，甘麦大枣汤主之。"文中"妇人脏躁"，揭示本病多为妇人常见情志病证；"喜悲伤欲哭，象如神灵所作，数欠伸"，是脏躁的辨证要点；其中，"喜悲伤欲哭"，是脏躁的临床特点，患者无故悲伤欲哭，且持续不止，深感痛苦，影响生活和工作。喜悲伤欲哭，乃神不主情也。"象如神灵所作"，则揭示了患者悲伤欲哭的无因性。"数欠伸"，反映了脏躁属虚的病理特点。心肺精血不足时，易产生悲伤忧愁之类的情绪变化，悲忧皆为肺志，由肺精、肺气所化生，是肺精、肺气生理功能的表现形式。当肺精、肺气虚衰，或肺气宣发、肃降功能失调时，机体对外界不良刺激的耐受和调节能力下降，则易产生悲哀忧愁的情绪变化或情感反应。由于心为五脏六腑之大主，精神之所舍，而心接受外界刺激并做出反应的能力，有赖于血的营养滋润，若心血不足，心气亦虚，不仅接受外界事物并做出反应的能力减弱，亦会影响其他脏腑并产生异常情绪变化与情感反应。所以，脏躁为情志抑郁或思虑过度使心脾阴血暗耗所致，仲景用甘麦大枣汤治疗，以小麦养心益气安神；甘草、大枣甘润补中、生津化血。

在《金匮要略》中，有关情志的描述不胜枚举，《金匮要略·妇人杂病脉证并治》载"妇人咽中如有炙脔，半夏厚朴汤主之"；《金匮要略·妇人产后病脉证治》载"妇人乳中虚，烦乱呕逆，安中益气，竹皮大丸主之"；《金匮要略·血痹虚劳病脉证并治》载"虚劳，虚烦不得眠，酸枣仁汤主之"，均是有关情志病的论述和方剂。"医圣"张仲景一生"勤求古训，博采众方"，立方严谨，用药精当，许多经方至今仍沿用不衰，情志证治方亦如此。《金匮要略》情志证治所出方，均推崇扶正而祛邪，旨在调治脏腑，邪去神安。仲景治疗情志病，注重顾护正气，以调节脏腑机能为主，一般不用重镇药，且药均不过数味，多系平淡清和之品，多为精简并重调理。

### 三、《金匮要略》对腹痛的辨证论治

腹痛的定义在前文已述。《黄帝内经》最早提出了腹痛的病名。《素问·气交变大论》载"岁土太过，雨湿流行，肾水受邪，民病腹痛"，并提出腹痛的病因有外感时邪、内伤饮食、情志失调、阳气素虚等，指出其病机主要是脏腑气机阻碍，气血运行不畅，经脉受阻，不通则痛；脏腑经脉失养，不荣而痛，奠定了腹痛的理论基础。《金匮要略》丰富和发展了《黄帝内经》理论，虽然《金匮要略·腹满寒疝宿食病脉证治》有专篇讨论腹满腹痛，但《金匮要略》多数章节都出现零散的腹痛条文。整理《金匮要略》腹痛条文，分析原文，归纳病因病机与辨证施治，从而探讨仲景对腹痛的证治规律，对临床诊治腹痛，提高腹痛的疗效具有重要意义。

（一）腹痛的病因病机探讨

**1. 寒证腹痛**

寒证腹痛多为中阳虚损不足，又感寒邪，使寒邪留滞腹中作痛。寒邪内凝，阻滞经络，致气血凝阻，经脉拘急，甚者寒气攻冲作痛，故寒证腹痛多见痛势剧烈急迫，遇冷痛甚，得温则痛减。

（1）肾虚寒盛：肾为水之下源，肾阳不足，下焦寒盛，阴寒凝滞，阳气不行，气机不利，则水湿不化，水浸渍胃肠而造成腹痛，多为绕脐剧烈疼痛，即《金匮要略·腹满寒疝宿食病脉证治》第17条云："腹痛……邪正相搏，即为寒疝，绕脐痛……"

（2）表里俱寒：原有寒疝未解，阴寒内盛，又受外感风寒，导致里寒与表寒交盛，出现腹痛、全身痛，即《金匮要略·腹满寒疝宿食病脉证治》第19条云："寒病腹中痛，逆冷，手足不仁，若身疼痛，灸刺诸药不能治，抵当乌头桂枝汤主之。"

（3）寒实内结：脾阳本虚，运化不良，肠胃气机不畅，寒实宿便积滞于肠中，引起胁下腹痛，即《金匮要略·腹满寒疝宿食病脉证治》第15条云："胁下偏痛，发热，其脉紧弦，此寒也，以温药下之，宜大黄附子汤。"

（4）寒饮逆满：肾阳愈虚，内寒愈盛，而腹痛也由时痛转为剧痛。脾失健运，水湿内停，水湿随肠动，则肠鸣有声，寒凝气滞而疼痛如切，寒气夹水饮上逆，出现呕吐，即《金匮要略·腹满寒疝宿食病脉证治》第10条云："腹中寒气，雷鸣切痛，胸胁逆满，呕吐，附子粳米汤主之。"更甚者出现寒邪上下攻冲，如《金匮要略·腹满寒疝宿食病脉证治》第14条云："心胸中大寒痛，呕不能饮食，腹中寒，上冲皮起，出见有头足，上下痛而不可触近，大建中汤主之。"

（5）脏寒虫扰：蛔虫因脏寒内扰上窜，气机逆乱，梗阻肠道，致腑气不通而腹痛，即《金匮要略·趺蹶手指臂肿转筋阴狐疝蛔虫病脉证治》第5条云："腹中痛，其脉当沉，若弦，反洪大，故有蛔虫。"蛔多因脏寒而烦，蛔烦内扰，使人吐蛔而出。平时心下痛，时发时止，发作时，症见剧烈腹痛、辗转不安、心烦呕逆、面色苍白、四肢厥冷等，多因上热下寒所致。

**2. 热证腹痛**

热证腹痛多由湿热积滞所致，腹部感受胀满，疼痛剧烈，症见身热、烦渴引饮、多日便秘或热结旁流、小便短赤，条文中"心下必痛，口干燥者""病人不大便五六日，绕脐痛，烦躁"，与"脉洪数者，脓已成，不可下也"等，都是明确的热证腹痛证候。

（1）热瘀互结：肠道湿热热毒互结，瘀血积滞肠中，热腐成脓而腹痛者，即《金匮要略·疮痈肠痈浸淫病脉证并治》第4条云："肠痈者，少腹肿痞，按之即痛如淋。"湿热久积下焦，与水互结，下注膀胱，阻滞膀胱气化，引起腹痛，则如《金匮要略·消渴小便不利淋病脉证并治》第7条云："淋之为病，小便如粟状，小腹弦急，痛引脐中。"

（2）胆胃热实：少阳阳明合病，阳明燥热结滞少阳胆腑，中焦气机壅遏不通，热结内实而心下满痛，即《金匮要略·腹满寒疝宿食病脉证治》第12条云："按之心下满痛者，此为实也，当下之，宜大柴胡汤。"

（3）肝郁气逆：肝主疏泄，具有宣散、条达功能，肝气通达则全身气机舒畅。若因情志不遂，使肝郁化热，血滞不畅，导致腹痛，不发时与常人无异，发时肝气上冲，甚者冲至咽喉，发作欲死，即《金匮要略·奔豚气病脉证治》第2条云："奔豚气上冲胸，腹痛，往来寒热，奔豚汤主之。"此病多因长期忧思导致肝郁所致。

（4）里实兼表：太阳表证未除而里已成实，发热、腹满时痛、大便不通、脉浮而数者，即《金匮要略·腹满寒疝宿食病脉证治》第9条云："病腹满，发热十日，脉浮而数，饮食如故，厚朴七物汤主之。"

**3. 虚证腹痛**

虚证腹痛多腹痛隐隐，时作时止，喜温喜按。《金匮要略·腹满寒疝宿食病脉证治》云"病者腹满，按之不痛为虚，痛者为实，可下之"，即提示腹痛虚实辨证要领。

（1）肝脾不和：少阳受邪，失于条达，气郁则结，导致少阳开合失常，枢机不利。肝主疏泄，脾主运化，脾运失常见土壅木郁，出现腹痛。脾属土，其色黄，土壅木郁则湿热发黄，即《金匮要略·黄疸病脉证并治》第21条云："诸黄，腹痛而呕者，宜柴胡汤。"

（2）脾阳不振：脾为后天之本，气血生化之源，主运化。脾阳不振，中焦生寒，胃肠气滞，则虚寒腹痛。虚寒腹痛喜温喜按，按时疼痛减缓，腹痛绵绵，时有时止。脾阳虚损，水谷精微无法传至五脏六腑，气血生化失常。气血阴阳不足，无法温煦中焦，导致腹中虚寒，故脘腹疼痛，即《金匮要略·血痹虚劳病脉证并治》第13条云："虚劳里急，悸，衄，腹中痛，梦失精，四肢酸疼，手足烦热，咽干口燥，小建中汤主之。"

（3）血虚内寒：肝主藏血，血为气之母，血不足则气虚，气虚则生寒，胁腹失于阳气温养则筋脉拘急，导致腹痛与胁痛，即《金匮要略·腹满寒疝宿食病脉证治》第4条云："寒疝腹中痛，及胁痛里急者，当归生姜羊肉汤主之。"

**4. 实证腹痛**

实证腹痛多因宿食、痰饮、瘀血、水饮等积滞于内所致。腹胀满痛，按之硬而疼痛，或拒按。瘀血者，腹部刺痛，固定不移，或拒按。若胀痛按之有形，辘辘有声者，多属水饮。

（二）腹痛的治则治法

凌老指出，仲景以八法概八纲，以八纲贯六经，腹痛治则，可归纳为下、和、温、补、消五法。

**1. 下法**

下法即泻下法，运用泻下药物，因势利导，将腹中有形者，由前后二阴排出，以达到攻逐体内食、痰、血、湿、水等结聚之目的。对这些寒、热、燥、湿诸邪，与痰浊、宿食、瘀血、积水等内结的里实证，用大承气汤通腑泻实。大承气汤在《金匮要略》中共出现 11 次，是仲景下法主要方剂，其作用为急下存阴，峻下热积，多用于实热证，以达到塞者通、闭者畅之目的；对于里实轻、腹胀甚者，治之以厚朴三物汤，重用厚朴以行气除满；用大陷胸汤、十枣汤除水湿；大黄牡丹汤排脓；三物白散温逐寒饮；下瘀血汤、土瓜根散攻瘀。

**2. 和法**

通过和解、调和之法，寒热并用、攻补兼施，达到表里双解、调和脏腑的目的。仲景以小柴胡汤和解少阳，解半表半里、肝脾不和等相关病证；大柴胡汤解少阳阳明并病，内泄热实；厚朴七物汤祛腑实兼表证；四逆散以柴胡配枳实，主升清降浊，用于调和肝脾，适用于因肝胆气郁，或因脾虚失养，致肝失疏泄，肝木乘脾土，肝胆内郁，不得疏泄的腹痛；用黄连汤除上热下寒，以达和解内外、调和寒热之效。

**3. 温法**

用温热药物祛除患者体内长年沉寒痼冷，以达温经通络、补阳气、祛寒邪之目的，即《素问·至真要大论》所云："寒者热之。"凡阳虚寒从内生之虚寒，与寒邪入内所致实寒，皆可用此法。《金匮要略》用大建中汤温阳散寒，治疗脾胃阳衰，中焦寒盛所致腹痛；里寒腹痛未解，又受外感风寒而身痛者，治之以乌头桂枝汤；寒气内结，绕脐疼痛剧烈，治之以大乌头煎；若脾胃阳虚，运化失调，水湿寒饮上逆之腹痛，用附子粳米汤温中降逆；寒实内结之腹痛，用大黄附子汤温阳通便。

**4. 补法**

通过益气补血、调和人体阴阳等方式，以达到改善脏腑衰弱，恢复机体正常运作之目的，即《素问·阴阳应象大论》所云："形不足者，温之以气；精不足者，补之以味。"仲景以小建中汤治中焦虚寒，脾胃虚弱之腹痛；当归生姜羊肉汤治寒病、虚劳与产后血虚腹中寒之腹痛；胶艾汤治冲任虚损，妊娠下血之腹痛。

**5. 消法**

《素问·至真要大论》曰："坚者削之……结者散之。"针对脏腑结聚、气血瘀滞、痰食积滞，仲景用小陷胸汤治热实结胸按之不硬者；枳实芍药散治气血郁滞成实，气机痹阻不通所致腹痛者。

腹痛之证，病因多端，临证时，绝不可见痛止痛，必须审证求因而治之。治腹痛之法虽多，然不外乎扶正与祛邪两端，纠正机体脏腑失衡失和之状态。邪实者当祛邪，邪去气机畅达，则腹痛可除；正虚者宜扶正，正气恢复，气血运行得畅，则腹痛可消。综观《金匮要略》，仲景对腹痛的病因病机、治法方药有较全面的认识，为后世辨治腹痛奠定了坚实的基础。

## 四、从《血痹虚劳病脉证并治》篇探讨仲景治疗虚劳思路

虚劳又名虚损，是指临床以两脏或多脏虚损、气血阴阳中两种或多种功能虚损为主要表现的慢性虚弱性证候的总称。张仲景在《金匮要略·血痹虚劳病脉证并治》篇中对虚劳有专题论述，开创了中医辨证论治虚劳之先河，亦为后世医家论治虚劳奠定了基础。

（一）失精致虚，桂枝加龙骨牡蛎汤

张仲景认为："夫失精家，少腹弦急，阴头寒，目眩，发落，脉极虚芤迟，为清谷、亡血、失精。脉得诸芤动微紧，男子失精，女子梦交，桂枝加龙骨牡蛎汤主之。"其方组成：桂枝、芍药、生姜各三两，甘草二两，大枣十二枚，龙骨、牡蛎各三两。上七味，以水七升，煮取三升，分温三服。此条是仲景论述失精家所致虚劳的证治。劳伤心肾之阳气，阴阳不得交泰而致虚劳。

素有遗精之患者，因精液耗损太过，阴损及阳，致使阴阳两虚，阴阳

不和，因而小腹弦急，外阴部寒冷。仲景以桂枝、生姜、甘草、大枣助阳气以和阴，用芍药引阳以入阴，加龙骨、牡蛎，取其既能潜阳入阴以镇心神，又能收敛固涩而保肾精。诸药合用，共奏调和阴阳、交通上下之效，阴阳和合而诸症皆除。该方在当今临床运用甚广，并不限于失精、梦交，对自汗、盗汗、偏寒、遗尿、早泄、阳痿、脱发、冠心病、小儿夜啼、妇女带下、月经病等辨证属阴阳俱虚，阳不守阴者，皆有较好疗效。

（二）补阳摄阴，天雄散方

《金匮要略》载天雄散方：天雄三两（炮），白术八两，桂枝六两，龙骨三两。上四味，杵为散，酒服半钱匕，日三服，不知，稍增之。此方中天雄为附子或草乌头之形长而细者，今临床中多以附子代之。方中天雄助肾阳，桂枝温通心阳，白术补脾阳，乃温补心脾肾之良方。此有方无证，《金匮要略心典》云："此疑亦后人所附，为补阳摄阴之用也。"据《方药考》载："此为补阳摄阴之方，治男子失精，腰膝冷痛。"也有医家认为，天雄散之证主要为夫失精家，少腹弦急，阴头寒，目眩，发落，脉极虚芤迟，为清谷、亡血、失精。

（三）脾虚营弱，小建中汤

小建中汤为治虚劳脾虚营弱之方。关于其证治，《金匮要略》曰："虚劳里急，悸，衄，腹中痛，梦失精，四肢酸疼，手足烦热，咽干口燥，小建中汤主之。小建中汤方：桂枝三两（去皮），甘草二两（炙），大枣十二枚，芍药六两，生姜三两，胶饴一升。上六味，以水七升，煮取三升，去滓，内胶饴，更上微火消解，温服一升，日三服。呕家不可用建中汤，以甜故也。"《灵枢·本神》云："脾藏营，营舍意，脾气虚则四肢不用，五脏不安。"悸与心相关，衄与肝、脾相关，梦失精与肾有关，咽干口燥可关联肺金，又有四肢酸疼、手足烦热，可知"脾气虚则四肢不用，五脏不安"非虚言也。

小建中汤实为和阴阳、调营卫之方。《金匮要略论注》有言："阳虚者气虚也，气虚之人，大概当助脾，故以小建中汤主之。"并云："以桂、芍、甘、姜、枣和其营卫，而加饴糖一味，以建中气，此后世补中益气之祖也。"又如《金匮要略心典》曰："此和阴阳调营卫之法也。夫人生之道，曰阴曰阳，阴阳和平，百疾不生。"《金匮要略编注》亦云："此营卫两济之方也，虚劳病非伤先天阴阳，即伤后天营卫。若伤后天中气，则营卫不充于五脏，脏腑无赖，精血渐衰，则脏腑各自为病，显证百出也。"

（四）虚劳不足，黄芪建中汤

《金匮要略》载："虚劳里急，诸不足，黄芪建中汤主之。"黄芪建中汤是由小建中汤加黄芪而成。黄宫绣《本草求真》云："黄芪……入肺补气，入表实卫，为补气诸药之最，是以有耆之称。"黄芪归肺、脾经，为纯阳之品，善补阳气。脾气虚弱，精微乏源，阳无以生，阴无以长，阴阳并虚，"诸不足"者，建中益气，乃为良法。汪绮石《理虚元鉴》亦云："黄芪之质，中黄表白，白入肺，黄入脾，甘能补中，重能实表。夫劳倦虚劳之症，气血既亏，中外失守，上气不下，左不维右，右不维左，得黄芪益气甘温之品，主宰中州，此建中之所由名也。"《金匮要略编注》有言："脾胃气弱，不生于肺，气反上逆，而为里急，故以建中汤加黄芪甘味之药调之，俾脾元健运，营卫灌溉于肺，里气不急，诸虚自复也。"由上可知仲景用黄芪之要妙。

（五）虚劳腰痛，八味肾气丸

肾气丸为补肾祖方，其原文曰："虚劳腰痛，少腹拘急，小便不利者，八味肾气丸主之。肾气丸方：干地黄八两，薯蓣四两，山茱萸四两，泽泻三两，牡丹皮三两，茯苓三两，桂枝一两，附子一两（炮）。上八味，末之，炼蜜和丸，梧子大，酒下十五丸，加至二十五丸，日再服。"

此为仲景论述肾阴阳两虚之证。腰为肾之外府，肾虚则腰部酸痛。肾与膀胱相表里，而膀胱为州都之官，津液所藏，气化则出，肾气虚则气化失常，故而少腹拘急，小便不利。《金匮要略直解》曰："是方益肾间之气，气强则便溺行而小腹拘急亦愈矣。"由此方可见仲景治虚劳重视补肾之特点。

（六）风气百疾，薯蓣丸方

《金匮要略·血痹虚劳病脉证并治》曰："虚劳诸不足，风气百疾，薯蓣丸主之。薯蓣丸方：薯蓣三十分，当归、桂枝、曲、干地黄、豆黄卷各十分，甘草二十八分，人参七分，芎劳、麦门冬、芍药、白术、杏仁各六分，柴胡、桔梗、茯苓各五分，阿胶七分，干姜三分，白蔹二分，防风六分，大枣百枚为膏。上二十一味，末之，炼蜜和丸，如弹子大，空腹酒服一丸，一百丸为剂。"

此为仲景论述正气不足，感受外邪之证。方中扶正祛邪之药兼用，即是寓祛邪于补正之中，使邪气去而正气不伤。其中薯蓣用量最多，并以此药命方，即是取其不寒不热、不燥不滑、脾肾兼宜之妙，故以此为君。诸药相助，共奏扶正祛风之功。凌老在临床中运用此方加减治疗虚人感冒百余例，均使患者御邪能力增强，感冒症状减轻、次数减少。

### （七）虚烦不寐，酸枣仁汤

张仲景曰："虚劳虚烦不得眠，酸枣仁汤主之。酸枣仁汤方：酸枣仁二升，甘草一两，知母二两，茯苓二两，芎劳二两。上五味，以水八升，煮酸枣仁，得六升，内诸药，煮取三升，分温三服。"

此为仲景论述心肝血虚所致失眠的证治。虚劳之人，肝气不荣，肝血不足，血不养心，则魂不得藏，魂不藏则神魂难安，故而不寐。仲景以味酸之酸枣仁为君养肝血，川芎味辛以调肝气，茯苓、甘草味甘以健脾宁心，知母性寒以清虚热。在临床中，酸枣仁对于治疗阴虚内热引起的失眠、盗汗、惊悸、抑郁症等有良效。

### （八）虚劳干血，大黄䗪虫丸

《金匮要略》曰："五劳虚极羸瘦，腹满不能饮食，食伤、忧伤、饮伤、房室伤、饥伤、劳伤、经络营卫气伤，内有干血，肌肤甲错，两目黯黑。缓中补虚，大黄䗪虫丸主之。大黄䗪虫丸方：大黄十分（蒸），黄芩二两，甘草三两，桃仁一升，杏仁一升，芍药四两，干地黄十两，干漆一两，虻虫一升，水蛭百枚，蛴螬一升，䗪虫半升。上十二味，末之，炼蜜和丸小豆大，酒饮服五丸，日三服。"

此条为仲景论述虚劳内有干血之证治。因虚劳日久不愈，气滞血瘀，瘀血日久则致"干血"。瘀血内停，气机不畅，脾失健运，致腹满不能饮食；瘀血不去，新血不生，肌肤失养，故而甲错；目睛失润，因而黯黑。仲景施以大黄䗪虫丸，意在缓中补虚。正如《兰台轨范》所言："血干则结而不散，非草木之品所能下，必用食血之虫以化之。此方专治瘀血成劳之证，瘀不除则正气永无复理，故去病即所以补虚也。"

从《金匮要略·血痹虚劳病脉证并治》中治疗虚劳的八方，可知仲景治疗虚劳所运用的独特治疗思路，其通过调理阴阳、甘温扶阳、重视脾肾、扶正祛邪、缓中补虚、重视食疗等方法，恢复机体脏腑、阴阳、气血等动态平衡，皆体现了仲景辨证论治之精髓，值得学习感悟。

### 五、对"病痰饮者，当以温药和之"的理解

"病痰饮者，当以温药和之"出自《金匮要略·痰饮咳嗽病脉证并治》第15条，仲景在此首创"痰饮"病名，并提出了痰饮病辨证论治总则，奠定了痰饮病的理论基础，对后世产生很大影响。痰饮病是指一定量的水液停聚在人体某一局部的疾病。人体水液正常输布代谢依赖于肺、脾、肾等脏器的功能协调；肺气的宣化可以通调水道；脾气的运化可使津液上行，濡养心肺，水湿下行，渗入膀胱；肾气的温化，既可助脾运化水湿，又可加强膀胱气化功能。阳气衰微，脏腑功能失调，脏腑之间水液输布转运的正常功能失衡失和，肺不能通调水道，脾不能运化水湿，肾不能蒸化水液，水湿停留于局部而致痰饮生成。

#### 1. 从痰饮的形成分析

痰饮是由于机体肺、脾、肾三脏功能失调，三者温化、输布水液协调能力失衡，失去调节、排泄水液的动态平衡功能，水湿停聚于某一部位而形成。治病必求于本，故必用温药以扶助阳气。《高注金匮要略》云："病痰饮者，当合四饮而言，以诸饮俱由痰饮传变，故以痰饮统之耳。夫饮之由来，大概起于肾及脾肺之脏阳衰冷，成于三焦之腑化虚寒。温药和之，则阳回气化而饮自去矣。"

#### 2. 从饮邪的性质分析

痰饮的形成是由于机体阴阳失和失衡所致。阴阳互根互用，相互制约，阴阳调和，维持机体正常的动态平衡。饮为阴邪，遇寒则聚、则凝，得温则化、则行。如阳气衰微，阴阳失衡失和，阳不化阴，则聚而为痰饮，故

治疗当以温药和之。《金匮要略编注》云："此言痰饮属阴，当用温药也。脾失健运，水湿酿成痰饮，其性属湿而为阴邪，仲景阐发'岁土太过，湿淫于内，治以苦热'之旨，故当温药和之，即助阳而胜脾湿，脾阳运化，湿自除矣。"《金匮玉函经二注》又云："痰饮由水停也，得寒则聚，得温则行。"

### 3. 从饮邪的特点分析

饮邪轻则阻遏阳气，重则伤人阳气，而水湿的运行则依赖阳气的推动，即气行则水行，气滞则水停，故必借助温药以振奋阳气。阳气运行，则水液才能正常的运行，而不致停蓄于体内而形成痰饮。

### 4. 从温药的功效分析

温药具有振奋阳气、开发腠理、通调水道的作用，既可使表里阳气得以宣发，又可达到助阳化饮的目的。《金匮玉函经二注》云："况水从乎气，温药能发越阳气，开腠理，通水道也。"总之，人体借助于"温药"的作用，以振奋阳气，使阳气得布，从而可使肺的通调、脾的转输、肾的温化功能恢复正常，痰饮得以除去。因此，治痰饮病必须用温药，既可温化饮邪，又可调节水液代谢，杜绝痰饮生成之源。

### （二）如何"和之"

所谓"和之"，即调和之意，根据阴阳互根互用、相互制约的原理，"益火之源，以消阴翳"，以纠正机体阴阳失衡失和状态，恢复机体阴阳的动态平衡。"和之"，就是温之不可太过，补之不可滋腻，应以温运、温化为原则。痰饮病属本虚标实之证，即阳气虚衰、水湿内停；若温药过于刚燥，虽利于祛饮，但容易损伤人体的正气；若温药过于滋腻，既可阻碍阳气运行，又可助湿，更不利于祛饮邪。所以，治痰饮病必须以温运温化为原则。所谓温运、温化，即指温阳的同时，寓有行、消、开、导之意。①行：行其气，即行气利水。②消：消其痰，消痰涤饮。③开：开发腠理。④导：导饮邪从二便而出。从而使方药温而不燥，温而不腻，而水有出路。正如《金匮要略方论本义》所云："言和之，则不专事温补，既有行消之品，亦概其例义于温药之中，方谓之和之，而不可谓之补之益也。"

## （三）"温药和之"的运用

归纳以上分析，"温药和之"就是使用温运、温化（包括行消开导）一类药物，振奋阳气，开发腠理，通调水道而达到扶正祛邪、助阳化饮的目的。按照饮停部位的不同，可选用不同的温性方药。如饮停上焦胸胁，可用桂枝、细辛等；饮停中焦肠胃，可用生姜、干姜、半夏、白术；饮停下焦，可用附子、肉桂、细辛。若饮邪停聚的部位偏上趋表，则宜根据"其在皮者，汗而发之"的原则，以温药温阳发汗，可予大小青龙汤；若饮邪偏下趋里，则又当根据"其下者，引而竭之"的原则，以温药温阳化气利小便，如《金匮要略·痰饮咳嗽病脉证并治》曰："短气有微饮，当从小便去之，苓桂术甘汤主之，肾气丸亦主之。"

治痰饮停肺的小青龙汤：痰饮为患，以病位在肺尤为多见，症见咳逆倚息不得卧，其形如肿，浮肿多见于面部。痰沫多质稀色白，往往终年不愈，遇寒即发，发则寒热、喘满、脉多弦紧、苔多白腻等。内有寒饮停肺，外有风寒束表，非用温药则不能内散寒饮，外解寒邪，故方中以桂枝之温以通阳，干姜、细辛之辛温以散寒化饮，麻黄之辛温以解表平喘，五味子之酸温以敛肺止咳，半夏之辛温以化痰，甘草之甘平以和中。此方可谓以温药和之的代表方剂。

治脾虚水停的苓桂术甘汤：因脾虚不运化水湿，水停心下，出现胸胀胁满、头目眩晕、心悸、大便溏、脉弦滑等症。在治疗上非温药不能补脾以振奋中阳，非和药不能利湿，故方中以白术之甘温健脾燥湿，炙甘草甘平补益脾胃，配桂枝辛温能辛甘化阳、通阳化气，茯苓之淡以利水，共奏健脾利湿、温化痰饮之效，正合病痰饮者，当以温药和之的精神。

治肾阳不足，下焦停水的真武汤：因肾阳不足不能化气行水，水气内停出现小便不利，四肢沉重疼痛，恶寒下利，肢体浮肿；或伤寒太阳病，发汗汗出不解，其人仍发热，心下悸，头晕，身𬌗动，振振欲擗地者，用真武汤温阳化气行水。方中附子辛热以温肾阳；生姜宣散佐附子助阳；白术甘温健脾燥湿；茯苓淡渗，并佐白术健脾；芍药之酸甘以敛阴，并可制附子辛热刚燥之性。此亦符合温药和之的治疗原则。

# 第四节 温病心悟

## 一、对"通阳不在温而在利小便"的理解

"通阳不在温而在利小便",是叶天士在《温热论》中提出的治疗湿温病的治疗大法。原文云:"热病救阴犹易,通阳最难,救阴不在血,而在津与汗,通阳不在温,而在利小便。"然而,何为通阳?为何通阳不在温?临床怎样运用通阳法?都值得我们研讨。

通阳是治疗阳气受阴邪阻遏的一种方法,其证与阳虚不同。阳虚者,阳气衰微不足,机体阴阳平衡失调,当纠正阴阳失衡失和状态,故治疗当须温补阳气。通阳者,用以机体阴阳失调失和,阳气条达舒畅发散功能失调失和,阳气为阴邪所遏而痹阻;阴邪者,多为痰、湿、寒之类,故治疗当以祛阴邪为主,须以阳药驱之;通阳之剂多偏温热,阴邪除,机体阴阳调和,恢复其动态平衡,阳气自通则病除。如胸痹,由阳微阴弦所致,阳微者,胸中之阳被邪痹阻而不展、不宣、不通也;阴弦者,阴邪盛也,邪即痰浊、湿之类。治疗胸痹,温补无效,必祛其邪,邪去则阳通。方如瓜蒌薤白桂枝汤、瓜蒌薤白白酒汤、瓜蒌薤白半夏汤等,皆为祛邪通阳之良剂。阳之为邪所阻遏蒙蔽,邪去阳即通。

叶氏之"通阳不在温而在利小便"中的通阳专指湿温之邪蒙蔽阳气而言。温热之邪,其性属阳,湿为阴邪,其性属阴;热为无形之气,湿属有形之邪,湿热互结,如油裹面,其性黏腻而难解,遂成蒙蔽清阳之证。若此势不开,则热无由达,湿无从泄,如以温除其湿,恐有助邪热之虞;如以寒凉清其热,又恐有助湿邪之弊,故治湿温之证,关键在于湿。"治湿不

利小便，非其治也"。小便是湿邪之出路，在内之湿，利小便是最好的途径和方法。唯有分消宣化之法，通利其小便，使弥漫于三焦的湿热之邪从小便而去，则热邪无所凭借而自透，湿热俱清，阳气得通矣。叶氏通阳之法，以利小便为主，其药多淡而甘，用"芦根滑石之流"，不用寒凉助湿，不用温热助热，或须用寒凉，决不使有过，湿去热透，阳气自通。吴鞠通之三仁汤、宣清导浊汤等方，皆宗叶氏"通阳不在温而在利小便"之意。

"通阳不在温而在利小便"的指导意义并不局限于外感湿热病中，我们从中可以得到许多启示，如可用于治疗水湿之邪作祟所导致的各种疾患。凌老曾治疗一位 67 岁的女性患者，通过此法取得良效。患者常感双下肢肿胀疼痛发凉，但按之无凹陷，腰酸重无力，纳食不香，口苦口腻，夜尿频多，大便不畅，舌质暗红，苔微黄中根部稍腻，脉沉弦，形体偏胖；既往有高血压、青光眼病史。患者服凉药则腿痛加重，服补益药则血压、眼压升高。后辨证为湿热内蕴，气机不畅，用三仁汤加减化湿清热，调畅气机，湿除阳通，则患者双下肢肿胀疼痛、腰酸重自愈。通阳之剂并非一概摒弃温热药，虽用温药，但其用温之意义不在温补，而在于利小便。湿邪毕竟是阴邪，温药温通之力，有助于气化，气化一振，小便易利，则湿邪有出路，湿去而阳气自通。

## 二、《温病条辨》关于湿温病的证治

吴鞠通在《温病条辨》中云"盖肺主一身之气，气化则湿亦化也"，是针对上焦湿热而言，此理论广泛应用于温病夹湿证中。气化是针对三焦而言，三焦为阳气和水液之通道，水性属阴，得阳则化气，气行则水行，水液之所以化气化津液，敷布周身，沿三焦水道出入升降而环流不息，皆赖三焦运行阳气的作用。三焦为布散阳气的脏器，是元气、水谷之气和五脏之气出入的通道。元气乃肾间之动气，十二经脉之根，五脏六腑之本，呼吸之门，为生命动力的源泉，有激发推动各脏腑组织功能的作用，可外养肌腠，内煦脏腑，通行周身，故水液才能化气化津液，以养生身。三焦具有以通为用的特点，因其通畅布达，散布津液运行不息，陈者泻而新者入，清者升而浊者降，出入升降不止，奉生养命，维持各脏腑正常的生理功能，维持水液代谢的动态平衡。因此，疏通"三焦"之道路，使气水运行通畅，是治疗湿温病和温病夹湿证中重要的一环。

上焦者,《灵枢·营卫生会》云"上焦出于胃上口,并咽以上,贯膈而布胸中","上焦如雾"等,说明上焦与心肺相通,且多以肺为病变中心。肺为华盖,其位最高,主一身之气,司治节,朝百脉,为水之上源,有宣发肃降、通调水道的作用。湿热之邪上受,肺必先伤,肺受邪则郁闭,其气化不利,湿邪留滞,治宜先宣气。其着眼点在于以下方面:①宣降肺气,助一身之气机运行,畅水之上源。②开腠理,使邪从微汗出。③芳化湿浊,开清窍郁闭。开上之品多选用杏仁、藿香、石菖蒲、桔梗、豆豉等,性味多辛温芳香。吴氏多以辛宣芳化之品轻宣肺气。所谓"盖肺主一身之气,气化则湿亦化也"。如湿温用三仁汤开上、畅中、渗下,以轻清宣透为主,兼以开郁燥湿,淡渗利湿清热;手太阴暑温用新加香薷饮开宣肺气,化湿解表。温病本忌辛温,吴氏在此大胆创新,用厚朴等辛温之品,概暑必兼湿,湿为阴邪,非温不解,微温则阳气通,阳通则湿行。其他如暑瘵用清络饮加杏仁薏仁滑石汤,以使湿有去路,而湿热得解,吐血可止;太阴伏暑用银翘散去牛蒡、玄参加杏仁、滑石,俾暑湿随肺气而下达;太阴温病夹有湿邪,用银翘散加藿香、郁金以化湿宣邪。

中焦者,《灵枢·营卫生会》曰:"中焦亦并胃中,出上焦之后,此所受气者,泌糟粕,蒸津液,化其精微,上注于肺脉,乃化而为血。""中焦如沤"是指中焦与脾胃相通,脾主运化,胃主纳谷,脾升则健,胃降则和。脾胃为出入升降之枢纽,上焦必赖脾阳之健运、水谷精微以充养,方能资生不息。若脾运失司,则内湿停留。湿邪最易损伤脾阳,脾为湿困,脾气不升,则胃气不降,水湿内聚,气机不畅。其着眼点在于化中焦痰湿,复脾运化,助气机升降。畅中之品多选用半夏、厚朴、陈皮、枳壳、豆蔻等,性味多芳香走窜,辛苦且温。吴氏治疗着重于辛开苦降,燥化湿邪,调理脾胃,使三焦气机升降平衡。如暑湿之热重于湿者,吴鞠通提出"气化则暑湿俱化",用三仁汤泄热利湿,宣畅气机。其湿热并重者,用杏仁滑石汤苦以燥湿,寒以清热,亦以开肺气而清肃上焦为治,所谓"启上闸,开支流,导湿下行以为出路"。又如湿温,其湿重于热者,兼夹食滞,以一加减正气散主之;湿郁经络,以二加减正气散主之;湿郁化热,以三加减正气散主之,取气化则湿亦化之意。其湿热胶着者,以黄芩滑石汤畅气机,通三焦，使湿热胶着之邪，从小便而去。正如吴鞠通所说："共成宣气利小便之功，气化则湿化，小便利则火府通而热自清。"其热重于湿者，白虎加苍术汤主之，以清泄胃热，兼祛脾湿，以得中焦升降之机。至于吴鞠通用治湿热之宣痹汤、薏苡竹叶散，皆以"辛凉解肌表之热，辛淡渗在里之湿，俾表邪从气化而散，里邪从小便而驱"，用治湿热黄疸之二金汤苦辛淡渗，杏仁石膏汤辛开苦降，使气机宣扬，湿化热清而黄疸自退。

下焦者，《灵枢·营卫生会》云："下焦者，别回肠，注入膀胱而渗入焉。故水谷者，常并居于胃中，成糟粕而俱下于大肠而成下焦，渗而俱下，济泌别浊，循下焦而渗入膀胱焉。""下焦如渎"说明下焦具有排泄水液的作用，必须与肝、肾、大小肠、膀胱共同合作。此外，三焦属少阳，胆亦属少阳，肝胆互为表里，肝主疏泄，胆主升发，调畅一身之气机，气行则水行，气滞则水滞。湿热之邪流注下焦，肾之气化失职，以膀胱及小肠、大肠为病变主要部位。吴鞠通以淡渗利为先，所谓"治湿不利小便，非其治也"。如湿温病湿重于热，其湿阻膀胱者，用茯苓皮汤以淡渗利湿，使湿浊下渗，则热亦随之而去；其湿滞大肠者，以宣清导浊汤化湿行气，利湿导浊，使湿浊化，清气宣，气机畅，则腑气通，大便畅而浊气自下。若下焦湿热弥漫于中、上焦者，配伍燥湿、健脾和芳化之品，以消除三焦弥漫之邪。

总之，湿热病的治疗，应以化湿、祛湿、渗湿为主，切忌早投寒凉之品。否则若误治，湿未去而热反恋。治湿必先化气，"气化湿亦化"。湿在上焦，则宣肺气；在中焦，则运脾气；在下焦，则化膀胱之气。因此，开上、畅中、渗下三者相合，纠正机体失衡失和之状态，达到气化则湿化，湿化则气通的目的，方能将湿热之邪逐出体外。

### 三、《温病条辨》中顾护脾胃思想的体现及启示

吴鞠通是明清时期著名温病学家之一，其治疗温病的学术思想在他的著作《温病条辨》中得以充分体现，其在治疗温病的过程中时时不忘顾护脾胃。

所谓顾护脾胃，即在治疗疾病的过程中，均需考虑调和脾胃收纳输布水谷精微、升清降浊等生理功能，尽量使脾胃功能处于相对的动态平衡状态，以利于疾病的痊愈和正气的恢复。吴鞠通在治疗温病过程中继承和发挥了张仲景治外感病重视顾护脾胃的学术思想，如在其《温病条辨》上焦

篇第 4 条对辛凉平剂银翘散的分析中提出："病初起，且去入里之黄芩，勿犯中焦……"即强调治疗上焦病初期应避免使用对中焦脾胃功能造成损害的药物，以防引邪深入，伤及脾胃。又如，吴鞠通在中焦篇第 12 条对阳明温病下后汗出，恢复胃阴的论述中提出："盖十二经皆禀气于胃，胃阴复而气降得食，则十二经之阴皆可复也。"在此，他又强调了调理和顾护脾胃功能有利于恢复胃阴。而在下焦篇第 34 条中，吴鞠通又说："此亦阳虚之质也，故以小建中，小小建其中焦之阳气，中阳复则能食，能食则诸阳皆可复也。"中阳即指脾胃之阳；诸阳即五脏六腑周身之阳，再次凸显恢复脾胃阳气的重要性。

和衡之法
——全国名中医凌湘力学术思想和临床经验集萃

吴氏在具体治法中对顾护脾胃的思想主要体现在以下几方面：第一，攻伐温病毒邪，中病即止，有利于顾护脾胃。如在上焦篇第 14 条对瓜蒂散方的煮服法中指出："水二杯，煮取一杯，先服半杯，得吐止后服……"又如在上焦篇第 24 条对新加香薷饮方的煎服法中指出："水五杯，煮取二杯。先服一杯，得汗止后服……"第二，运用清热法治疗温病时兼护脾胃。例如，白虎加人参汤中石膏、知母大清气分之热，人参大补元气，佐以甘草、粳米和中，以防石膏寒凉伤胃。而在辛凉重剂白虎汤中也是以甘草、粳米顾护脾胃之气。第三，直接运用清热法治疗温病而达到顾护脾胃的目的。如在《温病条辨》上焦篇第 50 条，对白虎加桂枝汤的解释中言："以白虎（即生石膏）保肺清金，峻泻阳明独胜之热，使不消烁肌肉……"这就是典型的运用清胃热而达到顾护脾胃的方法。第四，采用攻下法治疗温病而顾护脾胃。例如，大承气汤由大黄、芒硝、厚朴、枳实组成。方中大黄荡涤热结，芒硝入阴软坚，枳实开幽门之不通，由于温邪盘踞其中，阻塞其下降之气，虽自欲下降而不能，非药力助之不可，故承气汤通胃结、救胃阴，即攻下浊邪而达到顾护脾胃的目的。第五，运用温中健脾法治疗温病而顾护脾胃。例如，参芍汤由人参、白芍、附子、茯苓、炙甘草、五味子组成；方中人参、附子固下焦之阳，茯苓、人参、炙甘草守补中焦，白芍、五味子敛阴。此方治下焦阴阳皆虚的休息痢，但同时用参、苓、炙甘草甘温建中而顾护脾胃。第六，巧用寒热并调法治疗温病而顾护脾胃。如中焦篇第 77 条有如下记载："疟伤胃阳，气逆不降，热劫胃液……加减人参泻心汤主之。"又在此方中指出："故救阳立胃基之药四（即人参、干姜、生姜、枳实），存阴泻邪热之药二（即黄连、牡蛎）……此证疟邪扰胃，致令胃气上逆，而亦用此辛温寒苦合法者何？"此即是寒温并用而达到了顾护脾胃的目的。第七，采用与他脏同调法治疗温病而顾护脾胃。在下焦篇第76条中，吴鞠通运用"加味参苓白术散"治疗"噤口痢"时，有如下叙述："此方则通宣三焦，提上焦，涩下焦，而以醒中焦为要者也……合四君为脾胃两补之方。加扁豆、薏仁以补肺胃之体，炮姜以补脾肾之用……上下斡旋，无非冀胃气渐醒，可以转危为安也。"不难看出，此方是以调理中焦脾胃的功能为主，同时兼顾上焦、下焦等多个脏腑的功能。第八，救阴时兼护脾胃功能。在下焦篇第70条中，用人参乌梅汤治疗"久痢伤阴，口渴舌干，微热微咳"。对此方的分析中说道："此方于救阴之中，仍然兼护脾胃。若液亏甚而土无他病者，则去山药、莲子……"可见，在液亏土虚的情况下，救阴时也要考虑顾护脾胃的正常生理功能，反证了"胃为十二经水谷之海"的理论意义。第九，运用通法来顾护脾胃。如在《温病条辨》中焦篇第1条中，吴鞠通用"大承气汤"救胃阴、通胃结，承胃腑本来下降之气。第十，运用散寒祛湿法治疗温病以顾护脾胃。在中焦篇第45条中，吴鞠通运用五苓散治疗足太阴寒湿，症见腹胀、小便不利、大便溏而不爽、若欲滞下者。此方通过温阳散寒祛湿之法，达到顾护脾胃的目的。第十一，运用轻开上焦引邪外出法来顾护脾胃。在《温病条辨》中焦篇第55条中，吴氏用三香汤治疗"湿热受自口鼻，由募原直走中道，不饥不食，机窍不灵"等症。他分析此方时说："此邪从上焦来，还使上焦去法也……按此证由上焦而来，其机尚浅，故用蒌皮、桔梗、枳壳微苦微辛开上，山栀轻浮微苦清热，香豉、郁金、降香化中上之秽浊而开郁……此条以上焦为邪之出路，故用轻。"吴鞠通用此方治疗湿温，不让秽浊之邪下传入中焦而达顾护脾胃之目的，很值得临床借鉴。

凌老指出，吴鞠通治疗温病顾护脾胃的方法和药物灵活多变，比如攻下药大黄会损伤脾胃虚寒时的脾胃阳气；而当"热结旁流"或"腑实便秘"时用之泄热通便，而使脾胃运化恢复正常。可见，用药的关键是要弄清脾胃的功能及其阴阳气血津液在疾病过程中处于什么状态，只要认证准确，药物用之得当，硝、黄可为补剂；反之，认证差错，药物用之不当，参、芪亦可杀人。

# 第三章
# 用药解析

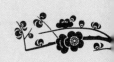

　　凌老早年在中药房工作时，对中药的性味、归经、功效、主治等属性进行了深入了解，对中药的炮制方法、同一方药不同部位的不同作用，以及不同方药的功效异同点和相互作用也十分熟悉，故临床用药常得心应手。

　　凌老强调，中医辨证论治就如排兵布阵，既需掌握对方将帅实力和阵仗兵法，同时更需对己方兵马粮草娴熟于胸中，方能调兵遣将、运筹帷幄。在"和法"辨证思维基础上，对症合理运用方药，是纠正机体失衡状态、调和机体脏腑功能、恢复机体动态平衡的关键。因此，必须熟练掌握中药性味、归经及其功效、主治，方能药到病除，决胜于千里之外。在临床运用中应注意控制或减少中药毒副作用，以保障用药安全，这也是临证中辨证使用中药的前提和保障；升降浮沉药性性质理论是确定中药性能、指导临床遣方用药、提高临床疗效必不可少的依据。

# 第一节　用药技巧

现在对中药的认识有两个误区，第一种误区认为中药完全无毒副作用，而另外一种误区则认为中药有非常可怕的毒性。凌老认为，正确的态度是，既不夸大中药疗效和毒性，也不标榜其绝无毒副作用。中药的毒性有广义和狭义之分，广义的中药毒性即是药物的偏性，凡药皆有偏性，故毒性具有普遍性。张子和云："凡药有毒也，非止大毒、小毒谓之毒。"狭义的中药毒性是指药物对人体的伤害性，而绝大多数药物是无毒的，因此，毒性具有特殊性，是少数毒药特有的性能。《神农本草经》按照有毒、无毒，将中药分为上、中、下三品。2020 年版《中国药典》沿用了历代本草的记载，将中药的毒性分为大毒、有毒、小毒，就是根据狭义的中药毒性而限定的。

## 一、重视药材品种和质量

凌老强调临床用药，首先要注意中药材同名异物现象，避免因为中药材品种混乱而导致临床毒副作用的发生。如防己有汉防己和广防己，而广防己中马兜铃酸是导致肾脏毒性的真凶。木通有川木通、关木通，而关木通有引起肾脏损害等不良反应的报道。

凌老注重运用"道地药材"，指出道地药材在品质上优于其他产地药材是因气候、水土、自然与药材生长的过程、气味的形成、疗效的高低、毒副作用的大小有密切的关系。另外，凌老强调，绝不能应用变质药和过期药物。

## 二、选用恰当的炮制品

中药经过适当的炮制可以增强某一作用，消除或降低药物的毒副作用。凌老十分重视炮制品的选用，如醋炒延胡索水煎液的总生物碱含量增加，镇痛作用加强，但对肝脏的潜在毒性也随之增加，应用时注意调整其剂量；炒杜仲煎剂的降压作用较生杜仲煎剂强；川乌经炮制后，保留了有效成分总生物碱，而降低了毒性成分双酯型生物碱的含量；柏子仁具有宁心安神、润肠通便作用，若用于宁心安神则服后产生的滑肠致泻就成了副作用，应选用去油制霜后的制柏子仁；朱砂采取水飞法后，去除了朱砂中的游离汞，从而降低了毒性；碱制或醋制能去除关木通中绝大部分的毒性成分。半夏有生半夏、清半夏、姜半夏及法半夏之分，毒性依次减少，若将其混用则易发生毒副作用。半夏的毒副作用主要表现为对眼、咽喉、胃肠黏膜有强烈的刺激性，若用生姜、白矾等辅料炮制后，可降低或消除其毒副作用。苍耳子中毒可引起肝肾功能改变，尤以肝肾坏死为甚，严重者可导致死亡。因此，苍耳子药用必须炒至焦黄，使脂肪中所含蛋白质变性，凝固在细胞中不易溶出，从而达到去毒的目的。马钱子宜砂烫，使其生物碱士的宁的含量在 0.8% 左右，可很好地发挥疗效并减低毒性。苦杏仁不可研末服用，因苦杏仁酶可分解苦杏仁苷而产生氢氰酸，从而引起氢氰酸中毒。乳香、没药生用对胃刺激性很强，容易引起呕吐。乌头、天南星等，不经炮制而用于内服会引起中毒。

凌老指出，中药炮制后可改变和缓和药性以适应临床需要，中药偏性是临床毒副作用发生的因素之一。如麻黄辛、温，生用解表作用强，蜜炙后平喘作用强；对于热壅于肺，汗出咳喘者适宜用蜜炙麻黄，因麻黄蜜炙后其辛温发汗之力受到制约，可减少副作用的发生。生大黄泻下作用强，炮制后大黄中游离型蒽醌类大黄酸含量显著增高，其有较强的抑菌作用，因此，应用大黄的抗菌作用时宜选大黄炮制品，以避免生品泻下的副作用。尽管中药炮制后有利于增效减毒，但也应注意避免炮制不当或炮制品选择不当而导致临床毒副作用。如朱砂的现代工艺常用球磨机研磨，所得细粉发黑，有游离汞产生，因而屡见中毒事件发生的报道；再如糖参、生晒参的毒性较红参大，故红参作为滋补药较糖参、生晒参更安全。因此，善于合理利用中药炮制品对临床安全用药至关重要。

### 三、注意合理配伍和药物剂型的选择

临床合理配伍组方是控制药物毒副作用的关键，中医临床多采用复方配伍以期达到增效减毒之功。中医复方配伍应注意"君臣佐使"，重视"十八反、十九畏"等配伍原则。其中"佐制药""相畏""相杀"是降低药物毒副作用的配伍，临床应用甚广。如大黄甘遂汤中伍以阿胶，用意非在补血，而在佐制大黄、甘遂之峻烈之性，使峻药攻逐而不伤阴血；十枣汤中的甘遂、大戟、芫花皆是有毒之品，容易伤正，故佐以大枣益气护胃，来制约诸药峻烈之性；四逆汤中用附子温肾壮阳，祛寒救逆，佐干姜后可使附子的毒性大大降低；二陈汤中以生姜制半夏之毒；固冲汤中用茜草为佐药，可起到止血又不留瘀的作用；温脾汤中附子配伍甘草后，可使乌头碱的煎出量大大减少；甘草在四逆汤中对于缓解附子的毒性也有举足轻重的作用，从药效学方面已证实，甘草还可以拮抗乌头碱引发的心律失常；关木通配伍甘草可减轻或抑制前者的肾毒性。

凌老指出，剂型的选择也是临床预防毒副作用发生应注意的方面。如中药注射剂具有剂量准确、药效迅速等优点，但由于其受原料来源不稳定、有效成分提取不纯、生产工艺不完善等因素的影响，致使临床因中药注射剂致毒副作用的报道屡见不鲜。如双黄连注射液、参麦注射液、鱼腥草注射液、脉络宁注射液等均有临床发生过敏性休克的报道。

### 四、掌握恰当的用药剂量

无论是单味中药还是复方，剂量是发挥功效和产生毒副作用的关键因素之一，剂量过小，达不到治病的目的；剂量过大，则易产生毒副作用。现代药理学已明确提出了"常用量""极量""最小中毒量"等界限。我们一般是在常用量范围内应用中药，对有毒性的中药更应严格控制用量，从小剂量开始，根据病情需要逐渐增加，中病即止。如内服的大戟、甘遂、芫花、巴豆、千金子、牵牛子、关木通、马钱子等；外用的雄黄、砒石、轻粉、铅丹、斑蝥等。马钱子含有剧毒的士的宁碱，入丸散每次0.06～0.3g，均须炮制后用，煎服以不超过1.0g为度；关木通的常用量为

3～9g；制草乌临床止痛疗效尤佳，其煎汤内服剂量一般为1.5～6g，剂量过大，则易发生中毒。

对于毒副作用较小的中药及复方也不可随意长期或大量服用。如甘草用量过大或久服后，可出现脘腹痞满或水肿；长期用番泻叶可导致低钠血症，还能产生依赖性，用量过大的，可发生恶心、呕吐、腹痛等副作用；人参在长期或大量服用后，可出现口鼻出血、烦躁不安等；连续用黄药子1个月以上者可能造成黄疸型肝炎；长期服壮骨关节丸可产生肝毒性；长期用天王补心丹、朱砂安神丸、安宫牛黄丸、至宝丹可引起慢性汞中毒。

### 五、掌握正确的煎药方法

清代陆清洁曰："煎药法极为重要，煎药得法，病势易瘥；不得其法，善既未见，祸反现焉。此煎药法不可不讲也。"煎药的方法正确可增加药效，如大承气汤中的大黄需要后下、小承气汤中的大黄不可后下、调胃承气汤中大黄要与甘草同煎。同时，煎药方法亦是控制毒副作用的重要手段。如附子、乌头之类，本身为有毒之品，宜先煎至口尝无麻辣感为度。实验证明，熟附片煎煮愈久，强心作用愈显著，毒性愈低。若煎煮时间短，则乌头碱不能充分水解为乌头原碱而损伤人体的神经系统，对心肌可直接产生抑制作用，引起循环衰竭和呼吸抑制而死亡；细辛虽有"不过钱"之说，但临床应用有时超过3g，甚至可高达15g亦有无碍者，因久煎后其毒性成分挥发油就会挥发掉；山豆根煎煮过长，则副作用增强；雷公藤的嫩叶、嫩苗、嫩枝及根部含雷公藤碱等多种生物碱，若煎煮时间不够，会对胃肠道有强烈的刺激作用，可引起剧烈腹痛、呕吐、腹泻、便血，吸收后对中枢神经系统有损害，可引起脑、脊髓等器官的严重营养不良性改变，肝脏、肾脏、心脏可发生出血、坏死。

### 六、掌握正确的服药时间及方法

凌老指出，正确的服药时间及方法既可提高疗效，又能减少或消除药物的毒副作用。不同病证和药物又有不同用药时间和用法。清代徐灵胎云："方虽中病，而服之不得其法，则非特无功，反而有害。"如攻下药宜清晨空腹用；安神药宜睡前服；用发汗药、泻下药时，因药力较强，服药应适可而止，否则可损伤正气；对呕吐的患者服药宜小量，或在服前少饮姜汁，来减轻对胃的刺激性，以免药入即吐，还需频服来保证疗效；对消化道有刺激性的药物宜在饭后服，以减缓药物对胃肠道的刺激；助消化药不可空腹用，因容易增加胃酸及消化酶的分泌；凡解毒、清热剂宜冷服或微温服，以减轻对胃的刺激。在服用峻烈药、毒性药时宜从小剂量开始，逐渐缓慢加量，中病即止，不可过量，以免发生中毒或损伤人体正气。长期服用含有大黄的中药制剂，不但损伤脾胃，还可引发大肠黑变病、肾结石、膀胱结石等病证；长期服用含牛蒡子的药物可引起莨菪碱中毒表现；长期服用龙胆泻肝丸可导致慢性肾间质损害。因此，要根据患者的具体病情、病位、病性和所用药物特点来决定服用时间、疗程及方法。

## 七、注意中药和西药联合用药的相互影响

临床上中药和西药联合用药十分普遍，合理的联合用药有助于治疗疾病，但盲目联合用药，则极易导致毒副作用发生。如含朱砂的中药与溴化物、碘化物等西药同服，可产生有毒的溴化汞或碘化汞，导致药源性肠炎；噻嗪类利尿药是一种排钾利尿药，长期服用易引起低血钾，甘草本身能引起低血钾，若甘草与噻嗪类药合用，则有加重低血钾之危险；人参或含蟾酥制剂若与地高辛合用，可致中毒或频发室性早搏；当归可增加华法林出血倾向；含苷类中药及其制剂，如甘草、甘草合剂、鹿茸、人参等不宜与水杨酸类药同服，以免发生恶心、呕吐、腹泻、消化道出血、溃疡等不良反应。此外，临床上若同时使用中药注射剂和西药注射剂，应将两类注射剂分别输注，不宜配伍使用，以免发生严重毒副作用，已有清开灵注射液与青霉素联合静滴引起休克、复方丹参注射液与右旋糖酐联合静滴导致死亡的报道。因此，临床中西医联合用药应谨慎。

## 八、注意因人制宜

控制药物的毒副作用要求医者临证时还应注意患者的性别、年龄、体质强弱、既往病史、用药史、药食物过敏史、病理状态、家族史等个体差异。一般情况下，成年男女用药剂量区别不大，但应注意妇女在月经期、妊娠期时应慎用活血化瘀药、攻下药，禁用剧毒药和作用峻猛药；小儿身

体发育尚未健全、老人气血渐衰，用药剂量宜酌情减少，且不宜选择作用峻猛易伤正气的药物。体质弱者，也应慎用补药。如人参虽为滋补强壮身体的上品，但若长期连续服用或大剂量服用，可引起心烦意乱、头痛、眩晕、失眠、心律不齐、血压升高、上消化道出血等毒副反应；鹿茸虽为补精填髓的良药，如若服用不当，往往出现吐血、衄血、尿血、目赤头晕、中风晕厥等症状；人参或鹿茸若给儿童服用，可引起性早熟等。此外，还应详细了解患者既往病史、用药史，有无药物或食物过敏史、家族史及病理状态等，尽可能地做到个体化治疗，即"因人治宜"。

## 九、因地制宜

临证控制药物毒副反应的发生还应注意环境因素。不同地域、不同气候条件下，患同一种病、服用同一药物进行治疗，其得到的效果不同。如某一地域的人，服用藿香正气水以治疗外感风寒、内伤湿滞有效；而另一地域的人，服用该药治疗同一病证，则引起胸闷、寒战、烦躁不安等副作用。再如北方多寒冷，人多强壮，用药量一般宜大；南方多温暖，人多柔弱，用药量一般偏小。因此，注重"因地治宜"是减少中医临床毒副反应发生的又一环节。

凌老指出，临床可通过上述九个主要方面来控制中药的毒副作用，从而使中药更有效、更安全地服务于人们的健康需要。

## 十、中药升降浮沉的临床应用

凌老一直强调临床需重视中药升降沉浮的药性理论。中药药性理论是中医药基本理论的重要组成部分，也是中医药学学术之根。其中，中药的升降浮沉性质是中药药性理论的核心内容之一，是确定药物性能必不可少的依据，是临床运用药物调和机体脏腑功能的基础依据。该理论尤其是通过调和肝之疏泄、肺之肃降、脾胃升降转输，从而恢复气机升降出入、津液转送输布，维持机体脏腑气血动态平衡、纠正机体失和失衡状态的基础依据。中药之升与降、浮与沉都是相对的。升，上升提举，指功用趋向于上；降，下达降逆，指作用趋向于下；浮，向外发散，指作用趋向于外；沉，向内收敛，指作用趋向于内。升降浮沉体现了药物对人体作用的不同趋向性，用药需顺从或顺应脏腑正常生理功能，才能调和恢复机体脏腑之间的动态平衡。因此，熟悉掌握中药性能，在指导临床遣方用药方面具有重要作用。

（一）升降浮沉的概念

所谓升，是上升的意思；浮，是发散的意思。升和浮的共同点是向上向外，故属阳，具有升阳、发表、散寒、催吐等作用。所谓降，是下降的意思；沉，是泻利的意思。降和沉的共同点是向下向内，故属阴，具有潜阳、降逆、清热、泻下、利尿等作用。

（二）确立升降浮沉的依据

确立药物的升降浮沉属性，依据有三点：第一，药物的性味。凡是性温热、味辛甘者为阳性药，主升浮；性寒凉、味酸苦咸者为阴性药，主沉降。第二，药物气味的厚薄。凡气味薄者主升浮，如薄荷、连翘之属；气味厚者主沉降，如熟地黄、大黄之属。第三，药物质地的轻重。凡花叶及质轻的药物主升浮，如桑叶、菊花、马勃等；种子果实及质重的药物主沉降，如苏子、枳实、代赭石、石决明之属。

（三）升降浮沉理论的临床应用

中药升降浮沉的性能，是临床遣方用药的重要依据。药物升降浮沉性能不同，功能亦各异，谙熟药性，合理配伍，用药物的升降浮沉之性调理脏腑之升降，以顺病位、逆病势，是治疗疾病的关键所在。

**1. 根据病变部位选药**

针对病位选药，可使药物直达病所。升浮药药性上行向外，多用于治疗病位在上、在外、在表及上焦病变。《温病条辨》云："治上焦如羽，非轻不举。"明确指出卫表之病，非轻清升浮之品不能愈，如治疗外感风热选用桑叶、菊花、薄荷之类；若误用重浊之品则药过病所，引邪入内。可见，病变部位在上、在表者，宜升浮不宜沉降。相反，沉降药药性是下行向内的，多用于病位在下、在里之证。如里实便秘或热结旁流，宜大黄、芒硝类，若药轻不及，则贻误病机。

## 2. 逆病势选药

《素问·至真要大论》云："高者抑之，下者举之。"升降出入失常是临床常见的病理现象，病势与其正常生理趋势相反，即当升不升反下陷，当降不降反上逆。应用中药升降浮沉之趋势，升提下陷、沉降上逆亦为常法。《脾胃论》中补中益气汤，治脾胃气虚，清阳下陷，气虚而致摄纳无力、升举无能之脏器下垂证。以人参、黄芪甘温之性，补胃气，升清阳；升麻、柴胡之气轻味薄，引胃气上腾，复其本位，各药相配，胃气充实，清阳上升，则下陷诸症自可消除。又如瓜蒂善上行涌吐治热痰、宿食；麝香辛香走窜，善通清窍，治邪蒙清窍、神明内闭之神志昏迷，即以药物向上升发、向外驱散之能力纠正向下、向里内陷的病势，使机体恢复平衡状态。沉降的药多具有清热泻下、利尿渗湿、重镇安神、潜阳息风、消积导滞、降逆收敛及止咳平喘等作用。如朱砂、磁石性寒质重，治心火亢盛所致心神不安、惊悸失眠；羚羊角、钩藤平肝息风，治阳亢眩晕及高热惊痫；半夏、代赭石味苦性降，善降泄上逆之气，用于嗳气、呕吐及气喘。药物的升浮与沉降对于机体失去了正常生理状态的不平衡起着主要和直接的治疗作用。

## 3. 根据脏腑生理特点选药

根据脏腑的生理特点，就可以利用药物升降浮沉之性而调节脏腑升降功能的失常。如脾主升清，胃主降浊，脾胃升降有序，受纳运化水谷功能正常，则气血生化有源，故治疗脾胃病当以升清降浊药为主，临床常用白术合枳实配伍治疗脾胃病，借白术健运脾气和枳实通泄胃浊之功，使升降复常。

## 4. 调和脏腑气机升降出入

利用中药升降沉浮之性能，调和脏腑气机升降出入失和失常，全面调摄病变状态，恢复机体紊乱功能，收效迅速。用药物的升降之性，载药直达病所，具有事半功倍之效，如桔梗之载药上行，有诸药之舟楫之称。血府逐瘀汤用桔梗载活血药上行胸中，以去血府之瘀；牛膝为引药下行之药，天麻钩藤饮用牛膝引亢逆之肝阳下行，如此，使药物直达病所，充分发挥药效。适当配伍是改变其他药物的作用趋向、左右全方升降浮沉的关键。

## 5. 升降并用调平衡

如《医林改错》之血府逐瘀汤，用桔梗开肺气载药上行，以枳壳之降气苦降下行，二者一升一降，则上焦之气机得畅而胸宽。《伤寒瘟疫条辨》之升降散，僵蚕、蝉蜕之升散与大黄、姜黄之沉降同用，治疗温病憎寒壮热或表里三焦大热效佳。升降并用是娴熟运用药性升降理论的更高境界。

## 第二节　常用中药、药对解析

凌老擅长运用"和法"以恢复和维持机体的动态平衡，在临床中娴熟运用各味中药。凌老遵古不泥、博采众长，传承各医家临床要义，妙趣横生。现就凌老临床上治疗常见疾病的常用中药、常用对药运用心得进行总结。

### 一、常用中药

#### （一）柴胡

柴胡味苦、辛，性微寒，具有解表退热、疏肝解郁、升举阳气等作用。《神农本草经》记载："主心腹，去肠胃中结气，饮食积聚，寒热邪气，推陈致新。"《本草纲目》曰："治阳气下陷，平肝、胆、三焦、包络相火，及头痛、眩晕、目昏、赤痛障翳、耳聋鸣、诸疟，及肥气寒热，妇人热入血室、经水不调，小儿痘疹余热，五疳羸热。"

调和肝脾、和解少阳是"和法"的重要体现，而柴胡是调和肝脾、和解少阳遣方用药不可或缺的方药之一。凌老认为，柴胡除性苦微寒外，还有味甘、归脾经等属性，具有升散疏泄之功效，能调整气机升降出入的动态平衡。而肝脾同居中焦，都有调整气机升降出入之功能，柴胡与肝脾有功能的协同作用。因此，凌老认为，柴胡具有轻清升散疏泄的特点，既能清热透表解肌、和解少阳，又能疏肝解郁、升举阳气、调和气机，且其配伍不同，主治病证也不一样。

凌老临床常用柴胡和解少阳及治疗相关外感病证。临证中，柴胡和解少阳常与黄芩、半夏等同用，可根据小柴胡汤证调整配伍和剂量治疗相关外感病证；柴胡常与葛根、羌活同用以解表退热、发汗而不伤津，因三者皆有轻清升散之功用，且葛根有生津止渴、升发清阳之功效；柴胡配黄芩、青蒿，则透表泄热；配常山、草果，则截疟退热。

另外，柴胡乃治肝气郁结或肝火郁结之良药，无论外伤还是内郁导致的肝郁胸胁疼痛皆有疗效。临证中，凌老常用配伍：柴胡配香附、郁金以疏肝解郁；参考《症因脉治》之柴胡清肝饮（柴胡、黄芩、栀子、青皮、白芍、枳壳）治疗肝经郁火、内伤胁痛；亦有参考《医医偶录》之柴胡疏肝饮（柴胡、陈皮、赤芍、枳壳、醋炒香附、炙甘草）用于治肝气左胁痛。凌老指出，柴胡药性升浮，具有调和气机升降出入之功效，不仅能调治"中气无权"所致的肠胃"诸般积聚"，更可调治脾阳不振所致的中气下陷。《本草正义》云："《本经》《别录》主治，多属肠胃中饮食痰水停滞积聚之症，则诸般积聚，皆由于中气无权，不能宣布使然。柴胡能振举其清阳，则大气斡旋，而积滞自化。"参考李东垣之补中益气汤，凌老常用柴胡配伍升麻、党参、黄芪、白术等益气药以升阳举陷，治疗气虚下陷的久泻脱肛、子宫下垂等症，疗效显著。妇科疾病方面，凌老治疗肝气郁结所致的月经不调或痛经等，多以柴胡与当归、白芍、香附、郁金等药同用。

### （二）白芍

芍药分为白芍和赤芍。白芍味苦、酸，性微寒，归肝、脾经；赤芍味苦，性微寒，归肝经，二者功效差异显著。正如《本草正义》所言："一为补血养肝脾真阴，而收摄脾气之散乱，肝气之恣横，则白芍也；一为逐血导瘀，破积泻降，则赤芍也。"凌老简而言之：芍药，白补赤泻，白收赤散。白芍味苦酸、微寒，归肝、脾经，其偏补偏收，既补肝又泻肝，补肝即补肝血以养肝之体，泻肝即柔肝、敛肝、疏肝以泻肝之用，故白芍长于益阴和营、养血柔肝、平抑肝阳，兼安脾。赤芍味苦、微寒，归肝经，其偏泻偏散，长于清热凉血、活血化瘀，兼泻肝火。凌老在临床中对二者皆有运用，以白芍为多。

白芍具养血柔肝、缓中止痛、敛阴收汗之功效，可用于胸腹胁肋疼痛、四肢挛痛、泻痢腹痛、阴虚发热、血虚萎黄、月经不调、自汗盗汗等症。凌老结合早年学习中药炮制时的经验，强调不同炮制方法所制的白芍，其疗效有不同的侧重点，临床应用应胸中了然。其一，生白芍是取原药材，除去杂质，分开大小条，浸至六七成透，闷润至透，切薄片干燥，功效如前述。其二，炒白芍是将白芍片置锅内，用文火炒至表面微黄色，取出放凉，炒用性缓，柔肝，和脾，止泻。其三，酒白芍是喷淋黄酒拌匀，稍闷后，置锅内用文火加热，炒干，取出放凉，酒制行经，止腹中寒痛。其四，醋白芍是米醋拌匀白芍片，稍闷后置锅内，文火加热炒干，取出放凉，醋炒敛血、止血。其五，白芍炭是武火炒至焦黑色，喷淋清水少许灭尽火星，晾干凉透，制炭止血。

凌老善用"和法"调和机体动态平衡，肝脾为气机升降出入中枢；且肝脾同居中焦，交通上下焦；胆经属少阳，外出太阳，内入阳明，为出入之要道；脾胃为后天生化之源，生化无穷，则机体动力充沛。白芍归肝、脾经，白芍入药，养血柔肝疏肝，缓急止痛，则恢复气机升降中枢之功效，气行则血行，助后天之本更充沛，以助恢复机体的动态平衡。

注意：白芍不宜与藜芦同用。

（三）当归

当归味甘、辛，性温，归肝、心、脾经，功善补血活血、调经止痛、润肠通便，既补血又补气，乃气血双补之要药。《本草纲目》云其"治头痛，心腹诸痛，润肠胃、筋骨、皮肤，治痈疽，排脓止痛，和血补血"。《汤液本草》载其"头能破血，身能养血，尾能行血，用者不分，不如不使。若全用，在参、芪皆能补血；在牵牛、大黄，皆能破血，佐使定分，用者当知。从桂、附、茱萸则热；从大黄、芒硝则寒。唯酒蒸当归，又治头痛，以其诸头痛皆属木，故以血药主之"。

对于当归不同部位的不同功效，凌老特别强调："当归头，止血而上行；当归身，养血而中守；当归尾，破血而下行；全当归，活血而不走。"

凌老在临床上多参考前人用药经验辨证使用当归：治气血两虚，常配黄芪、人参补气生血，如《兰室秘藏》当归补血汤、《温疫论》人参养荣汤。治血虚萎黄、心悸失眠时，常与熟地黄、白芍、川芎配伍，如《和剂局方》四物汤。治血虚血瘀所致月经不调、经闭、痛经时，常与补血调经药同用，如《和剂局方》四物汤；若兼气虚者，可配人参、黄芪；兼气滞者，可配香附、延胡索；兼血热者，可配黄芩、黄连或牡丹皮、地骨皮等；血瘀经闭不通者，可配桃仁、红花等；血虚寒滞者，可配阿胶、艾叶等。治血虚、血瘀、寒凝之腹痛时，常配桂枝、芍药、生姜等，如《金匮要略》当归生姜羊肉汤、《备急千金要方》当归建中汤。治跌打损伤瘀血作痛时，常配伍桃仁、红花、乳香、没药等，如《医学发明》复元活血汤、《医学衷中参西录》活络效灵丹。治疮疡初起肿胀疼痛时，常配伍金银花、赤芍、天花粉等解毒消痈药以活血消肿止痛，如《妇人良方》仙方活命饮。治痈疮成脓不溃或溃后不敛时，常配伍人参、黄芪、肉桂等，如《和剂局方》十全大补汤。治脱疽溃烂，阴血伤败，常配伍金银花、玄参、甘草等，如《验方新编》四妙勇安汤。治风寒痹痛、肢体麻木时，常配伍羌活、防风、黄芪等活血、散寒、止痛，如《百一选方》蠲痹汤。治血虚肠燥便秘时，常配伍肉苁蓉、牛膝、升麻等，如《景岳全书》济川煎。临证时皆可化裁运用。

注意：湿阻中满及大便溏泄者慎服当归。

（四）茯苓

茯苓味甘、淡，性平，归心、肺、脾、肾经，功善利水渗湿、益脾和胃、宁心安神。《神农本草经》载其"主胸胁逆气，忧恚惊邪恐悸，心下结痛，寒热，烦满，咳逆，口焦舌干，利小便。久服安魂、养神、不饥、延年。"《世补斋医书》记载："茯苓一味，为治痰主药，痰之本，水也，茯苓可以行水。痰之动，湿也，茯苓又可行湿。"

茯苓可用于治疗水肿尿少、痰饮眩悸、脾虚食少、便溏泄泻、心神不安、惊悸失眠等。凌老临床运用茯苓，常与他药配伍。如偏于寒湿者，常与桂枝、白术等配伍；偏于湿热者，常与猪苓、泽泻等配伍；脾气虚者，常与党参、黄芪、白术等配伍；虚寒者，常与附子、白术等同用。对于脾虚运化失常所致泄泻、带下，应用茯苓有标本兼顾之效，常配伍党参、白术、山药等；治疗脾虚不能运化水湿、停聚化生痰饮，常配伍半夏、陈皮，也可与桂枝、白术同用；治痰湿入络、肩酸背痛，常与半夏、枳壳同用；用于心神不安、心悸、失眠等症，常与人参、远志、酸枣仁等配伍。

凌老指出，茯苓不同部位的炮制方法不一样，称谓有别：反复"发汗"晾至全干为"茯苓个"；白色部分切片或小方块，即为"白茯苓"；黑色外皮部即为"茯苓皮"；茯苓皮层下的赤色部分即为"赤茯苓"；带有松根的白色部分切薄片即为"茯神"。"白者入气分，赤者入血分，补心益脾，白优于赤，通利小肠，专除湿热，赤亦胜白"（《本草经疏》）；茯神更优于安神。

（五）决明子

决明子味甘、苦、咸，性微寒，归肝、大肠经，功善清肝明目、润肠通便。凌老临床常用此药，体会如下。

**1. 治疗习惯性便秘**

习惯性便秘在《黄帝内经》中称"大便难"，《伤寒论》有"脾约""燥屎"之称，《诸病源候论》云："大便不通者，由三焦五脏不和，冷热之气不调，热气偏入肠胃，津液竭燥，故令糟粕痞结，壅塞不通也。"其基本病机是大肠传导功能失职，糟粕内停，肠燥便秘，治法为润肠通便。决明子能清热润肠通便，对热结便秘或肠燥便秘有良效。现代药理研究证明，决明子所含的蒽醌类有缓泻作用，用之治疗习惯性便秘能取得良好效果。凌老常用决明子配合火麻仁、瓜蒌壳、生白术治疗习惯性便秘，常用量为30g。

**2. 治疗目疾**

决明子主入肝经，功善清肝明目而治疗肝热目赤肿痛、目涩昏暗、畏光羞明、夜盲、翳障等。凌老认为，决明子不仅有清肝热之功，还有益肝阴之效，由肝热和肝肾亏虚所致的目疾皆可治疗。《神农本草经》将决明子列为"上品"药材，认为其"主青盲，目淫，肤赤，白膜，眼赤痛，泪出。久服益精光"。《本草正义》云决明子"明目，乃滋益肝肾，以镇潜补阴之义，是培本之正治"。现代药理研究发现，决明子含决明子素、大黄酚等成分，能使睫状肌中乳酸脱氢酶活性显著提高，增加眼组织中三磷酸腺苷的含量，降低眼压，防治近视眼、老花眼、老年性白内障、青光眼、眼结膜炎及夜盲症等眼疾，对视神经有保护作用。临床应用决明子时，凌老常辨证配伍使用：肝经风热常配菊花、青葙子、密蒙花、茺蔚子；热毒上攻者配黄芩、赤芍、木贼等；肝肾阴亏者配山茱萸、生地黄、蔓荆子等。常用量为15g。

### 3. 治疗高血压

高血压属中医学"眩晕"范畴，《素问·至真要大论》有"诸风掉眩，皆属于肝"的论述，认为眩晕与肝的关系最为密切。素体阳盛，肝阳上亢；或长期忧郁恼怒，气郁化火，肝阴暗耗，肝阳上亢；或肾阴亏虚，阴不制阳，肝阳上亢，从而发为本病。临床多表现为头昏头痛，面红目赤，急躁易怒，失眠多梦，舌红苔黄，脉弦数，治以平肝潜阳。决明子既能清泻肝火，又兼能平抑肝阳，可治疗高血压，常配伍菊花、钩藤、石决明、夏枯草等。

### 4. 治疗糖尿病

糖尿病中医学称之为"消渴"，多由于先天禀赋不足，素体阴虚，复因饮食失节、情志不畅、劳倦过度，导致燥热伤津，发为肺、胃、肾气阴两虚为本、燥热为标的消渴，常分为上、中、下消，伴随口干多饮、多尿、消谷善饥、消瘦等多种症状。凌老认为，本病的发生虽与肺、胃、脾、肾、肝等脏有关，但与肾、脾、肝三脏关系最为密切。随着现代生活和工作压力的不断增大，情志创伤成为糖尿病主要发病原因之一。清代黄坤载在《四圣心源》中说："消渴者，足厥阴之病也……凡木之性，专欲疏泄……疏泄不遂……则相火失其蛰藏。"郑钦安在《医理真传》中说："消症生于厥阴风木主气，是以厥阴下木而上火，风火相扇，故生消渴诸症。"忧思愤怒或抑郁不舒，肝气郁结，郁而化火，火性上炎，上灼于肺，故多饮而渴；肝火犯胃，胃热炽盛，故多食善饥；肝肾同源，肝郁化火，必损肾阴，肾失固摄，约束无权，故尿多而甜。糖尿病患者发病前大多有精神紧张、精神抑郁或思虑过度，发病后多有性情急躁、忧心忡忡、寝食不安等因郁致病、因病致郁的因素，尤其是每遇情志刺激又可使糖尿病病情加重。决明子既可清肝热，又可益肝阴，还可润肠通便以泄胃中燥热，可用于治疗糖尿病的各种类型。

## （六）白术

白术味苦、甘，性温，归脾、胃经，功能健脾益气、燥湿利水、止汗、安胎。白术以浙江白术为最佳。白术最早载于《神农本草经》，被列为上品，为常用的补益药，有"南术北参"之美称。《神农本草经》记载："主风寒湿痹，死肌，痉，疸，止汗，除热，消食。"《本草汇言》曰："白术，乃扶植脾胃，散湿除痹，消食除痞之要药。脾虚不健，术能补之；胃虚不纳，术能助之。"白术以味苦燥湿健脾，以味甘缓脾生津，且其性最温，服之以健食消谷，故其补脾虚，促进脾健运，促进胃纳，为脾脏补气第一要药。

白术在临床中多用于补脾，主要治疗因脾失健运所致的便溏腹胀、倦怠乏力，或痰涎过多、水肿闷胀、胎动不安等。临床配伍中，白术配人参、黄芪可补肺，配枸杞子、地黄可补肾，配当归、芍药可补肝，配龙眼、酸枣仁可补心，配黄芩、黄连可以泻胃火，配陈皮、半夏可以醒脾土，配苍术、厚朴可以燥湿和脾，配天冬、麦冬可以养肺生金，配杜仲、木瓜可以壮骨强筋，与黄芩共用能安胎调气，与枳实共用能消痞除胀等。以上种种，皆可辨证参考使用。

白术按炮制方法主要分为生白术、炒白术、焦白术，炮制法不同，白术的临床功效有别。白术是凌老在临床中常用的一味药，尤其是在治疗脾胃病时，将生、炒、焦白术三者运用得出神入化，收效明显。

### 1. 生白术

《本草求真》言："白术味苦而甘，既能燥湿实脾，复能缓脾生津……生则较熟性更鲜，补不腻滞。"生白术有燥湿健脾、益气通便之功，通便的功效追本溯源，当从仲景《伤寒论》"伤寒八九日，风湿相搏……若其人大便硬，小便自利者，去桂加白术汤主之"条文中探寻，因白术的炒制是从唐宋时期开始的，故仲景此处所用当为生白术无疑。而直到20世纪70年代，北京市名中医魏龙骧先生提出"白术通便秘"的观点，方引起临床对生白术通便作用的重视。相关文献报道，生白术用于治疗便秘往往重用其量，少则30～60g，多则120～150g，重用生白术能健脾益气，增强胃肠蠕动，生津养液濡润，使肠道津液常润，便质不燥，且无致泻下伤气、停药反复之弊，有健脾益气、药效持久之利。正如陈修园《神农本草经读》

所言："白术之功在燥，而所以妙处在于多脂。"《本草正义》记载白术"能振动脾阳，而又疏通经络，然又最富脂膏，虽苦温能燥，而亦滋津液，且以气胜者流行迅利，本能致津液通气也"。由上不难看出，生白术通便之关键在于能使脾运水湿的功能恢复正常，能为胃行津达液，虽苦温而不伤津耗液，既健脾益气、升清降浊、滋生津液，不通便而便自通；又质润多脂，无参、芪之类补气助火伤阴之忧，故为通便之良药。现代药理研究证实，白术的通便作用与白术中的挥发油有关，白术挥发油能促进胃肠蠕动，加速胃肠排空。

凌老认为，便秘不论虚实，均与脾失健运，不能为胃行其津液有关，因为肠道津液不足、失于濡润是便秘的基本病机，而津液均来源于胃，津液四布离不开脾的转输，白术能健脾益气，复其转输之职。因此，凌老常用生白术 30～40g 治疗便秘，尤其是兼见水肿，或面色萎黄、四肢乏力，或口淡、纳谷不香、大腹胀满，或年迈气虚，虽努责大便亦不能下者。可见，重用生白术运化脾阳，实为便秘治本之图。

经过反复临床验证，凌老发现重用生白术既适用于脾气虚推动无力的气虚便秘，亦可应用于湿邪阻滞所致便秘，尤其对老年习惯性便秘有独特疗效。对于老年习惯性便秘的患者，长期便秘导致其津液亏乏、阴阳两虚。治疗上不宜用峻下的大黄，以免犯虚虚实实之戒，而且人体对大黄适应得很快，几天之后即无显效，停药后便秘更重，若常用又可致"黑肠病"；不宜用厚朴、枳实，因其推荡之力太过雄厚，恐伤正气；火麻仁、决明子等润下之品又势单力薄，难以奏效。此时应当益气健脾通便，用健脾益气之生白术 15～40g，配合瓜蒌壳 12～30g，决明子 15～30g，生地黄 15～30g，玄参 15～20g，以理气通腑，酸甘化阴，起到增水行舟之功效，服用 2～3 剂后即便意快畅，且疗效稳固持久，亦可适当加用黄芪、党参、枳实等健脾润下之品。白术治疗便秘，若单言其功效为"健脾"则不全面，准确地说是"健运"，即健脾助运，故其适用证型为脾虚证便秘，如脾虚所致的气虚便秘、湿阻便秘；或长期便秘导致津液受损的阴虚便秘等。

重用生白术治疗便秘应注意以下几个方面：①一定要用生白术。炒白术与生白术均有健脾益气之功，但炒白术燥湿力强，且有止泻之功，而生白术助运之力强，更有助于通便下行。②生白术使用剂量可从 15g 至 40g，临床使用中尚未见腹痛、腹泻等不适症状发生。③可配伍黄芪、党参、甘草、瓜蒌壳、枳实、决明子、生地黄、玄参等益气养阴理气之品。④主要适用于脾虚所致的便秘，如脾虚所致的气虚便秘、湿阻便秘等，辨证要点为神疲倦怠，面白少华，气短声低，或口不渴，或口渴不多饮，或渴喜温饮，舌质淡苔白，舌边有齿痕，舌体胖大而嫩，或舌面水滑，脉沉而虚弱、濡等；也可用于长期便秘导致津液受损的阴虚便秘及其他证型便秘，但须相应地加减运用对证方药。⑤除用于治疗原发性便秘外，也可用于继发性便秘，有利于原发病的治疗及患者的康复，如糖尿病兼便秘者。

### 2. 炒白术

白术炒后其挥发油含量均有不同程度的降低，增强了白术健脾和胃、补脾止泻的作用。炒白术是将蜜炙麸皮置于锅内，中火加热至冒烟时加入白术片，翻炒至药片表面焦黄色并有药物香气逸出时取出。这样就使白术挥发油含量下降，白术内酯含量增加，提高了胃肠的吸收能力，增加了消化酶的活性，从而白术的温中健脾之力增加，燥湿之力下降。

中医学认为，脾五行属土，喜燥恶湿，五色为黄，焦香味能入脾，根据同气相求理论，白术炒制后味焦香、色老黄，既能增强其健脾作用，又能缓和其燥性，临床主要用于脾胃虚寒引起的胃脘冷痛、泄泻等。凌老常用炒白术治疗脾气虚弱引起的腹胀、脘痞、纳差、便溏、头晕、消瘦、乏力、多汗等症，尤其是在治疗脾虚水肿、气虚自汗时多选用炒白术，常用剂量为 10～20g。

### 3. 焦白术

焦白术是将净白术用武火炒至外表焦褐色。研究发现，焦白术挥发油含量在所有白术炮制品中最少，且白术炒制时间越长，白术内酯含量越高。因此，其收涩温中的效果比炒白术强，具有补气健脾、涩肠止泻的功效，主要用于慢性寒性腹泻。在患者出现脾虚久泻不止，或便溏久治不愈时，凌老往往选用焦白术以增强收涩止泻之力，同时又可健脾益气，达到标本兼治的目的。

综合而言，凌老在临床上对三种白术的选用多根据患者大便情况来决定：便秘者使用大剂量生白术；便溏轻者选用炒白术；便溏重或久泻不止则用焦白术，且中病即止。其用药之精妙可窥见一斑。

（七）黄芩

黄芩味苦，性寒，归肺、胆、脾、胃、大肠、小肠经，功能清热燥湿、泻火解毒、止血安胎。《神农本草经》记载："主诸热黄疸，肠澼泄痢，逐水，下血闭，恶疮疽蚀火疡。"《滇南本草》记载："上行泻肺火，下行泻膀胱火，男子五淋，女子暴崩，调经清热，胎有火热不安，清胎热，除六经实火实热。"《本草正》曰："枯者清上焦之火，消痰利气，定喘咳，止失血，退往来寒热，风热湿热，头痛，解瘟疫，清咽，疗肺痿、乳痈发背，尤祛肌表之热，故治斑疹、鼠瘘、疮疡、赤眼；实者凉下焦之热，能除赤痢，热蓄膀胱，五淋涩痛，大肠闭结，便血，漏血。"

黄芩主要用于湿温、暑湿、胸闷呕恶、湿热痞满、黄疸泻痢、肺热咳嗽、高热烦渴、血热吐衄、胎动不安等。治湿温、暑湿证，因湿热阻遏气机而致胸闷恶心呕吐、身热不扬、舌苔黄腻者时，常配伍滑石、豆蔻、通草等，如《温病条辨》黄芩滑石汤；治湿热中阻，痞满呕吐时，常配黄连、半夏等，如《伤寒论》半夏泻心汤；治大肠湿热之泄泻、痢疾时，常配黄连、葛根等，如《伤寒论》葛根黄芩黄连汤；治湿热黄疸，常配茵陈、栀子；治肺热壅遏之咳嗽痰稠时，可单用，如《丹溪心法》清金丸；治肺热咳嗽气喘时，常配苦杏仁、桑白皮、苏子等，如《万病回春》清肺汤；治肺热咳嗽痰多时，常配法半夏，如《袖珍方大全》黄芩半夏丸；治火毒炽盛，迫血妄行之吐血、衄血等，常配大黄，如《圣济总录》大黄汤；治血热便血，常配地榆、槐花；治崩漏，常配当归等，如《古今医鉴》子芩丸；治火毒炽盛之痈肿疮毒，常配伍黄连、黄柏、栀子，如《外台秘要》黄连解毒汤；治热毒壅滞之痔疮热痛，常配黄连、大黄、槐花等；治血热胎动不安时，常配生地黄、黄柏等，如《景岳全书》保阴煎；治气虚血热胎动不安时，常配白术等，如《医学入门》芩术汤；治肾虚有热胎动不安时，常配熟地黄、续断、人参等，如《景岳全书》泰山磐石散。

凌老指出，柴胡与黄芩同有祛热之功效，但柴胡专主少阳往来寒热，少阳为枢，以柴胡宣通中外，调和气机；黄芩专主阳明蒸热，阳明居中，用黄芩开泄蕴著，前者主风木客邪，后者主湿土蕴著，临床需加以区别。

凌老在临证时，常将黄芩分别与柴胡、芍药和黄连配伍使用。柴胡能开气分之结，不能泄气分之热，芍药能开血分之结，不能清迫血之热，黄连能治湿生之热，不能治热生之湿，故黄芩配柴胡，清气分之热（参考小柴胡汤、大柴胡汤、柴胡桂枝干姜汤、柴胡桂枝汤）；黄芩配芍药，泄迫血之热（参考桂枝柴胡汤、黄芩汤、大柴胡汤、黄连阿胶汤、鳖甲煎丸、大黄䗪虫丸、奔豚汤、王不留行散、当归散）；黄芩配黄连，解热生之湿（参考半夏泻心汤、甘草泻心汤、生姜泻心汤、葛根黄芩黄连汤、干姜黄芩黄连人参汤）。

### （八）丹参

丹参味苦，性微寒，归心、心包、肝经，功能活血调经、祛瘀止痛、清心除烦、凉血消痈。《日华子本草》记载："养血定志，通利关节，治冷热劳，骨节烦痛，四肢不遂；排脓止痛，生肌长肉；破宿血，补新生血；安生胎，落死胎；止血崩带下，调妇人经脉不匀，血郁心烦；恶疮疥癣、瘿赘肿毒，丹毒；头痛、赤眼；热病烦闷。"《本草便读》曰："丹参，功同四物，能祛瘀以生新，善疗风而散结，性平和而走血……味甘苦以调经，不过专通营分。丹参虽有参名，但补血之力不足，活血之力有余，为调理血分之首药。其所以疗风痹去结积者，亦血行风自灭，血行则积自行耳。"

临床上运用丹参治疗血热瘀滞之证时，常配川芎、当归、益母草等，如《卫生鸿宝》宁坤至宝丹；治寒凝血滞者，常配吴茱萸、肉桂等；治血脉瘀阻之胸痹心痛、脘腹疼痛，常配伍砂仁、檀香，如《医学金针》丹参饮；治癥瘕积聚，可配伍三棱、莪术、鳖甲等；治跌打损伤，肢体瘀血作痛，常配伍当归、乳香、没药等，如《医学衷中参西录》活络效灵丹；治风湿痹证，可配伍防风、秦艽等祛风除湿药；治热毒瘀阻引起的疮痈肿毒，常配伍清热解毒药；治乳痈初起，常配伍金银花、连翘等，如《医学衷中参西录》消乳汤；治热病邪入心营之烦躁不寐，甚或神昏时，常配伍生地黄、玄参、黄连、竹叶等；治血不养心之失眠、心悸时，常配伍生地黄、酸枣仁、柏子仁等，如《摄生秘剖》天王补心丹。

凌老指出，丹参既能活血祛瘀，又能出新生血，还可凉血养血安神，故有"一味丹参，功同四物"之美誉。离经之血，瘀积于肌肉腠理、脉络、骨节之间，必用活血化瘀使之消散吸收，同时又要推陈出新、生血养血，"丹参，按《妇人明理论》云，四物汤治妇人病，不问产前产后，经水多少，皆可通用，唯一味丹参散，主治与之相同。盖丹参能破宿血，补新血，安生胎，落死胎，止崩中带下，调经脉，其功大类当归、地黄、芎䓖、芍药故也"（《本草纲目》），故"丹参，善治血分，祛滞生新，调经顺脉之药也"，"补血生血，功过归、地，调血敛血，力堪芍药，逐瘀生新，性倍芎䓖，妇人诸病，不论胎前产后，皆可常用"（《本草汇言》）。应用丹参时，注意妇女月经过多及无瘀血者禁服；孕妇慎服；反藜芦。

（九）紫菀

紫菀味苦、辛、甘，性微温，归肺经，具有温肺化痰止咳之效，临床多记载用于治疗咳嗽、血尿，而其通便之用少为人知。凌老治疗便秘时往往于处方中加入紫菀，验证了紫菀通便之效佳，不仅可用于治疗有肺系症状的便秘患者，对无肺系症状的便秘亦同样适用。

紫菀主降气，能止咳下气清痰。《本草从新》记载紫菀"苦能下达，辛可益金……虽入至高，善于达下。"《本草求真》曰紫菀"辛苦而温，色赤，虽入至高之脏，仍兼下降……用此上中下皆宜，且此辛而不燥，润而不滞，于肺金实为有益，然疏泄性多，培养力少。"叶天士在《临证指南医案》中亦有用紫菀等治肺之剂通利大便的记载，其云："丹溪每治在肺，肺气化则便自通。"《朱良春用药经验集》如此描述："紫菀所以能通利二便，是因其体润而微辛微苦，观其药材，须根皆可编成辫状，故紫菀又有'女辫'之名，其性润可知，润则能通，则能行，苦可泻火，故于二便之滞塞皆有效。"这些均说明了紫菀有通便之功。

对于紫菀治疗便秘的作用机理，凌老认为与其降肺气的作用是密切相关的。首先，在生理上二者密切联系，肺为脏属阴，大肠为腑属阳，二者互为表里，经络上二者紧密相连。正如《灵枢·经脉》所说："肺手太阴之脉，起于中焦，下络大肠，还循胃口，上膈属肺……"其次，功能上二者也相互联系，肺主气司呼吸，主宣发肃降、通调水道；大肠主传导，大肠的正常传导有赖于肺气的通降。《素问·灵兰秘典论》云："大肠者，传道之官，变化出焉。"说明大肠的功能以通为顺，其传导功能的正常与否与肺的主气功能密切相关。如唐宗海在《中西汇通医经精义·脏腑之官》中说：

"大肠所以能传道者，以其为肺之腑，肺气下达，故能传道。"再者，二者在病理上相互关联。《素问·五脏生成》云："诸气者，皆属于肺。"肺气宣通，气行则津液行，津液下行得以润泽肠道，则便秘可解。唐容川在《血证论》中对二者在病理上的联系做了精辟的论述："肺移热于大肠则便结，肺津不润则便结，肺气不降则便结。"这说明肺生理功能失调，肺热、肺津不润，肺气不降均有可能导致便结，肺与大肠之间的动态平衡失衡。

紫菀治便秘原属下病治上、腑病治脏之法，通便作用确实和清肺气以推动大肠有关。因大便秘结者，肺气鲜有不浊之理，即使不浊，腑病治脏也是可以理解的；况其体润能通，是其他药物所不具备的。因此，凌老治疗便秘，无论有无肺的症状，皆用紫菀，疗效颇佳。

（十）枳壳

枳壳味苦、辛、酸，性温，归肺、脾、胃、大肠经，功善理气宽中、行滞消胀。《开宝本草》载其"主风痒麻痹，通利关节，劳气咳嗽，背膊闷倦，散留结胸膈痰滞，逐水，消胀满，大肠风，安胃，止风痛。"《本草新编》云："枳壳性缓而治高，高者主气，治在胸膈。枳实性速而治下，下者主血，治在心腹。故胸中痞，肺气结也，用枳壳于桔梗之中，使之升提而上消。心下痞，脾血积也，用枳实于白术之内，使之荡涤而下化。总之，二物俱有流通破结之功，倒壁推墙之用。凡有积滞壅塞、痰结瘕痞，必须用之，俱须分在上、在下。上用枳壳缓治，下用枳实急治，断断无差也。然而切不可单用，必附之补气、补血之药，则破气而气不耗，攻邪而正不伤，逐血而血不损，尤为万全耳。"

凌老指出，枳实和枳壳同为酸橙及其栽培变种或甜橙的产品，但枳实为其夏收的干燥幼果，枳壳为秋收未完全成熟的干燥果实。二者均有行气消痞之功效，但枳实性酷而速，枳壳性和而缓，枳实的力量比枳壳要大，而且重在破气，有散结消痞的作用；枳壳的主要作用是行气宽中，兼有祛痰的作用，临床当细辨。

临床上运用枳壳治疗伤寒痞气、胸中满闷时，常配伍桔梗，一升一降以宣通胸中气滞，如《苏沈良方》枳壳汤；治胸中痰滞，气塞短气时，常配伍橘皮以化痰行气，如《医学入门》枳橘汤；治痰饮兼有食积者，常配半夏、桔梗、官桂以化痰理气蠲饮，如《医方选要》快活丸；治肝气郁滞，胁肋胀痛，常配伍柴胡、川芎、香附等，共奏疏肝理气、解郁止痛之功，如《杂病源流犀烛》枳壳疏肝散；治食积腹痛腹胀、不欲食时，常配伍神曲、麦芽、莱菔子等以消食化积、行气止痛，如《症因脉治》枳壳化滞汤；治脾胃虚弱，运化无力之食滞脘胀者，常配伍党参、白术等益气健脾之品，以消补兼施；治噫气呕逆、心腹胀闷、不欲饮食，常配伍橘皮、木香等药，如《普济方》降气丸；治热痢里急后重时，因其行气导滞之功，常配伍槟榔、大黄等，如《医便》枳壳大黄汤；治疗气虚肠燥、大便不畅时，常配伍人参、麦冬等；治妊娠胎气壅盛而胎动腹痛者，用枳壳可顺气安胎，常配苏梗、白术、黄芩等；治气虚下陷之脱肛、子宫脱垂时，内服枳壳常配伍益气升阳之党参、黄芪、升麻等，外用单味研末搽或与黄芪煎汤浸浴；治肠风下血或痔疮出血疼痛时，常配伍槐花、地榆、荆芥、黄连等以清肠止血、疏风利气止痛；治风疹瘙痒时，可单用本品煎汤内服，或与荆芥、苦参、苍耳子等煎汤洗浴。

（十一）郁金

郁金味辛、苦，性寒，归肝、胆、心经，功善活血止痛、行气解郁、清心凉血、利胆退黄，常生用或醋炙用。醋炙可增强疏肝止痛的作用。《本草备要》云其"行气，解郁，泄血，破瘀，凉心热，散肝郁，治妇人经脉逆行"。《本草经疏》云："郁金，本入血分之气药。其治以上诸血证者，正谓血之上行，皆属于内热火炎，此药能降气，气降……则血不妄行。"

郁金既入血分，又入气分，入血分可行血凉血，入气分可行气解郁，既有活血、凉血、清心之功，又有行气解郁、退黄之效，常用于瘀血内阻、肝气郁滞所致诸症；因郁金性偏寒凉，尤适用于血瘀气滞而有郁热者。临床上郁金常配伍柴胡、香附、延胡索、丹参等，用于肝郁气滞血瘀之胸腹胁肋胀痛、刺痛者；常配伍柴胡、栀子等，用于肝郁有热、气滞血瘀之经行腹痛、乳房胀痛者，如宣郁通经汤；常配伍丹参、赤芍、瓜蒌等治疗瘀血阻滞心脉的胸痹心痛。郁金入肝、胆经，可用于肝胆湿热证，常配伍茵陈、栀子、大黄等用于湿热黄疸；常配伍金钱草、鸡内金等用于胆石症；常配伍石菖蒲、竹沥、栀子等，用于湿温病湿浊蒙蔽清窍，神志不清者；

常配伍白矾、牛黄、胆南星等，用于癫狂、癫痫痰热蒙心者；常配伍生地黄、栀子、牛膝、牡丹皮等，用于肝郁化火，气火上逆，迫血妄行之衄血、吐血、妇女倒经；常配伍小蓟、白茅根等，用于热伤血络之尿血、血淋。根据中药"十九畏"，郁金不宜与丁香同用。

（十二）香附

香附味辛、微苦、微甘，性平，归肝、脾、三焦经，功善疏肝解郁、理气宽中、调经止痛。《本草纲目》载香附"利三焦，解六郁，消饮食积聚、痰饮痞满、跗肿腹胀、脚气，止心腹、肢体、头目、齿耳诸痛……妇人崩漏带下，月候不调，胎前产后百病"，"乃气病之总司，女科之主帅也"。《本草求真》云："香附，专属开郁散气，与木香行气，貌同实异。木香气味苦劣，故通气甚捷。此则苦而不甚，故解郁居多，且性和于木香，故可加减出，以为行气通剂，否则宜此而不宜彼耳。"

凌老指出，香附味辛，能窜能散，微苦能降，微甘能和，为补血之气药。生香附上行胸膈，外达皮肤；熟香附下走肝肾，外彻腰足，其炒炭可止血，盐水浸炒入血分，起润燥之用，青盐炒则补肾气，酒浸炒则行经络，醋浸炒则消积聚，姜汁炒则化痰饮。

香附为气血之品，不同的配伍就有不同的功效。香附配人参、白术则补气，配当归、地黄则补血，配木香则行滞和中，配檀香则理气醒脾，配沉香则升降诸气，配川芎、苍术则总解诸郁，配栀子、黄连则能降火热，配茯神则交济心肾，配茴香、破故纸则引气归原，配厚朴、半夏则决壅消胀，配紫苏、葱白则解散郁气，配三棱、莪术则消磨积块，配艾叶则治血气、暖子宫。《丹溪心法》越鞠丸中香附与苍术、川芎、神曲、栀子各等分相配伍，能解诸般郁。《妇人良方》醋附丸（香附半斤，醋煮，焙为末，醋和丸桐子大），可治元脏虚冷、月候不调、头眩、少食、浑身寒热、腹中急痛、赤白带下、心怔气闷、血中虚寒、胎气不固等。注意气虚无滞，阴虚、血热者慎服香附。

（十三）党参

党参味甘，性平，归脾、肺经，功善补脾益肺、养血生津，切厚片生用。《本草纲目拾遗》云其"治肺虚，能益肺气"。

党参具有类似人参而弱于人参的补脾益肺、生津之效，多用于治疗脾肺气虚证及气津两伤证。凌老临证时，常将党参与黄芪等配伍补益脾肺；与白术、茯苓等配伍以补气健脾除湿，用于脾气亏虚之体虚倦怠、食少便溏等症；也常与麦冬、五味子等配伍，用于气津两伤轻证。党参亦能养血，常配伍当归、白术等补益气血药物，用于气血双亏之面色苍白或萎黄、头晕心悸、体弱乏力等症。注意根据中药"十八反"，党参不宜与藜芦同用。

（十四）北沙参

北沙参味甘、微苦，性微寒，归肺、胃经，功善养阴清肺、益胃生津，生用。《本草从新》云其"专补肺阴，清肺火，治久咳肺痿"。《饮片新参》云其"养肺胃阴，治劳咳痰血"。《中药志》云其"养肺阴，清肺热，祛痰止咳。治虚劳发热，阴伤燥咳，口渴咽干"。

北沙参既能养肺胃之阴，又能清肺胃之热，为治疗肺阴虚或有燥热之干咳少痰，以及胃阴虚或热伤胃阴、津液不足之口渴咽干等症之良药，又为食疗之清补佳品。北沙参常与麦冬、玉竹、冬桑叶等配伍，治疗燥伤肺胃或肺胃阴津不足之干咳少痰或痨嗽久咳、咽干音哑等症，如《温病条辨》沙参麦冬汤；与知母、贝母、鳖甲等配伍，用于阴虚劳热、咳嗽咯血；常与山药、太子参、黄精等配伍以养阴、益气健脾，用于脾胃气阴两虚者；也可与石斛、玉竹、乌梅等配伍，治疗胃阴虚有热之口干多饮、饥不欲食、大便干结、舌苔光剥或舌红少津，以及胃痛、胃胀、干呕等症。现代研究发现，北沙参可与麦冬、石斛等配伍治疗慢性胃炎、消化性溃疡属胃阴不足者。注意根据中药"十八反"，北沙参不宜与藜芦同用。

（十五）南沙参

南沙参味甘，性微寒，归肺、胃经，功善养阴清肺、益胃生津、化痰益气，生用。《神农本草经》云其"主血积惊气，除寒热，补中，益肺气"。《本草纲目》记载其"清肺火，治久咳肺痿"。《饮片新参》云其"清肺养阴，治虚劳咳呛痰血"。

凌老指出，南沙参可清肺热、养胃阴，虽养阴清热之力不及北沙参，但还能益肺气、化痰，可用于治疗气阴两伤之干咳痰黏、气短喘促等症，常与北沙参、麦冬、知母、川贝母配伍；因其又入胃经，能清胃热、养胃阴，故常与玉竹、麦冬、地黄等配伍，如益胃汤用于胃阴虚有热之口燥咽干、大便秘结、舌红少津及饥不欲食等症。此外，南沙参略有补脾肺之气的作用，故也可用于治疗温热病、邪热耗伤气阴之咽干口渴、乏力等症，临证时皆可参考运用。注意根据中药"十八反"，南沙参不宜与藜芦同用。

（十六）百合

百合味甘，性寒，归肺、心经，功善养阴润肺、清心安神，生用或蜜炙用。典籍对其颇多记载，《神农本草经》云其"主邪气腹胀，心痛，利大小便，补中益气"。《药性论》云其"除心下急、满、痛，治脚气，热咳逆"。《本草衍义》记载其"治伤寒坏后百合病"。《医学入门》提及百合"治肺痿，肺痈"。《本草纲目拾遗》云其"清痰火，补虚损"。

凌老指出，百合甘、微寒而润，既能养阴润肺止咳，又能清心安神。其常与款冬花配伍，用于治疗肺燥或阴虚之久咳等症；与地黄、玄参、川贝母等配伍，用于肺虚久咳、劳嗽咯血，如《周慎斋遗书》百合固金汤；与麦冬、酸枣仁、丹参等清心安神药配伍，治疗热病余热未清之心烦失眠；在《金匮要略》中，百合常与地黄、知母等养阴清热药配伍，治疗百合病之神志恍惚、情绪不能自主、口苦、小便赤等症。此外，百合可养胃阴、清胃热，可用于治疗胃阴虚之胃脘疼痛。但本品性寒，故脾肾虚寒、便溏者不宜使用。

（十七）麦冬

麦冬味甘、苦，性微寒，归肺、胃、心经，功善养阴生津、润肺清心，生用。《神农本草经》言其"久服轻身，不老不饥"。《本草分经》称其"润肺清心，泄热生津，化痰止呕，治嗽行水"。《医学衷中参西录》言其"能入胃以养胃液，开胃进食，更能入脾以助脾散精于肺，定喘宁嗽"。《名医别录》云麦冬"主治身重目黄，心下支满，虚劳，客热，口干、燥渴，止呕吐，愈痿蹶，强阴，益精，消谷调中，保神，定肺气，安五脏，令人肥健，美颜色"。

凌老指出，麦冬质地滋润，既能养肺胃之阴而生津润燥，又能清心除烦热，对肺、胃、心三经，无论阴虚有热还是温病热邪伤阴所致之证皆常使用，养胃阴、生津液之功尤佳。麦冬常与地黄、玉竹、沙参等益胃生津药配伍，治疗热伤胃阴，口干舌燥，如《温病条辨》益胃汤；与半夏、人参配伍，用于治疗胃阴不足之气逆呕吐，如《金匮要略》麦门冬汤；与阿胶、桑叶、杏仁等配伍，用于治疗阴虚肺燥有热之咽干鼻燥、燥咳痰黏，如《医门法律》清燥救肺汤；与天冬配伍称"二冬"，可用于治疗肺肾阴虚之劳嗽咯血；与地黄、黄柏、知母等滋阴降火药配伍，用于治疗阴虚火旺咳嗽；与地黄、酸枣仁、柏子仁等滋阴安神药配伍，用于治疗心阴虚有热之心烦、失眠多梦、心悸怔忡、健忘诸症，如《摄生秘剖》天王补心丹；与黄连、地黄、竹叶心等配伍，可清营解毒、透热养阴，用于治疗热伤心营，身热烦躁、舌绛干之症，如《温病条辨》清营汤；还常与地黄、玄参配伍以滋阴润肠通便，用于治疗热邪伤津之肠燥便秘，如《温病条辨》增液汤。

（十八）女贞子

女贞子味甘、苦，性凉，归肝、肾经，功善滋补肝肾、明目乌发，生用或酒制用。《神农本草经》云其"主补中，安五脏，养精神，除百疾，久服肥健"。《本草蒙筌》云其"黑发黑须，强筋强力，多服补血去风"。《本草纲目》云其"强阴，健腰膝，明目"。《本草备要》称其"益肝肾，安五脏，强腰膝，明耳目，乌髭发，补风虚，除百病"。《本草再新》称其"养阴益肾，补气疏肝，治腰腿疼，通经和血"。

女贞子甘苦性凉质润，药性缓和，可用于久病虚损，肝肾阴虚之目暗不明、须发早白、腰膝酸软、眩晕耳鸣、失眠多梦、遗精等症，常与墨旱莲配伍，即为二至丸；常与生地黄、知母、地骨皮等养阴清虚热药物配伍，用于治疗阴虚内热之潮热心烦者；常与地黄、山药、天冬等药物配伍以滋阴补肾，用于治疗肾阴亏虚消渴者；也可与地黄、谷精草、石决明等配伍以滋阴清肝明目，用于治疗阴虚有热、目微红畏光、眼珠作痛者。

（十九）首乌藤

首乌藤又称夜交藤，味甘，性平，归心、肝经，功善养血安神、祛风通络，生用。《本草纲目》记载："风疮疥癣作痒，煎汤洗浴，甚效。"《本草再新》云其"补中气，行经络，通血脉，治劳伤"。《本草正义》云其"治夜少安寐"。

首乌藤药力平和，补益兼通行，既可养血安神，用于治疗血虚心烦、失眠多梦，又可祛风邪、通经络，治疗血虚身痛、肢体麻木、风湿痹痛者。首乌藤常与合欢皮、酸枣仁等配伍，治疗心肝阴血亏虚，心神失养之心神不宁、失眠多梦；与珍珠母、龙骨、牡蛎等药物配伍以潜阳安神，用于治疗阴虚阳亢，热扰心神之虚烦失眠；常与鸡血藤、川芎、当归配伍，起养血通经、祛风止痛之功，治疗血虚身痛；也可与羌活、桑寄生、独活等祛风湿药配伍使用，治疗风湿痹痛。首乌藤还可与蝉蜕、地肤子、浮萍等配伍煎汤外洗，共起祛风止痒之效，治疗风疹瘙痒、疥癣等皮肤瘙痒之症。现代研究发现，首乌藤与鸡血藤、墨旱莲、金樱子等配伍，还可用于治疗带下遗精、四肢痿软。

### （二十）半枝莲

半枝莲，别名韩信草、并头草、牙刷草，味辛、苦，性寒，归肺、肝、肾经，具有清热解毒、散瘀止血、利尿消肿、抗癌之效。《全国中草药汇编》称其"治肿瘤、阑尾炎、肝炎、肝硬化腹水、肺脓疡"。《南京民间药草》称其"破血通经"。《广西药用植物图志》云其"消炎，散瘀，止血，治跌打伤、血痢"。《泉州本草》云其"清热，解毒，祛风，散血，行气，利水，通络，破瘀，止痛，内服主血淋、吐血、衄血；外用治毒蛇咬伤、痈疽、疔疮、无名肿毒"。《南宁市药物志》云其"消肿，止痛，治跌打、刀伤、疮疡"。《江西草药》云其"清热解毒，消肿止痛"。《福建药物志》云其"主治痢疾、吐血、血淋、肝炎、肺结核、淋巴腺炎、癌肿、胃痛、风湿关节痛、小儿高烧、白带、乳腺炎、蛇头疔、颈淋巴结核、角膜炎、疮疡肿毒、跌打损伤、狂犬及毒蛇咬伤"。《浙江药用植物志》云其"治咽喉肿痛"。

半枝莲用途广泛，可治疗热毒痈肿、咽喉疼痛、肺痈、肠痈、瘰疬、毒蛇咬伤、跌打损伤、吐血、衄血、血淋、水肿、腹水及癌病等。治疗咽喉肿痛时，常配伍土牛膝以清热利咽；治肺痈时，配伍鱼腥草、金荞麦以清肺消痈；治跌打损伤，瘀滞肿痛，常配乳香、没药等活血行气止痛药；

治血热吐血、衄血、血淋，可取鲜品捣汁服，也可与其他药物配伍，如治尿血常与小蓟、白茅根、车前子等同用，以清热利尿、凉血止血；治疗湿热不化导致小便不利、水肿等症时，既可单用，也可与泽泻、车前子等渗湿利尿药合用；治疗肠痈、胃癌、食管癌、直肠癌、宫颈癌时，与白花蛇舌草同用。因其散瘀、消肿功效奇特，故体虚及孕妇慎服本品。

（二十一）白花蛇舌草

白花蛇舌草味苦、甘，性寒，归胃、大肠、小肠经，功善清热解毒消痈、利湿通淋，生用。《广西中药志》载其"治小儿疳积，毒蛇咬伤，癌肿；外治白泡疮、蛇癞疮，少数地区用治跌打、刀伤、痈疮"。《广西中草药》云其"清热解毒，活血利尿，治扁桃体炎、咽喉炎、阑尾炎、肝炎、痢疾、尿路感染、小儿疳积"。

白花蛇舌草临床常用于治疗痈肿疮毒、咽喉肿痛、毒蛇咬伤及湿热淋证等。本品苦甘寒，凡热毒所致之证皆可应用，为治外痈、内痈之常用药，亦可解蛇毒。因其清热解毒消肿之功，可广泛用于各种恶性肿瘤而见热毒内盛者。白花蛇舌草常单用捣烂外敷，或与蒲公英、紫花地丁、野菊花等药物配伍以清热解毒，用于治疗热毒疮痈、毒蛇咬伤；与大血藤、败酱草、牡丹皮等药物配伍以活血消痈，用于治疗肠痈腹痛；与玄参、射干、牛蒡子等药物配伍以清热利咽，治疗咽喉肿痛；与石韦、车前草等配伍以清热利尿通淋，用于治疗热淋小便涩痛。

（二十二）金荞麦

金荞麦味微辛、涩，性凉，归肺经，功善清热解毒、排脓祛瘀，生用。《新修本草》云其治"赤白冷热诸痢，断血破血，带下赤白，生肌肉"。《本草纲目拾遗》云其"治喉闭，喉风喉毒，用醋磨漱喉，治白浊，捣汁冲酒服"。

本品辛散凉清，专入肺经，既可清热解毒消痈，又能清肺化痰祛瘀，以治疗肺痈咳吐腥臭脓痰或咳吐脓血为其所长，可单用，亦可与鱼腥草、金银花、芦根等配伍应用。治肺热咳嗽、咳痰黄稠时，常与黄芩、瓜蒌、天花粉等药物配伍以清热化痰；治疗咽喉肿痛时，常与山豆根、牛蒡子、射干等同用以解毒利咽。此外，金荞麦配伍蒲公英、紫花地丁等药，可用于治疗疮痈疖肿或毒蛇咬伤；与何首乌等药配伍，可用于治疗治瘰疬痰核。本品尚有健脾消食之功，与茯苓、麦芽等同用，可治疗腹胀食少、疳积消瘦等。

### （二十三）玳玳花

玳玳花，别名回青橙、枳壳花、酸橙花，味辛、甘、微苦，性平，归脾、胃经，功善理气宽胸、和胃止呕。《草花谱》云其"细而香，闻之破郁，结篱旁种之，实可入药"。《饮片新参》云其"理气宽胸，开胃止呕"。《动植物民间药》称其"治腹痛、胃痛"。《浙江中药手册》称其"调气疏肝，治胸膈及脘宇痞痛"。

玳玳花具有理气宽胸、和胃止呕之效，可用于治疗胸中痞闷、脘腹胀痛、不思饮食、恶心呕吐等症。玳玳花可理气解郁、疏肝和胃，凌老常用其与玫瑰花配伍以调气疏肝，治疗胸腹痞闷、胀痛等症。

### （二十四）腊梅花

腊梅花，为腊梅的花蕾，1～2月间采摘，晒干或烘干，其味辛，性凉，归肺、脾经，功能解暑生津、开胃散郁、止咳，可水煎服或外用。《本草纲目》载其"解暑，生津"。《浙江中药手册》称其"治暑温胸痞烦渴，小儿麻疹，百日咳"。《江苏植药志》称其"治心烦口渴，气郁胃闷"。

腊梅花可用于治疗暑热头晕、呕吐、气郁胃闷、麻疹、百日咳等；此外，《岭南采药录》记载其以茶油浸涂外用，或浸于花生油或菜油中成"腊梅花油"，可治疗烫火伤。凌老常用腊梅花以开胃散郁，治疗胃脘胀闷、呕吐、气郁等症。

### （二十五）香橼

香橼味辛、苦、酸，性温，归肝、脾、肺经，功善疏肝解郁、理气和中、燥湿化痰。《本草从新》云其"平肝舒郁，理肺气，通经利水"，以及"辛苦酸温，入肺、脾二经，理上焦之气而止呕，进中州之食而健脾，除心头痰水，治痰气咳嗽（煮酒饮），心下气痛，性虽中和，单用多用，亦损正气，须与参术并行，乃有相成之益尔"。《本草便读》云其"下气消痰，宽中快膈"。《医林纂要》云其"治胃脘痛，宽中顺气，开郁"。

香橼可用于治疗肝郁胁肋胀痛，脾胃气滞之脘腹胀痛、嗳气吞酸、呕恶食少、痰饮咳嗽、胸膈不利等症。现代研究发现，其可用于治疗胃十二指肠急慢性炎症及溃疡、胃痉挛、肝功能异常等属脾胃气滞或肝胃不和者。治肝郁胸胁胀痛，常配伍佛手、柴胡、郁金等；治脾胃气滞之脘腹胀痛、嗳气吞酸、呕恶食少，常与木香、砂仁、藿香等同用；香橼皮性味苦温，又能燥湿化痰，可治疗痰湿壅滞或兼有气滞咳痰之证，常配伍半夏、茯苓等。香橼药性平和，善理肝胃气滞，而陈皮药力较强，善理脾胃气滞，香橼与陈皮合用，则可使理气燥湿化痰之功增强，适用于脾胃或肝胃气滞、痰湿咳嗽等。本品虚人慎服。

（二十六）佛手

佛手味辛、苦、酸，性温，归肝、脾、胃、肺经，具疏肝解郁、理气和中、燥湿化痰之效。《本草纲目》载其"煮酒饮，治痰气咳嗽；煎汤，治心下气痛"。《滇南本草》载其"补肝暖胃，止呕吐，消胃寒痰，治胃气疼痛，止面寒疼，和中行气"。《本经逢原》云其"专破滞气，治痢下后重，取陈年者用之"。《本草再新》云其"治气舒肝，和胃化痰，破积，治噎膈反胃，消癥瘕瘰疬"。《随息居饮食谱》云其"醒胃豁痰，辟恶，解酲，消食止痛"。

佛手清香浓郁，药食俱佳，可用于治疗肝郁气滞及肝胃不和之胸胁胀痛、脘腹痞满，脾胃气滞之脘腹胀痛、呕恶食少，咳嗽日久痰多、胸膺作痛等。在现代，佛手鲜品和佛手片皆气味芳香，均有疏肝解郁、理气和中、燥湿化痰之功，然一般临床多用生品切片，少用鲜品。凌老指出，佛手气味清香，药性平和，虽为辛苦而温之品，却无燥烈之弊，能入肺、肝、脾、胃四经，对多种气机不畅之证均可应用，可用于胸腹胀痛等症。治疗肺气郁滞胸闷及脾胃气滞，常配伍木香、枳壳等；治疗肝气郁结及肝气犯胃之证，常配伍青皮、川楝子等。本品化痰止咳之力较弱，而兼理气宽胸之功，对咳嗽日久痰多而见胸膺闷痛者甚宜，可配伍橘络、丝瓜络、枇杷叶等。此外，佛手药性平和，善理肝胃之气；陈皮药性较强，善理脾胃气滞又兼健脾之功，合用则可加强理气燥湿化痰之效，适用于脾胃或肝胃气滞证及痰多咳嗽等。阴虚有热、气虚无滞者慎用本品。

（二十七）木香

木香味辛、苦，性温，归脾、胃、大肠、胆、三焦经，功善行气止痛、健脾消食。《神农本草经》云其"主邪气……强志，主淋露"。《药性论》云其"治女人血气刺心，心痛不可忍，末酒服之，治九种心痛，积年冷气，痃癖癥块、胀痛，逐诸壅气上冲，烦闷，治霍乱吐泻、心腹疠刺"。《日华子本草》云其"治心腹一切气，止泻，霍乱，痢疾，安胎，健脾消食，疗羸劣，膀胱冷痛，呕逆反胃"。《医学启源》云其"除肺中滞气"。《本草要略》载"经络中气滞痰结者，亦当用之"。《本草纲目》云其"乃三焦气分之药，能升降诸气"。

木香生用行气力强，煨用适于止泻。生木香气芳香而辛散温通，善于调中宣滞、行气止痛，为治疗脘腹气滞胀痛证之常用品；煨木香行气力缓而实肠止泻之力较强，多用于脾虚泄泻、肠鸣腹痛等。治疗脾胃气滞，脘腹胀痛，常与枳壳、厚朴、陈皮等配伍；治气滞胸膈痞闷时，常配伍檀香、豆蔻、藿香等，如《和剂局方》匀气散；治食滞中焦、脘痞腹痛时，常配伍橘皮、半夏、枳实等，如《内外伤辨惑论》木香化滞汤；治寒凝中焦、气滞食积时，常配伍干姜、枳实、白术等，如《兰室秘藏》木香干姜枳术丸；若脾虚气滞，脘腹胀满、嗳气食少、便溏，常配伍党参、白术、陈皮等，以益气补中、理气和胃，如《古今名医方论》香砂六君子汤；治食积气滞，常配伍砂仁、枳实、白术等；治肝气郁结，胁肋胀满，甚则刺痛不舒，配香附、乌药、青皮等，如《万病回春》木香调气散；治湿热黄疸，常配伍茵陈、大黄、金钱草等；治积滞内停，蕴湿生热而致脘腹痞满胀痛、大便不畅，或痢疾里急后重，配伍大黄、香附、槟榔等，如《儒门事亲》木香槟榔丸；治湿热壅滞大肠，泻痢后重，常配伍黄连等，以加强清热燥湿之效，如《兵部手集方》香连丸。本品辛温，注意脏腑燥热、阴虚津亏者禁服。

（二十八）砂仁

砂仁味辛，性温，归脾、胃、肾经，功善化湿行气、温中止泻、安胎，生用，后下。《药性论》云其"主冷气腹痛，止休息气痢，劳损，消化水谷，温暖脾胃"。《本草纲目拾遗》云其"主上气咳嗽，奔豚，惊痫邪气"。

《日华子本草》云其"治一切气，霍乱转筋，心腹痛"。《本草蒙筌》云其"止恶心，却腹痛"。《本草纲目》云其"补肺醒脾，养胃益肾，理元气，通滞气，散寒饮胀痞，噎膈呕吐，止女子崩中，除咽喉口齿浮热，化铜铁骨鲠"。《医林纂要》云其"润肾，补肝，补命门，和脾胃，开郁结"。

砂仁辛香温散，主入脾、胃经，是芳香化湿、醒脾和胃良药，善治湿浊中阻证，又长于温中行气，尤适于中焦寒湿气滞者；可温中止泻、止呕，用于脾胃虚寒之呕吐、泄泻等；其亦可理气安胎，用于妊娠恶阻、胎动不安等。治湿阻中焦之脘腹痞闷、食少纳呆、呕吐泄泻等，常与豆蔻、厚朴、陈皮等配伍；治寒湿中阻之脘腹胀满冷痛、食少腹泻，常与干姜、厚朴等温中化湿药配伍；治脾胃湿阻气滞时，常与木香、枳实等配伍，如《景岳全书》香砂枳术丸；治中焦寒湿气滞兼脾胃虚弱之证，可配健脾益气之党参、白术、茯苓等，如《和剂局方》香砂六君子汤；治脾胃虚寒之呕吐、泄泻，常与干姜、炒白术等温中止呕止泻药配伍；治妊娠胃虚气逆、呕吐不食，可单用，如《济生方》缩砂散；治妊娠气滞恶阻及胎动不安，常与苏梗、白术等配伍；治气血不足之胎动不安，常与人参、白术、当归等配伍以益气养血安胎，如《古今医统大全》泰山磐石散。本品辛温，阴虚血燥、火热内炽者慎用。

（二十九）黄芪

黄芪古称"黄耆"，性温，味甘，入肺、脾经，为临床常用之补益药物，具补气健脾、升阳举陷、益卫固表、利尿消肿、托毒生肌之功。《神农本草经》将黄芪列为上品，谓其"主痈疽久败疮，排脓止痛，大风癞疾，五痔鼠瘘，补虚，小儿百病"。其后，《名医别录》加以补充，言其"逐五脏间恶血，补丈夫虚损，五劳羸瘦，止渴，腹痛泄利，益气，利阴气"。《珍珠囊》对黄芪的作用进行高度概括："黄芪甘温纯阳，其用有五：补诸虚不足，一也；益元气，二也；壮脾胃，三也；去肌热，四也；排脓止痛，活血生血，内托阴疮，为疮家圣药，五也。"

凌老常用黄芪治疗多种疾病，且运用黄芪有三大特点，即生用、重用、炙用。生用可避温补碍气之弊，重用可生扶助元气之功，炙用可奏治病强身之效。黄芪补气健脾，能恢复脾之升清固摄功能，脾气健，则统摄有权，气足而能摄血，不止血而达血自止之功；脾为后天之本，脾气健旺则气血生化有源。气属阳为无形，血属阴则有形，有形之血不能速生，必得无形之气以生之。所以，凌老常用黄芪补气止血、生血补血。黄芪入肺能补益肺气、益卫气，凌老常合用党参、太子参、白术健脾益气以助肺司宣降、固表止汗。比如黄芪配白术、防风为"玉屏风散"，凌老常用其固表实卫气而御外邪。黄芪有托毒生肌之功，多用于气血不足，疮疡内陷、脓成不溃或久溃不敛者。《本草汇言》云："痈疡之脓血肉溃，阳气虚而不愈者，黄芪可以生肌肉；又阴疮不能起发，阳气虚而不溃者，黄芪可以托脓毒。"因此，张元素《珍珠囊》及汪昂《本草备要》均称其为"疮家圣药"。凌老在临证中，喜重用生黄芪，剂量达30g以上，常用于治疗疽毒内陷、痔瘘术后尿潴留、乳腺癌术后补虚、脱疽等病证；不仅用于治疗痈疽溃后气虚，久不收口，还常用于痈疽未溃时气血虚不能托毒外出。黄芪功能益气健脾，运阳而利水，能用于水肿而兼有气虚者，调和肺、脾、肾失衡失和状态，恢复脏腑间运输水液之动态平衡。凌老推崇张景岳的"凡水肿等证乃肺、脾、肾相干之病，盖水为至阴，故其本在肾；水化于气，故其标在肺，水唯畏土，故其制在脾"。凌老临证治疗水肿重视脾运化水液，肺主宣发、通调水通，肾的气化功能的正常发挥，常善用黄芪。现代研究证实，黄芪能调整机体免疫状态，抑制胰岛异常免疫反应，降低血糖。糖通饮是凌老治疗糖尿病的经验方，由六味地黄汤加黄芪、地骨皮、决明子、桑叶、木瓜、丹参等而成。六味地黄丸滋补肝肾之阴；地骨皮消虚热；决明子清肝热、润肠通便，桑叶清肺热，二者共用以除燥热；丹参活血行血、通脉络；木瓜疏经通络，调和气阴失和失衡之状态，恢复机体动态平衡。

（三十）鸡血藤

鸡血藤又称"血藤""血枫藤""过江龙"，味苦、微甘，性温，入肝、肾经，有活血补血、调经止痛、舒筋活络的功效。《本草纲目拾遗》称其"壮筋骨，已酸痛，和酒服……治老人气血虚弱，手足麻木，瘫痪等证；男子虚损，不能生育及遗精白浊……妇人经血不调，赤白带下；妇人干血劳及子宫虚冷不受胎"。《饮片新参》云其"去瘀血，生新血，流利经脉；治暑痧、风血痹症"。现代药理研究表明，鸡血藤含鸡血藤醇、蒲公英赛醇、油菜甾醇、豆甾醇、谷甾醇等化学成分，可增强机体细胞免疫功能，增强子宫的能量代谢，增加心肌血流量，以及具有镇静、抗炎、降血压作用，尤其有兴奋造血功能的作用。凌老临证时善用鸡血藤，如用其补益肝脾肾、养血补血、行血舒筋，常合用二至丸、逍遥丸，治疗肝肾亏虚、脾肾不足、气血亏虚之月经后期、脱发、眩晕等症。

## 二、常用药对

### （一）香附、郁金

郁金既入气分，又走血分；既能活血止痛，又可行气解郁；是"血分之气药"，入血则散瘀，入气则疏肝，入心则开窍，尤宜于治疗血瘀气滞有郁热之证。对偏气滞者常配伍香附；郁金又可清心凉血、清降痰火以开窍，可治血热妄行的各种出血证和湿浊、痰热蒙蔽心窍所致神志不清及癫痫、癫狂之证，还能利胆退黄，用于治疗湿热黄疸及胆石症。

香附专入气分，功善疏肝行气，又能调经止痛，故誉为"气病之总司，妇科之主帅"。香附还能入脾经，有健胃、驱除消化道积气的作用。

二者均味辛、苦，归肝经，具疏肝解郁止痛之功。醋制后，二者疏肝止痛作用增强。凌老常将二者相配，既取郁金利血中之气，亦取香附行气中之血，一寒一温，相伍则共奏理气活血、调和气血之功，为凌老"和法"的体现。

### （二）黄芪、女贞子

女贞子善清虚热，历来为医家常用的扶正药物。现代药理表明其具有调节机体免疫、抗肿瘤作用。女贞子甘苦，性凉，长于滋补肝肾、补益，兼能清解；黄芪长于补气升阳、益卫固表，偏于温补固护。两者相伍，一温一凉，一补肝肾，一补脾肺，阴阳兼顾，既取女贞子滋补肝肾、黄芪益气补中升阳之功，又取于女贞子清热、黄芪益气以行血之效，祛邪扶正兼顾，调和脏腑、阴阳、气血之动态平衡，亦为凌老"和法"的体现。两药同用，常用于癌病中晚期正虚邪存，或久病虚损、肝肾不足等证。

## （三）白花蛇舌草、半枝莲

白花蛇舌草与半枝莲皆属清热解毒类中药，均以全草入药，均具有清热解毒、活血化瘀、消肿软坚的功效，为临床上治疗肿瘤、炎症的经验配伍。现代临床研究发现，二者配伍，既能清热解毒，又可活血化瘀以消肿溃坚，对于肺癌、胃癌、宫颈癌、乳腺癌等疾病确有疗效，且优于使用单味药。

凌老认为，癌病的发病基础根本在于本虚标实，而随着疾病进展，癌瘤将继续耗伤人体的气血津液，致气血阴阳失衡，发生一系列转变。癌病中晚期，常由于各脏腑功能紊乱，化生痰湿、瘀血等病理产物，相互错杂而加重病情。因此，无论癌病发于何脏何腑，扶正补虚、抗癌解毒是其总的治疗原则。临证时，白花蛇舌草、半枝莲合用可以清热解毒、消肿溃坚，纠正脏腑失衡失和的状态，祛除痰湿、瘀血等实邪，对于癌病患者术后或者是化疗、放疗后的调理，抑制癌细胞的再生具有很好的疗效。

## （四）茵陈、金钱草

茵陈味苦、辛，性微寒，归脾、胃、肝、胆经，功善清利湿热、利胆退黄。茵陈苦泄下降，微寒清热，推陈致新，善清利脾胃肝胆之湿热、退黄，使之从小便而出，为古今治疗黄疸之要药。现代药理研究证明，茵陈有显著的利胆和保肝作用。金钱草味甘、咸，性微寒，归肝、胆、肾、膀胱经，具有利湿退黄、利尿通淋、解毒消肿之效。金钱草甘淡利尿，咸能软坚，微寒清热，既能清肝胆之湿热、利胆退黄，又入肾与膀胱经，善除下焦湿热、利尿通淋排石，为治疗湿热黄疸之良品、石淋之要药。

凌老认为，茵陈苦寒降泄，功偏于退黄、利湿、利肝；金钱草甘、咸，微寒，功偏于软坚、排石、利胆。二药配伍，增强清利湿热、清肝利胆之效，适用于肝胆湿热之证。

## （五）玫瑰花、玫瑰花

玫瑰花味辛、甘、微苦。玫瑰花味甘、微苦，性温，归肝、脾经，功善疏肝解郁、活血止痛。二者为芳香之药，皆药性平和，既能理气，又可和胃。凌老常将二者配伍使用，增强理气疏肝解郁之功，用于治疗胸腹痞闷、胀痛等症。对肝气郁滞的非孕期人群，也可用玳玳花、玫瑰花泡茶饮用。

（六）百部、百合

百合甘、微寒质润，能养阴润肺止咳，适于肺燥或阴虚之久咳、痰中带血。百部味甘、苦，性微温，归肺经，功善润肺下气止咳、杀虫灭虱。百部专入肺经，功专止咳，蜜制能润肺，无论外感、内伤、久咳、暴咳，凡咳嗽皆可用之。

两者一寒一温，配伍可增强润肺止咳之效，而无过寒过热之弊，适用于肺热久咳伤阴、肺肾阴虚、劳嗽咯血等。

（七）佛手、香橼

二者皆辛香苦温，归肝、脾、肺经，药力平和，均能疏肝解郁、理气和中、燥湿化痰。然而，佛手力较香橼为强，又偏于理肝胃之气而止痛效佳；香橼力较佛手为缓，又偏理脾肺之气而化痰效佳。香橼常与佛手相须为用。二药配伍，无燥烈之弊，而理气宽胸止痛、疏肝和胃、健脾化痰之力益彰，对多种气机不畅之证均可应用。

（八）木香、砂仁

木香与砂仁皆可行气止痛，而木香长于健脾理气、通畅气滞，善调中焦脾胃之气机；砂仁善于温中化湿、醒脾和胃、宣导气机。二者合用，则和中理气、消食化滞的功效更强，常用于治疗气滞、食停所致的脘腹痞满胀痛、食欲不振、恶心、吐泻及痢疾里急后重等。

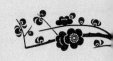

# 第四章
# 遣方心悟

　　凌老指出，辨证论治就是在辨证清楚的基础上，对疾病施以恰当的治疗方法，即"法随证立""方从法出"。而"和法"，不仅需要医者在疾病动态过程中抓住主要矛盾，找到疾病"阴阳失衡"所在，通过调和脏腑、调和寒热、调和气血、调和阴阳等方式，利用药物的偏性来纠正调整机体脏腑、寒热、气血、阴阳等失衡失和之偏性，使人体恢复阴平阳秘的生理状态；而且在选方、用药上也要根据体质、地域、四时节气的不同而组方，以达到寒热平调、攻补兼施、方药平衡之目的。

# 第一节　遣方技巧

## 一、寒热平调，攻补兼施

疾病病机复杂，因病位的特殊性、病因的多样性、体质的差异性、病情的复杂性，单纯的温里或清热、补虚或祛邪等治法，难以适应复杂的病机。凌老认为，治疗的关键在于利用药物的偏性与补泻功能，调和寒热之间、虚实之间的失衡。

另外，凌老强调寒热并用、攻补兼施是以促进人体气血、脏腑、阴阳等恢复平衡为目的，而不是指用药中要求药量、药力的平均，故方中寒与热、攻与补的用药数量和剂量当依辨证不同而有所侧重。临床实践中，若以祛邪为主，在祛邪的同时则要兼顾正气，如需清热除邪，当用寒药的同时要适当配用温药以免苦寒伤阳；如需散寒除邪，则用温药的同时适当配伍凉药以免燥热伤阴。以扶正为主时，若是阳气偏衰，则温阳益气的同时，适当配伍偏凉的滋养阴血之药，以免温阳太过致阳亢阴虚；若为阴血偏衰，用滋养阴血之药的同时，要适当配伍偏温的益气通阳药，以免阴柔太过而阻碍阳气升发。

## 二、善抓主症，紧扣病机

主症即是能够反映和代表某证候病情病机的症状及舌脉特征，为疾病的主要矛盾所在。凌老强调，临证时可能会遇到诸多的症状让医者对疾病一时无从下手，此时需理清思路，抓住患者最主要的证候特点，并据此选方用药，很多时候在解决了主要矛盾之后，其他的症状也就随之消失了。

抓住主症就是要切中病机，不但要对每一证候产生的机理特点非常熟悉，还需对其所对应的病机变化了然于胸，才能在临床辨证时丝丝入扣。例如咳嗽病，治疗之方剂尤其多，若出现咳痰清稀，如泡沫状，是选用外寒内饮之小青龙汤，还是选用寒饮内伏的苓甘五味姜辛汤，就需抓住主症，审清病机，方能得出有效的治疗方案。

### 三、守与变方

中医历来有"效不更方"之说。对此，凌老提出，效与更方的关系当据病机而定，或效不更方，或效必更方，或不效亦不更方。若辨证准确，处方恰当，已经见效，在短期内病机未发生大的变化，则应守其法，据病情微调其方，终可获良效。但疾病是一个动态发展的过程，若病机已转，则"方随证变"，及时转法变方，才能收效满意。而对于服药一段时间内未明显见效者，应仔细审查各个环节，在确认辨证无误、选方精当、用药适宜的前提下，若病机未变，虽症状未见改善，但无不良反应或舌脉已有好的变化，多为疗效积累过程中的常见现象，亦即由量变到质变的过渡阶段，应坚持守法服药，终可见良效。可见，更方与否，当据病情而灵活把握，切莫机械呆板、执一而终或妄以更方。

### 四、创新求变

仲景制方，多味少而力专。这样取效虽捷，但对于病证复杂者，力尚单薄。对此，凌老认为，当依据病机主症，合用经方，甚至经方与时方合用，以增强疗效。因此，凌老在经方基础上，以"和法"为指导思想灵活化裁，疗效显著，自拟的糖通饮及疏肝和胃汤就是其代表。

### 五、一药多用

凌老常从传统中药的性味功用认识出发，结合现代药理研究的成果选择药物。在药物的遴选上，尽可能选择一药能兼顾多种性能的药物，故凌老处方小巧灵动。如凌老在糖通饮的配伍上，选用地骨皮，因其甘寒平补，能补精气、清虚火，又无久服伤元气之弊，可用于消渴，故用之以清虚热、凉血退蒸；且现代研究表明其具有降糖、降压、降脂、清除氧自由基、保护血管内皮细胞、增强机体免疫功能、拮抗炎症反应等作用，故选之。

# 第二节　方剂释义

## 一、经验方

（一）疏肝和胃汤

【组成】柴胡 6g，白芍 20g，香附 12g，枳壳 12g，郁金 15g，茵陈 12g，金钱草 12g，黄芩 12g，延胡索 12g，炒麦芽 12g，炒谷芽 12g，炙甘草 3g。

【用法】水煎服。

【功效】疏肝解郁，和胃理气。

【主治】肝胃不和兼有湿热内蕴导致的脘腹胀痛、嗳气呃逆、便秘、纳差等症状。适用于消化性溃疡、功能性消化不良、慢性胃炎、胆囊炎、胆石症等见上述症状者。

【方解】柴胡功善解郁疏肝；枳壳功在理气行滞、除病消胀，与柴胡相伍，一升一降，加强舒畅气机之功。二药合用，疏肝和胃理气，共为君药。香附、延胡索、郁金行气止痛，助枳壳理气以和胃，助柴胡解肝经之郁滞，并重用白芍敛阴养血柔肝，与柴胡合用一散一收，疏肝柔肝，使肝气条达，并可制约诸药之燥性，以避免伤阴之弊，共为臣药。佐茵陈、金钱草、黄芩清热利胆祛湿，使胆腑通利，则肝气畅达；炒二芽消食和胃健脾；甘草调和诸药。诸药相合，辛以散结，苦以通降，使肝气得疏、胃气得降而气机畅达。全方燥润相济，升降收散兼施，理气为主而气血同调，共奏疏肝和胃理气之功。

【遣方心得】疏肝和胃汤是凌老临床常用的经验方之一，是由古方柴胡疏肝散加减化裁而来，其主要功效是疏肝解郁、和胃理气，还兼有消食清热祛湿之效，体现了肝胃（脾）同治的思想，且肝胆互为表里，疏肝不忘利胆。随着现代医学模式逐渐转变为社会—心理—生物医学模式，社会压力、心理因素在导致疾病发生过程中的地位日益凸显，中医学的整体观念、七情致病等理论体系就能很好地阐释这一变化特点。肝与脾胃的关系十分密切，肝主疏泄，具有保持全身气机疏通畅达、通而不滞、散而不郁的作用。在五行关系中，肝木克土，表现在协调脾胃之气的升降，脾胃升降有序，则消化功能正常。在社会、心理等因素影响下，若情志刺激，忧郁恼怒，使肝失疏泄，气机失调失和；或肝气横逆犯胃（脾），致胃失和降，即肝木乘土，肝胃（脾）同病。因此，临床上经常心烦易怒或闷闷不乐的患者除了有情志不遂的表现外，往往还会出现肠胃不适的症状。肠胃不适与情志因素密切相关，这是当今的许多消化系统疾病常见的临床特征。凌老正是抓住了肝气郁结、克犯胃土致肝胃不和这一核心病机，将此方随症灵活加减，运用得心应手。临床上，此方除常运用于治疗急慢性胃炎、肠炎、功能性消化不良、消化性溃疡等胃肠疾病外，亦可作为糖尿病胃轻瘫、非器质性病变引起的心悸、咽喉疼痛等的基础方进行辨证加减，治疗也收效显著。如此，凌老将古方柴胡疏肝散加减化裁，由着眼于治疗胁肋疼痛、寒热往来之证，转而治疗肝胃不和所致的一系列病证，扩大了其临床运用范围。

（二）糖通饮

【组成】地黄15g，山药15g，山茱萸6g，泽泻15g，茯苓10g，牡丹皮10g，黄芪6g，地骨皮15g，桑叶10g，决明子10g，丹参10g。

【用法】水煎服。

【功效】益气养阴，活血通络。

【主治】消渴及其并发症。

【方解】方中地黄滋阴益肾，助先天之本，为君药。山茱萸助地黄滋补肝肾之阴；黄芪健脾补肺，益气助阳，取"善补阴者，必于阳中求阴，则阴得阳升而泉源不竭"之意；山药补脾之气阴，与黄芪共补后天之本，同为臣药。牡丹皮、地骨皮凉血退蒸、清泄肺热，泽泻、茯苓利水祛湿，桑叶、决明子益肾阴、清肝火、润肠通便，丹参活血化瘀，共为佐使。诸药共奏益气养阴、祛瘀通络之效，恢复和维持气阴。全方标本兼治，使气阴得补、痰瘀得化、经络得通。

【遣方心得】糖通饮的组方是源于凌老对消渴病机的认识。消渴的基本病机为阴虚燥热、气阴两虚、瘀阻脉络，其多表现为气阴两虚、肾虚不固，导致水谷精微下流，故出现尿多、尿甜。凌老认为，肾气、肾阳均化之于肾精，故补肾当重在培补肾之阴精，补肾阳当在养阴的基础上进行，"善补阳者，必于阴中求阳，则阳得阴助而生化无穷"，故用六味地黄丸加减。六味地黄丸始载于《小儿药证直诀》，其组方严谨，疗效卓著，经历长期临床实践的验证而成为滋补肾阴、随证化裁的基础方剂，被历代医家所推崇。此方配伍的精妙之处在于肝、脾、肾三阴并补，补中有泻，扶正祛邪兼施，不寒不燥。凌老取六味地黄丸为填补肾精的基础方，但在地黄的用法上较灵活，若虚热较甚用生地黄，肾虚明显用熟地黄。而地骨皮甘寒平补，能补精气、清虚火，又无久服伤元气之弊，可用于消渴，以清虚热、凉血退蒸。现代研究表明，地骨皮具有降糖、降压、降脂、清除氧自由基、保护血管内皮细胞、增强机体免疫功能、拮抗炎症反应等作用。古今中医治疗糖尿病，大多用到黄芪，有研究表明，其在糖尿病及其并发症的治疗中使用频率达到64%。黄芪能降低血液黏度、抑制血小板聚集、改善微循环，可通过多种途径增加胰岛素敏感性、降低血糖；此外，黄芪还有提高免疫力、强心、利尿、降压、保肝、降低蛋白尿的作用，选一药而多用，对于糖尿病及其并发症的治疗尤为适用。糖尿病患者往往合并脂质代谢的紊乱，不仅血糖升高，血脂、血压也多随之升高，而且糖与脂常互为因果，在糖尿病的治疗中尚需兼顾降脂、降压。丹参养血活血化瘀、通痹止痛，现代研究证实其可以改善血液流变、抗凝、促进纤溶、降血脂、抗动脉粥样硬化。糖尿病患者因其气阴两虚的病机实质，常伴有大便困难、视物模糊的表现，决明子有清肝、明目、利水、通便之效。同时现代研究提示，决明子同样能改善体内胆固醇的分布状况，有利于预防动脉粥样硬化，还具有一定的降压作用。桑叶味苦、甘，性寒，归肺、肝经，自古以来，中医就将桑叶作为治疗消渴（即糖尿病）的中药应用于临床，《本草纲目》记载"桑叶乃手足阳明经之药，汁煎代茗能止消渴"。现代研究证明，桑叶有降血糖作用。在糖尿病的病机变化中，气机的升降紊乱是其出现各种并发症的原因之一。凌老认为，肺主气，机体通过肺气的宣降调节一身之气的运行，调气机首当宣肺，故选用既能宣肺清热，又可清肝明目、降糖的桑叶组方。精细遴选一药多用，是凌老主方用药的又一特点。由于糖尿病中每一治法下所涉及的药物均有多种，因而在药物的遴选上，凌老常从传统中医对药物性味功用的认识出发，结合现代药理研究的成果，尽可能一药多用。凌老的这一用药思路，在糖通饮的主方中得到了充分的体现。

## 二、常用方

（一）小柴胡汤

【组成】柴胡 24g，黄芩 9g，人参 9g，半夏 9g，炙甘草 9g，生姜 9g，大枣 4 枚。

【用法】水煎服。

【功效】和解少阳。

【主治】少阳证。邪在半表半里，症见往来寒热，胸胁苦满，默默不欲饮食，心烦喜呕，口苦，咽干，目眩，舌苔薄白，脉弦；妇人伤寒，热入血室；经水适断，寒热发作有时；或疟疾、黄疸等内伤杂病而见少阳证者。

【方解】少阳经脉循胸布胁，位于太阳、阳明表里之间。伤寒邪犯少阳，病在半表半里，邪正相争，邪胜欲入里并于阴，正胜欲拒邪出于表，则往来寒热。足少阳之脉起于目锐眦，其支者，下胸中，贯膈，络肝，属胆，循胁里。邪在少阳，经气不利，郁而化热，胆热上扰，则胸胁苦满、心烦、口苦、咽干、目眩；胆热犯胃，胃失和降，胃气上逆，则默默不欲饮食而喜呕。若妇人经期，感受风邪，邪热内传，热与血结，疏泄失常，则经水不能当断而断、寒热发作有时。治疗大法为，邪在表者，当从汗解；邪入里者，则当吐下，今邪既不在表，又不在里，而在表里之间，则非汗、吐、下所宜，故唯宜和解之法。此方和解少阳，由柴胡、人参、甘草、半夏、黄芩、生姜、大枣七味药物组成。方中柴胡"感一阳之气而生"，质轻、味薄而清热解表，为少阳病和解达邪之主药，清透少阳半表半里之邪，使半表之邪外出而解，为君；邪在少阳，邪渐化热或者已化热，同时肝胆内寄相火，其热更甚，此时需借黄芩之力清除及预防少阳、阳明之热，故以黄芩为臣，君臣一透一清，相须为用，相得益彰，共起和解少阳、达邪化热之效，为小柴胡汤之主轴。方中参、草、大枣益气扶胃，半夏降逆和中，生姜散卫阳、升胃气，助半夏和胃降逆；大枣滋营阴、益脾气，姜枣配伍，共奏调和营卫、养脾和胃之功，共为佐药。甘草调和诸药而为使药。如此，"见肝之病，知肝传脾，当先实脾"，使阳明充实、气机畅达，即可扶正以达邪，更可使少阳半表半里之邪不易传里。小柴胡汤原方的煎煮方法为去渣再煎，其目的在于浓缩药液，便于服用，兼有减毒之效。全方清透并用，辛开苦降，升降协调，调达上下，通利三焦，宣通内外，和畅气机，共奏和解少阳之功。

【遣方心得】"血弱气尽，腠理开，邪气因入，与正气相搏，结于胁下"，为小柴胡汤证的核心病机。正虚，邪犯少阳、半表半里之间，少阳包括三焦与胆，而此方则重三焦。三焦为气、津液运行之通道，少阳被犯，则气、津液运行失调，故不但见表寒与里热同病，且气郁热、津凝并见。治以表里同治、寒温并用、升降并调，和解为宜。在柴胡与黄芩合用、透少阳之邪并泄少阳之热时，要注意其配伍比例为 8：3。凌老还强调此方所治之寒热往来要与痢疾寒热往来鉴别，少阳之寒热往来是热时不寒、寒时不热、寒热交替；痢疾者为先寒后热、汗出后热退，且病发有定时。凌老常用此方治疗感冒、喉痹、乳蛾、慢性咳嗽、慢性胃炎、胆汁反流性胃炎、反流性食管炎、功能性消化不良等辨证属少阳证者。

（二）四逆散

【组成】柴胡 6g，芍药 6g，枳实 6g，甘草 6g。

【用法】水煎服。

【功效】透邪解郁，疏肝理脾。

【主治】①阳郁厥逆证。手足不温，或腹痛，或泄利下重，脉弦。②肝脾气郁证。胁肋胀闷，脘腹疼痛，脉弦。

【方解】此方证多由外邪传经入里，气机为之郁遏，不得疏泄，阳气内郁所致，治疗以透邪解郁、疏肝理脾为主。方中柴胡既疏肝解郁，又升清阳以使郁热外透，为君药。芍药养血柔肝敛阴，透解郁热而不伤阴，与柴胡相配，一升一敛，养血补肝、条达肝气，升散而无耗伤阴血之弊，为臣药。佐以枳实降胃气、降浊气，浊气得降，清气自升，行气散结，以增强疏畅气机之效；枳实与芍药配伍，枳实可调气行气，芍药可调血，作用于血分，既益阴养血，又活血，两药相配，调畅气血，为后世治疗腹痛常用组合。甘草与芍药相伍，酸甘化阴，缓急和中，可以增强止痛作用；甘草调和诸药，又为使。"出入废，则神机化灭，升降息，则气立孤危。故非出入则无以生长壮老已，非升降则无以生长化收藏。是以升降出入，无器不有"（《素问·六微旨大论》）。人体的机体活动和脏腑功能正常运转，均有赖于气机的正常升降出入，治当以调和气机。方中柴胡与白芍，一升一敛；枳实与柴胡配伍，一升一降，共奏升清降浊、疏散而不劫阴之效。原方用白饮（米汤）和服，亦取中气和则阴阳之气自相顺接之意。四药配伍，升降相配，补敛相合，养肝之体，顺肝之用，共奏疏肝解郁、调和肝脾之功效。此方为疏肝解郁、调和肝脾的祖方，后世诸多方剂皆从此方化裁而来。

【遣方心得】凌老指出，四逆虽指手足不温、四肢逆冷，但应区别四逆散与四逆汤之不同。四逆散证治的病机为阳郁，而四逆汤的证治则为阳虚内寒所致，故四逆散的厥冷程度没有四逆汤证重；且部位比较局限，仅在手足，用手久握不会越握越冷，而四逆汤证之部位可冷至肘、膝关节，且久握不能缓解。凌老常用四逆散治疗胃溃疡、功能性消化不良、慢性胃炎、反流性食管炎、胆囊炎、月经不调、痛经、乳腺增生、小儿厌食症、带状疱疹后遗神经痛、失眠、抑郁、头痛、甲状腺功能亢进症等属肝脾不和者。

（三）逍遥散

【组成】甘草5g，当归10g，茯苓10g，白芍15g，柴胡6g，白术10g，薄荷6g，煨姜6g。

【用法】水煎服。

【功效】疏肝解郁，养血健脾。

【主治】肝郁血虚脾弱证。两胁作痛，头痛目眩，口燥咽干，神疲食少，或寒热往来，或月经不调，乳房胀痛，脉弦而虚者。

【方解】逍遥散为肝郁血虚，脾失健运之证而设。肝为藏血之脏，性喜条达而主疏泄，体阴而用阳。若七情郁结，肝失条达，或阴血暗耗，或生化之源不足，肝体失养，皆可使肝气横逆，胁痛、头痛、目眩等症随之而起。"夫肝属木，乃生气所寓，为藏血之地，其性刚介，而喜条达，必须水以涵之，土以培之，然后得遂其生长之意。若七情内伤，或六淫外束，犯之则木郁而病变多矣。此方以当归、白芍之养血，以涵其肝，苓、术、甘草之补土，以培其本，柴胡、薄荷、煨生姜系辛散气升之物，以顺肝之性，而使之不郁，如是则六淫七情之邪皆治而前证岂有不愈者哉"(《成方便读》)。此方以柴胡疏肝解郁，使肝气得以条达，为君药。白芍酸苦微寒，养血柔肝，缓急止痛；当归甘辛苦温，养血和血，共为臣药；白术、茯苓健脾祛湿，使运化有权，气血化生有源；甘草益气补中，缓肝之急，为佐药。用法中加入薄荷少许，疏散郁遏之气，透达肝经郁热；煨生姜取小柴胡汤之意，一则温脾和中，二则辛散达郁，为使药。全方君臣配伍，补肝体而助肝用，血和则肝和，血充则肝柔。诸药合用，使肝郁得疏，血虚得养，脾弱得复，气血兼顾，体用并调，肝脾同治，纠正肝郁脾虚之失衡失和状态。

【遣方心得】凌老强调此方兼顾肝郁、脾虚、血虚三方面，至于何证先出现，不用顾虑太多，只要三者兼顾，均可用之。此方与柴胡疏肝散相比，一个为治疗肝郁的虚证，一个为治疗肝郁的实证。凌老亦强调此方之往来寒热和小柴胡汤证不同。逍遥散之热系肝气郁结而生之热，所谓"气有余便是火"；而肝属木，肺属金，肺主皮毛，为人一身之藩篱，若肝气太过则反侮肺脏，肺气不足，则易感寒，内里郁热不能外透，则寒热并见，临证需辨清每一证候机理，方可对证治之。凌老在用药时还强调柴胡有疏肝气之功，然亦有劫肝阴之弊，故临证时柴胡一般多用6g，同时白芍用15g以上，以防阴血被耗。若患者肝郁气滞较甚，可加香附、郁金、玫瑰花、玳玳花以疏肝解郁；血虚重者，加熟地黄以养血；肝郁化火重者，加牡丹皮、栀子以清热凉血；乳房胀痛、有包块者，加橘络、浙贝母、牡蛎以行气散结。凌老常用此方治疗月经不调、痛经、不孕症、乳腺增生症、产后乳少、子宫肌瘤、更年期综合征、经前紧张症、失眠、抑郁、焦虑、眩晕、甲状腺功能亢进症、桥本氏甲状腺功能减退症、带状疱疹后遗神经痛等证属肝郁血虚脾弱者。

（四）四君子汤系列

【组成】人参12g，白术12g，茯苓12g，炙甘草12g。

【用法】水煎服。

【功效】益气健脾。

【主治】脾胃气虚证。面色㿠白无华，语声低微，四肢倦怠，气短乏力，食少便溏，舌淡苔白，脉细弱。

【方解】此方证由脾胃气虚，运化无权，气血乏源所致。脾胃气虚，健运失职，胃纳不振，则饮食减少、大便溏薄；气血生化不足，机体失于濡养，则面色㿠白无华、语声低微、四肢倦怠、气短乏力；舌脉均为脾胃气虚之象。治当益气健脾，恢复其运化受纳之功。此方由参、术、苓、草四味组成，其味皆甘，补而平淡，不偏不倚，温而不燥，补而不滞，作用平和，正合君子之义。方中人参甘温益气，健脾养胃，为补气之要药，用为君药；臣以苦温之白术，健脾燥湿，与人参相配伍，加强益气助运之力；佐以甘淡之茯苓健脾渗湿，苓术相配，则健脾祛湿之功益著，两者相辅相成；使以炙甘草益气和中，调和诸药。此方诸药甘温，温而不燥，补而不滞，作用平和，犹如宽厚平和之君子，故名"四君子汤"。

【遣方心得】凌老提到所谓补气即是补脾，因脾为气血生化之源，故脾的功能恢复并充实，自然气亦充足；而补益时需注意，不可因其虚弱，而妄用力量大或剂量大的补气药。此因气既然少，血亦不充足，若以大量甘温之品补气时，不但有耗阴血之弊，还可出现胸腹胀闷，故补益应该补而不壅，如同谦谦君子。此方成为补气之基础方，其虽甘温益气，但温而不燥。方中茯苓淡渗利湿，须知脾虚时，水湿亦不能正常运化，故加用茯苓；而补气防壅，一定是补气时应该注意的，而茯苓先升后降，其另一作用即在于此。此方加一味陈皮变为异功散，因脾胃虚弱，运化力更弱，需加行气药补气行气以健胃，才能取得补而不滞的作用。而在脾胃虚弱基础上兼见痰饮，则在四君子基础上加法半夏、陈皮以燥湿化痰，即所谓"脾旺湿自消"，称六君子汤。凌老除常用上方以外，还常加木香、砂仁为香砂六君子汤，可以治疗脾虚湿痰，其中木香可通三焦之气，可升可降，砂仁可健胃、可行气。若兼肝脾不和者，加柴胡、芍药形成柴芍六君子汤，以健脾、疏肝和胃。

凌老临证时运用四君子汤系列，根据不同情况随证治疗慢性胃炎、溃疡性结肠炎、胃肠道功能障碍、肠易激综合征、消化性溃疡等疾病。若伴反酸者，加乌贼骨 15g，煅瓦楞 15g；胃脘胀甚者加砂仁 6g，枳壳 12g，香附 12g；凌老认为痛必兼瘀，痛者选用理气活血止痛的延胡索 12g；舌红，苔黄，有虚热者，加麦冬 12g；口苦，反酸，胃灼痛，舌苔黄腻，重者加用左金丸，黄连与吴茱萸的剂量根据寒热的轻重进行调配：寒热并重，二者剂量各为 6g，偏于热则黄连 6g，吴茱萸 3g，或 1.5g，偏于寒则吴茱萸 6g，黄连 3g，轻者加砂仁 6g 与麦冬 12g，麦冬兼制约砂仁的燥性；有食积者加鸡内金 10g，焦山楂 10g，炒麦芽 6g；舌紫或有瘀点、瘀斑，有血瘀者加丹参 15～30g，生山楂 10g，体质壮者用莪术 10～12g；脾虚甚者加炙黄芪 15～30g；气虚偏寒者，加砂仁 6g，甚者加附片，量宜小，多为 6g；舌红，无苔，有裂纹，胃阴虚者，用玉竹 12g，北沙参 12g，麦冬 12g；幽门螺杆菌感染阳性者，加用蒲公英 30g；有肠化生或不典型增生者，加用生牡蛎 30g，莪术 10g，重度者加用抗肿瘤的白花蛇舌草 30g，半枝莲 30g。

（五）补中益气汤

【组成】人参 10g，炙黄芪 30g，炒白术 12g，陈皮 5g，当归 10g，升麻 5g，柴胡 5g，炙甘草 5g，生姜 3 片，大枣 3 枚。

【用法】水煎服。

【功效】补中益气，升阳举陷。

【主治】①脾虚气陷证。头晕目眩，少气懒言，四肢无力，语声低微，视物昏瞀，耳鸣耳聋，面色萎黄，困倦少食，饮食乏味，不耐劳累，动则气短；或脱肛，子宫脱垂，久泻久痢，崩漏等。②气虚发热证。身热，自汗，渴喜热饮，气短乏力，舌淡，脉虚大无力。

【方解】此方证系因饮食劳倦，损伤脾胃，以致脾胃气虚，清阳下陷。脾胃为营卫气血生化之源，脾胃气虚，纳运乏力，故饮食减少、少气懒言、大便稀薄；脾主升清，脾虚则清阳不升，中气下陷，故见脱肛、子宫脱垂等；气虚不能固表，表气不固，浮于外，故发热，李杲称之为"阴火"，其热不甚，病程较长，时发时止，手心热甚于手背，与外感发热之热甚不休、手背热甚于手心者不同；气虚腠理不固，阴液外泄，则自汗。治宜补益脾胃中气，升阳举陷。方中重用炙黄芪，其味甘，微温，入脾、肺经，补中益气，升阳固表，《本草汇言》载"黄芪，补肺健脾，卫实敛汗，驱风运毒之药也"，为君药。配伍人参、炙甘草、炒白术补气健脾为臣，与炙黄芪合用，以增强其补益中气之功。血为气之母，气虚时久，营血亦亏，故用当归养血和营，协人参、炙黄芪以补气养血；清阳不升，则浊阴不降，故配伍陈皮调理气机，以助升降之复，使清浊各行其道，并可理气和胃，使诸药补而不滞，共为佐药。并以少量升麻、柴胡升阳举陷，协助君药以升提下陷之中气，柴胡意在引气上升，开其上焦而除其热中，实其营卫而散其外邪，为补气升阳之基本结构。《本草纲目》谓"升麻引阳明清气上升，柴胡引少阳清气上行，此乃禀赋虚弱，元气虚馁，及劳役饥饱，生冷内伤，脾胃引经最要药也"，共为佐使。炙甘草益气补中，调和诸药，亦为使药。诸药合用，使气虚得补，气陷得举，清阳得升，则诸症自愈。气虚发热者，亦借甘温益气而除之。全方益气补脾佐以升举清阳，补中寓升；健脾辅以补血行气，气血同治，补而不滞，恢复脾之运化气机的动态平衡功能。

【遣方心得】凌老指出，此方证治所见之热与外感发热是不同的，多见于疲累后，系因劳累后气更虚，而"烦劳则阳气张"，阳气张于外，则见到发热、汗自出。此类患者在天气热时会感燥热，天气冷时会恶寒。此方临床化裁处方颇多，包括升麻益胃汤、升陷汤和举元煎。三方与补中益气汤立意有相同之处，即重用补脾益气药物，再配伍以举陷升提之品。其中升阳益胃汤重用黄芪，并配伍人参、白术、甘草补气养胃；柴胡、防风、羌活、独活升举清阳，祛风除湿；半夏、陈皮、茯苓、泽泻、黄连除湿清热；白芍养血和营，适用于脾胃气虚，清阳不升，湿郁生热之证。升陷汤重用黄芪配伍升麻、柴胡以升阳举陷；并以知母之凉润，以制黄芪之温；桔梗载药上行，用为向导，主治胸中大气下陷之证。对脾肺虚极者，可酌加人参以加强益气之力，或更加山茱萸以收敛气分之耗散。举元煎用参、芪、术、草益气补中，摄血固脱，辅以升麻升阳举陷，适用于中气下陷，血失统摄之血崩、血脱证。凌老常用此方治疗胃痛、腹泻、便秘、胃下垂、慢性萎缩性胃炎、反流性食管炎、子宫脱垂、崩漏、月经不调、带下、痛经、头痛、眩晕等。

### （六）参苓白术散

【组成】人参20g，白术20g，茯苓20g，山药20g，莲子10g，白扁豆15g，薏苡仁10g，砂仁10g，桔梗10g，炙甘草15g，大枣3枚。

【用法】水煎服。

【功效】益气健脾，除湿止泻。

【主治】①脾胃气虚夹湿证。食少纳差，胸脘痞闷，或吐或泻，面色萎黄，形瘦乏力，舌淡苔白腻，脉虚缓。②肺脾气虚夹痰湿证。咳嗽痰多色白，胸脘痞闷，神疲乏力，面色㿠白，纳差便溏，舌淡苔白腻，脉细弱而滑。

【方解】此方证由脾虚湿滞所致。脾胃既虚，纳运失司，气血乏源，则纳差食少、形瘦乏力、面色萎黄或㿠白；脾失健运，湿浊内生，阻于中焦，升降失调，则胃气上逆而为呕吐，湿浊下趋则为泄泻；湿聚为痰，上贮于肺，则咳嗽痰多色白；湿性重浊黏滞，阻遏气机，则胸脘痞闷；舌脉皆为脾虚夹湿之象。治宜益气健脾、除湿止泻。人参味甘，归肺、脾、心经，具有健脾补肺之效；白术苦温燥，主归脾经，补益脾气；茯苓有甘淡之性，主入脾、心经，善补后天之本，健脾止泻；甘草甘平，主归脾、胃经，补益脾气，同时也能调和诸药。上方四味药，即四君子汤，具有健脾益气之效。山药甘平，既能补肺、脾、肾之气阴，又能固涩止泻；莲子补益脾肾以止泻；白扁豆、薏苡仁健脾除湿；砂仁化湿醒脾，行气和胃；桔梗开宣肺气，通利水道，并载药上行而具培土生金之功；大枣煎汤调药，增补益脾胃之功。全方益气补脾与除湿止泻并用，则虚实并治；健脾佐以宣肺，则培土生金；补气兼以行气，则补而不滞，纠正脾虚夹湿失衡失和状态。诸药合用，补中气、助脾运、祛湿浊、行气滞，则诸症自除。

【遣方心得】方中山药不但能补益脾气，还能滋养脾阴，因此方用于治疗脾虚湿困之证，运用利湿、化湿之品以除湿，但也注意避免伤阴，故加用山药，有祛湿而不伤阴之效。运用此方治疗肺脾气虚夹痰湿证之咳嗽时，方中桔梗载药上行，故不少医者认为，若无肺系病证者可去桔梗。凌老则强调此方可培土生金，指出水湿不仅和脾有关，也和肺的布散津液功能密切相关，肺气实则可通调水道、布散津液、下输膀胱，而达到祛湿之目的。因此，凌老认为有湿者即使无肺系症状也不可去桔梗。凌老常运用此方治疗慢性腹泻、支气管哮喘缓解期、慢性萎缩性胃炎、胃食管反流、肿瘤患者化疗后的消化道及皮肤的不良反应。

（七）归脾汤

【组成】白术 12g，当归 12g，茯神 12g，炙黄芪 12g，龙眼肉 12g，远志 12g，炒酸枣仁 12g，木香 6g，炙甘草 10g，党参 15g，生姜 9，大枣 3 枚。

【用法】水煎服。

【功用】益气补血，健脾养心。

【主治】心悸怔忡、健忘失眠、盗汗虚热、体倦食少、面色萎黄、舌淡、苔薄白之心脾气血两虚证；便血、皮下紫癜、妇女崩漏、月经超前、量多色淡或淋沥不止、舌淡、脉细弱之脾不统血证。

【方解】心藏神而主血，脾主思而统血，思虑过度，心脾气血暗耗，脾气亏虚则体倦、食少；心血不足则见惊悸、怔忡、健忘、不寐、盗汗；面色萎黄，舌质淡，苔薄白，脉细缓，均属气血不足之象。方中以党参、黄芪、白术、炙甘草甘温之品补脾益气以生血，使气旺而血生；当归、龙眼肉甘温以补血养心；茯苓（多用茯神）、酸枣仁、远志宁心安神；木香辛香而散，理气醒脾，与大量益气健脾药配伍，复中焦运化之功，又能防大量益气补血药滋腻碍胃，使补而不滞，滋而不腻；生姜、大枣调和脾胃，以资化源。"归脾汤一方，从肝补心，从心补脾，率所藏所生，而从所统，所谓隔二之治，其意盖归血分药一边"（《何氏虚劳心传》）。本方配伍特点：一是心脾同治，重在治脾，脾旺则气血生化有源，方名归脾，意在于此；二是气血并补，重在补气，气为血之帅，气旺则血自生，血足则心有所养；三是补气养血药中佐以木香理气醒脾，补而不滞。

【遣方心得】凌老临证应用本方时，常引经据典随证加减。如惊悸怔忡者，加辰砂、麦冬；不寐者多用酸枣仁，加生地黄、麦冬、石斛、竹叶；如有痰者，加竹沥、天竺黄；肢体酸疼者，加牛膝、续断、秦艽、生地黄、熟地黄；胃脘心痛者，倍用木香，加砂仁、橘红；大便泄泻者，倍用白术，加山药、莲肉；自汗多用党参；盗汗多用酸枣仁，加白芍、五味子、生地黄、麦冬，而随证减去党参、白术等；血热甚者，加地榆；因肝经血虚而寒热如疟者，则宜逍遥散加减；因肾中阴虚而发热者，则宜保阴六味之属。凌老常用此方治疗心律失常、失眠、更年期综合征等证属心脾两虚者。

（八）大补元煎

【组成】人参10g，山药6g，熟地黄9g，杜仲6g，当归9g，山茱萸3g，枸杞子9g，炙甘草6g。

【用法】水煎服。

【功用】救本培元，大补气血。

【主治】气血大亏，精神失守之危剧病证。元气大虚，阴亏血少，精神委顿，四肢乏力，面色少华，腰酸耳鸣，汗出肢冷，心悸气短，舌苔薄白，脉沉细弱。

【方解】此方具有救本培元、大补气血之功。方中人参大补元气，为君药。熟地黄补五脏之真阴，滋肾水，填精髓。人参与熟地黄相配，即是张景岳之两仪膏，善治精气大亏之证，正如张景岳谓"凡诸经之阳气虚者非人参不可，诸经之阴血虚者非熟地不可"，"熟地之与人参，一阴一阳，相为表里，一形一气，互主生成，性味中正"。当归滋阴补血；枸杞子、山茱萸补肝肾；杜仲温肾阳；山药、炙甘草益气健脾，以滋生化之源。诸药配合，共奏大补真元、益气养血之功，恢复和调整机体本元气血之动态平衡。因此，张景岳曾称此方为"回天赞化，救本培元第一要方"。

【遣方心得】凌老指出，此方可应用于辨证属气血亏虚证的各种病证中，如气血亏虚、肾不纳气的哮喘，产后气血亏虚的各种妇科疾患，气血虚脱所致的崩漏等疾患。临床可随证加减：元阳不足多寒者，加附子、肉桂、炮姜之类；气分偏虚者，加黄芪、白术；血滞者，加川芎，去山茱萸；滑泄者，去当归，加五味子之类。临床需细审之。

凌老曾有一头痛患者门诊求诊，为隐隐作痛，痛无定时，少气懒言，追问病史，患者半年前术中出血，出院后头痛发作，此前诸多投以八珍汤、补中益气汤等，无效或有效后复发。凌老辨证为气血亏虚型头痛，以此方加减口服 3 剂，复诊有效，继续 10 剂，随访无复发。

凌老常运用此方治疗眩晕、老年功能性便秘、膝关节骨性关节炎、骨质增生症等辨证属于气血亏虚者。

（九）八珍汤

【组成】人参 9g，白术 9g，茯苓 9g，当归 9g，川芎 9g，白芍 9g，熟地黄 9g，炙甘草 9g，生姜 10g，大枣 10g。

【用法】水煎服。

【功效】益气补血。

【主治】气血两虚证。面色苍白或萎黄，头晕目眩，四肢倦怠，气短懒言，心悸怔忡，饮食减少，舌淡苔薄白，脉细弱或虚大无力。

【方解】心主血，肝藏血，脾为后天之本、气血生化之源，心、脾、肝三脏病久亏虚，血失所主，血失所藏，血失所化生之源，肝脾气化失司，以致气虚。气为血之帅，血为气之母，气亏致血亏，血虚致气虚，最后导致气血亏虚，故见面色苍白、头晕目眩、心悸怔忡、舌淡脉细、面黄肢倦、气短懒言、饮食减少、脉虚无力，治宜益气养血双补。方中人参与熟地黄相配，一益气一补血，气充则精血化生有源，气旺则精血能藏能固而不外溢，血足则气得以养，不致气随血脱，共为君药；白术、茯苓健脾渗湿，助人参益气补脾，当归、白芍养血和营，助熟地黄滋养心肝，均为臣药；川芎为佐，活血行气，使地、归、芍补血养阴之余，不致黏滞，使血随气行；炙甘草为使，益气和中，调和诸药。全方共八药，实为四君子汤和四物汤的合方。两方分列补气、补血诸方之首，合二为一兼具两者之效，故以"八珍"名之。用法中加入姜、枣为引，调和脾胃，以资化生气血，亦为佐使之用。

【遣方心得】凌老强调此方虽气血同补，但临床亦可见偏血虚或气虚者，应细观患者证候而辨之；另外，气血两虚时，气血易瘀滞，可适当加理气药以行气和血，如去川芎，加肉桂、远志、陈皮和五味子，即人参养荣汤，其中用陈皮就有异功散之格局。

凌老常用此方治疗急慢性失血患者；肿瘤放化疗及其他慢性病患者；月经量少、起立时头晕、流产、产后气血亏虚、不育症、不孕症、多种贫血属气血两虚者。

（十）六味地黄汤系列

【组成】熟地黄 24g，山茱萸 12g，山药 12g，泽泻 9g，牡丹皮 9g，茯苓 9g。

【用法】水煎服。

【功用】滋阴补肾。

【主治】肾阴不足证。腰膝酸软，头晕目眩，耳鸣耳聋，盗汗，遗精，消渴，骨蒸潮热，手足心热，口燥咽干，牙齿动摇，足跟作痛，小便淋沥，以及小儿囟门不合，舌红少苔，脉沉细数。

【方解】此方证系肾阴亏虚，虚火内扰所致。肾阴不足，骨髓失充，则腰膝酸软、牙齿动摇、小儿囟门不闭或迟闭；肾阴不足，不能生髓充脑，则头晕耳鸣；肾阴不足，肾精亦亏，精不上承，则耳鸣耳聋；肾阴虚损，水不制火，虚火内扰，则骨蒸潮热、消渴、盗汗、遗精、小便淋沥、舌红少苔、脉沉细数等。本方证阴虚为本，虚火为标，且虚火不甚。治宜滋阴补肾为主，"壮水之主，以制阳光"。方中熟地黄质润入肾，功善滋阴补肾、填精益髓，《本草纲目》谓其能"填骨髓，长肌肉，生精血"，故重用为君药。山茱萸补益肝肾，尚能涩精敛汗；山药补益脾阴，亦能益肾涩精，合熟地黄则滋阴益肾之力益彰，而且兼具养肝补脾之效，共为臣药。君臣相伍，肾、肝、脾三阴并补，是为"三补"。凡补肾精之法，必当泻其"浊"，方可存其清，而使阴精得补，故佐泽泻利湿而泄肾浊，并能防熟地黄之滋腻；茯苓渗湿健脾，既助山药补脾，又助泽泻利水，且防熟地黄滋腻，有碍运化，助真阴得复其位；牡丹皮清泻相火，凉肝而泻阴中伏火，制山茱萸之温涩。此三药合用，即为"三泻"。全方为三补三泻，补中有泻，寓泻于补，相辅相成。诸药合用，滋而不寒，温而不燥，三补治本，三泻治标，标本兼顾，滋补而不留邪，降泄而不伤正。此方为补命门真水之专剂，为补阴之基础方，被后世称为"补阴方药之祖"。

【遣方心得】肾为主水之脏，单用滋补，须防水湿壅滞，就如花盆里的花，若仅浇水，而盆下无洞，则花容易涝死；同理，补肾阴的同时应该注意配伍少量利水药，使其补而不滞。纵观此方，所治诸证，不外三组特点：

一为肾虚，一为阳亢，一为水液代谢失调，故三组对药均围绕三大特点而应用，三邪不但可以消除肾虚出现的小便失调、相火亢盛等现象，还能预防熟地黄、山药、山茱萸产生的副作用。尤在泾曾说："阳虚者，气多陷而不举，故补中益气汤多用辛升之品使之升；阴虚者，气每上而不下，故六味地黄丸多用味厚重者。"如发热而渴，可加鳖甲、麦冬、天冬、天花粉以养阴；若气壅，可加沉香、砂仁、麦冬以滋阴行气；若痰嗽，可加贝母、天花粉、百合、麦冬以滋阴润肺止渴；若眩晕，可加甘菊、钩藤、枸杞子以滋阴潜阳；若盗汗，可加酸枣仁、五味子、白芍以敛阴止汗；若梦遗精滑，可加莲须、五味子、龙齿、牡蛎以收敛止遗。

凌老强调，此方是滋补肾阴的基础方，临床上常在此方基础上加减运用。凌老遇阴虚火旺者，加知母、黄柏以加强其泻火力度，称为知柏地黄丸；若视物模糊，眼目涩痛，加枸杞子、菊花以滋阴明目，称为杞菊地黄丸；若兼潮热、盗汗者，加五味子、麦冬以滋阴敛汗，临床常用来治疗更年期出现的潮热、盗汗。凌老还根据糖尿病燥热的基本特点，在此方基础上加地骨皮、黄芪、桑叶等自拟"糖通饮"，治疗糖尿病引起的胃轻瘫等糖尿病并发症，疗效显著。

（十一）二至丸

【组成】女贞子 12g，墨旱莲 12g。

【用法】水煎服。

【功效】补益肝肾，滋阴凉血。

【主治】肝肾阴虚所致的头晕眼花、口苦咽干、失眠多梦、腰膝酸软、下肢痿弱、早年发白、遗精早泄等。

【方解】女贞子又名"冬青子"，味甘苦而性凉，入肝、肾经，有补肝肾、强腰膝、壮筋骨、乌须发、明目的功效，被医家视为养阴佳品。《本草经疏》云："女贞子，气味俱阴，正入肾除热补精之要品，肾得补则五脏自安，精神自足，百病去而身肥健矣……此药有变白明目之功，累试辄验。"《本草纲目》谓之能"强阴健腰膝，变白发，明目"。《本草述》言其"固入血海益血，而和气以上荣……由肾至肺，并以淫精于上下，不独髭须为然也，即广嗣方中，多用之矣"。墨旱莲味甘酸而性寒，入肝、肾经，有益肾养阴、凉血止血的功效。《本草正义》云其"入肾补阴而生长毛发，又能入血，为凉血止血之品，又消热病痈肿"。《本草纲目》谓之能"乌须发，益肾阴"。两药合用为二至丸，按采收时节来分，一冬一夏、一阴一阳，合用有交通阴阳、顺应四时之妙。此方性平和而偏寒，能补肝肾、益阴血而不滋腻，为平补肝肾之良剂。

【遣方心得】凌老认为二至丸有调节机体免疫功能、降糖、降脂、抗氧化物、改善血液微循环及保肝降酶等作用，除可用于各种肾脏疾病的治疗外，在心血管、肝胆病、妇科疾病及肿瘤的治疗方面亦颇有成效。且此方药少、功著而性平，药性轻灵，补而不滞，正如《医便》所言："二至丸为清上补下第一方，价廉而功极大，常服屡有奇效。"在临床上，凡辨证为肝肾阴虚者，均可加减运用。凌老常用于治疗崩漏、经间期出血、紫癜、病毒性心肌炎等属肝肾阴虚者。

（十二）酸枣仁汤

【组成】炒酸枣仁 20g，茯苓 10g，川芎 6g，知母 6g，甘草 3g。

【用法】酸枣仁先煎半小时，再放入其他药物同煮。

【功效】养血安神，清热除烦。

【主治】肝血不足，虚热内扰证。心烦失眠，心悸不安，头晕目眩，咽干口燥，舌红，脉弦细。

【方解】此方为治肝血不足，虚热内扰之虚烦失眠证而设。肝主藏血而舍魂，心主血脉而藏神。肝血不足，则魂不守舍，心血不足，则心神心体失养，加之虚热内扰，则心烦失眠、心悸不安；血虚津少，无以荣润于上，则头晕目眩、咽干口燥；舌红，脉弦细，均为肝血不足，虚热内扰之象。治当养血安神，清热除烦。方中重用酸枣仁为君，味酸入心、肝经，功善养血补肝、宁心安神。《名医别录》归纳酸枣仁的作用为"主烦心不得眠，脐上下痛，血转久泄，虚汗烦渴，补中，益肝气"。茯苓宁心安神；知母滋阴润燥，清热除烦，共为臣药。君臣相伍，增强安神除烦之功。"肝欲散，急食辛以散之"，佐以辛温之川芎活血行气、调畅气机、舒达肝气；川芎与酸枣仁配伍，辛散和酸收并用，补肝之体，遂肝之用，达养血调肝安神之妙。清代罗美云"肝急欲缓，缓以甘草之甘缓，防川芎之疏肝泄气"，故以甘草为使，缓肝之急，防止川芎之疏散太过，谓之以土保之；且甘草与酸枣仁相伍，酸甘化阴，可缓肝急、养肝血。全方标本同治，心肝兼顾，补中有行，补而不滞，调和肝血不足、虚热内扰失衡失和之状态。

【遣方心得】凌老强调，许多医者将酸枣仁作为治疗失眠的专药，但临床疗效不显著，其多因虚实辨别不清。酸枣仁汤出自《金匮要略》："虚劳虚烦不得眠，酸枣仁汤主之。"此方主治虚劳，根据其方中有知母，应知此方属阳明与太阴合病。这与栀子豉汤所治之阳明里实之实烦是不同的，应该予以区别。凌老常用此方治疗更年期综合征、失眠、抑郁症、神经衰弱等证属肝血亏虚者。

（十三）百合固金汤

【组成】百合 20g，熟地黄 9g，生地黄 9g，当归 9g，甘草 3g，桔梗 6g，玄参 6g，川贝母 6g，麦冬 9g，白芍 6g。

【用法】水煎服。

【功效】滋养肺肾，润肺化痰。

【主治】肺肾阴亏，虚火上炎证。症见咳嗽气喘，痰中带血，咽喉燥痛，头晕目眩，手脚烦热，午后潮热，舌红少苔，脉细数。

【方解】肺肾为子母之脏，肺虚及肾，病久则肺肾阴虚，阴虚生内热，虚火上炎，肺失肃降，则咳嗽气喘；虚火煎灼津液，则咽喉燥痛、午后潮热，甚则灼伤肺络，以致痰中带血。此方证以肺肾阴虚为本，虚火上炎为标。治宜滋阴清热，止咳化痰。方中百合甘、微寒，养阴而润肺，清热而保肺，止咳而宁肺，具有养阴扶正而不滞邪的特点；生地黄、熟地黄滋补肾阴，清心凉血，共为君药。麦冬甘寒，助百合滋肺阴；玄参咸寒，助二地滋肾阴，二者合用，滋养肺肾，增液止咳，为臣药。君臣相伍，肺肾同治，金水相生。贝母、桔梗润肺化痰，清利咽喉，载药上行；当归、白芍养血益阴，柔肝平肝，抑木而保金，同为佐药。甘草清热泻火，配桔梗、玄参清利咽喉，并可调和诸药，为使药。诸药合用，肺肾并补，金水相生，重在滋肾补肺，标本兼顾，滋阴治本为主，化痰止咳治标为辅，肺肾之阴得充，虚火自平，痰清咳止，实为治本为主的良方。

【遣方心得】此方主治肺肾阴虚所导致的咳嗽，不但应金水同补，还应注意肝气与肺气之关系。肺阴虚燥热，则肺气上逆不得肃降，气机不能下降，则肝气不得舒，肝气郁滞而生火，则加重肺燥，加快咯血，故选用当归、白芍不但能养血活血以止血，还能养血活血以疏肝。凌老强调，此方用于治疗阴虚的肺病疗效是显著的，但临床常兼夹气虚，若患者出现纳差、乏力、舌红且胖大有齿痕，提示存在一定的气虚，故要加用补气药。此方以滋阴清润为主，故临证还需注意素体痰多的患者，对此应加强化痰的力度。凌老常用此方治疗慢性阻塞性肺疾病、肺癌、肺结核、感冒后咳嗽、更年期综合征、咳血、萎缩性鼻炎等证属阴虚火旺者。

（十四）当归饮子

【组成】当归 12g，白芍 12g，川芎 12g，生地黄 12g，蒺藜 12g，防风 12g，荆芥穗 2g，何首乌 6g，黄芪 6g，甘草 6g。

【用法】加姜 5 片，水煎，去滓温服，不拘时候。

【功效】养血活血，祛风止痒。

【主治】风疹、湿疹属于血虚有热，风邪外袭者，症见皮疹生于手足或全身，或痒，或痛，或肿，或皮肉隐鳞，或抓之凸起，或脓水浸淫。

【方解】此方为治血虚风燥而设，治当补血活血、祛风止痒，取"治风先治血，血行风自灭"之意。方中当归为血中圣药，其味辛、甘，性温，甘温以补血，辛散以温通，补而不滞，润燥止痒，通络止痛，为君药。川芎为血中气药，其味辛，性温，具有行气开郁、祛风燥湿、活血止痛之功，上行头目、下行血海，善搜肝气、补肝血、润肝燥、补风虚，治一切风气、血气及面上游风、目疾多泪；白芍味苦酸，性微寒，《本草求真》载"气之盛者，必赖酸为之收，故白芍号为敛肝之液，收肝之气，而令气不妄行也……言能补脾肺者，因其肝气既收，则木不克土，土安和之义"，故用白芍补血敛肝益脾；生地黄味甘苦，性凉，功善滋阴养血生津、滋水以涵木，以其清热凉血之性，治疗血分之热；黄芪功专补气、托疮生肌，《本草备要》谓其"生血、生肌、排脓内托，疮痈圣药"，其内可大补脾肺之气，外可实卫固表，抵御风邪，既开太阳生发阳气，又开太阴补气生血。白芍、生地黄、川芎、黄芪共为臣，助君药益气活血、养血润燥之功。何首乌味苦甘，性温，功可解毒消痈；蒺藜苦辛，性微寒，行气祛风止痒，两药相合即为定风丹，有养血祛风之效；荆芥穗配防风为祛风透疹之药对，可祛邪解表、消疮透疹，使外邪由肌表皮毛散发。黄芪、防风配伍，有"玉屏风"之意。荆、防走表御邪，与黄芪配伍，黄芪得荆、防则固表而不留邪，荆、防得黄芪则祛风而不伤正。防风、荆芥、何首乌、蒺藜四味药为佐药，祛风止痒。甘草调和诸药，且可解何首乌之毒，为使药。诸药合用，补气和血、调和荣卫，共奏入少阴补肾养血、开太阳祛风止痒、降阳明泻火之功。本方养血滋阴而不留瘀，疏风祛邪而不伤正，一补一散，标本兼固，恢复气血虚实阴阳之动态平衡。

【遣方心得】凌老强调此方以养血、祛风、益气为基本，在补益气血的基础上，既疏外风，又息内风，驱邪而不伤正，方小药精，标本同治，临床常常用于多种慢性皮肤病，应用范围广泛，可治疗湿疹、银屑病、荨麻疹、神经性皮炎、老年性瘙痒症等，但其血虚燥热病机是相同的，因此一定要紧扣这一病机。凌老还提醒，虽此方治疗皮肤病疗效显著，但临证除务必辨清寒、热、虚、实方能疗效显著外，偏于寒、偏于实者则用《和剂局方》消风散；偏于寒、偏于实者，则用《外科正宗》消风散。

（十五）炙甘草汤

【组成】炙甘草 12g，生姜 9g（切），生地黄 50g，人参 6g，桂枝 9g（去皮），阿胶 6g，麦冬 9g（去心），麻仁 9g，大枣 10 枚（擘）。

【用法】水煎服，阿胶烊化，兑服。

【功效】益气养血，通阳复脉，滋阴补肺。

【主治】①气血亏虚，阴虚阳弱证。脉结代，心动悸，羸弱少气，舌光少苔，或质干而瘦小者。②虚劳肺痿。干咳无痰，或咳吐涎沫，形瘦短气，虚烦不眠，咽干舌燥，大便干结，脉虚数。

【方解】此方原治伤寒脉结代、心动悸，系由阴血不足，心失其养，阳气虚弱，无力鼓动血脉，脉气不相续接所致。《伤寒论》原文曰："伤寒，脉结代，心动悸，炙甘草汤主之。"由于气血阴阳俱虚，形体失于充养，则虚羸少气，舌光少苔或质干瘦小。《千金翼方》用其治"虚劳不足，汗出而闷，脉结悸，行动如常，不出百日，危急者十一日死"。《外台秘要》记载其"疗肺痿涎唾，心中温温液液者"。肺痿之成，亦与阳气阴血不足有关，故以益气养血、通阳复脉、滋阴补肺之法异病同治。方中炙甘草补气生血，养心益脾；生地黄滋阴养血，充脉养心，即滋肾阴以补心阴，亦即"滋肾水以上济于心"。两药合用，益气养血以复脉之本，为君药。人参、大枣补益心脾，合炙甘草则养心复脉，补脾化血之功益著；阿胶滋肺阴以实表，既可使肺卫固而外邪不能入里，又可通过滋肺阴以"金水相生"，养肾阴而促使"心肾相交"以养心阴；麦冬、麻仁甘润养血，配生地黄则滋心阴、养心血，充血脉之力尤彰，共为臣药。桂枝、生姜辛温走散，炙甘草与桂枝配伍，以辛甘化阳，起温心阳、通血脉的作用，使气血流畅以助脉气接续，共为佐药。原方煎煮时加入清酒，以酒性辛热，可行药势，助诸药温通血脉之力。数药为伍，滋阴而不损阳，通阳而不伤阴，使阴血充足而血脉充，阳气复而心脉通，则悸可定、脉可复。由于炙甘草、人参可补肺气、润肺止咳；阿胶、麦冬善养肺阴，治肺燥，生地黄、麻仁长于补肾水，与胶、麦相合，有"金水相生"之功，故可用于治疗虚劳肺痿。全方气血阴阳并补，尤以益气养血滋阴之力为著；心、脾、肺、肾四脏同调，尤以补益心肺之功为佳；补中寓通，滋而不腻，纠正气血阴阳失衡失和之状态，恢复机体脏腑气血阴阳之动态平衡。

【遣方心得】本方的主症重点在"脉结代，心动悸"。心主血脉，诸脉皆属于心，故二症共同出现，表明阴阳气血俱虚，心失所养，脉道不充。近代医家多用炙甘草汤治疗各类疾患所致的心律失常，并将此方视为治心律失常的专方，成绩固然可喜，但却不利于经方的应用拓展。联系经文主症及方药组成，深入领会原方证的理论精髓，结合中医理论，开拓应用思路，方为学经方之恒法。"五脏化液，心为汗"，说明汗乃心阳蒸化心之精血而产生，因此，心与汗液在生理上密切相关，在病理上也必然相互影响。心的气血失常，可导致各种汗证，如心阳气不足，固摄无力，则见自汗或汗多淋漓；心阴亏虚，阴不内守，则见寐中盗汗。《素问·经脉别论》又指出："惊而夺精，汗出于心"，突然受惊，"心无所依，神无所归，虑无所定"，心气、心精受损，夺失心精，心气涣散而致汗出。以上皆说明"异常的出汗"是心之气血阴阳虚损的一个重要表现，特别是与受惊后的汗出有关。因此，凌老从"汗为心所主"的论述得到启发，用炙甘草汤治疗汗证属心之气血阴阳虚损者，每获显效。凌老还常运用此方治疗老年性便秘、汗证、失眠、痉证、顽固口疮等。

（十六）三仁汤

【组成】杏仁 15g，生薏苡仁 18g，豆蔻 6g，半夏 15g，竹叶 6g，白通草 6g，飞滑石 18g，厚朴 6g。

【用法】原用法：甘澜水八碗，煮取三碗，每服一碗，一日三次。现代用法：水煎服。

【功效】宣畅气机，清热利湿。

【主治】湿温初起或暑温夹湿之湿重于热。头痛恶寒，身重疼痛，肢体倦怠，面色淡黄，胸闷不饥，午后身热，舌白不渴，脉弦细而濡。

【方解】本方证是湿温初起，邪在气分，湿重于热所致。究其病因，一为外感时令湿热之邪；一为湿饮内停，再感外邪，内外合邪，酿成湿温。诚如薛生白所言："太阴内伤，湿饮停聚，客邪再至，内外相引，故病湿热"（《湿热论》）。邪遏卫阳，则头痛恶寒；湿性重浊，则身重头痛、肢体倦怠；湿热蕴于脾胃，运化失司，气机不畅，则胸闷不饥；湿为阴邪，旺于申酉，邪正交争，则午后身热。治宜宣畅气机，清利湿热。方中三仁为君药，其中杏仁苦温，宣降上焦肺气，气化则湿易化，《本草便读》云其"功专降气，气降则痰消嗽止"。豆蔻辛温，归肺、脾、胃经，芳香化湿，行气宽中，转枢中焦。中焦为气机升降出入运动的枢纽，只有中焦健运，气机才能升降协调，在此应用豆蔻即畅中。薏苡仁甘淡微寒，利水渗湿健脾，疏导下焦，使湿或湿热从小便而去，此即渗下，张景岳《本草正》云"薏苡，味甘淡，气微凉，性微降而渗，故能祛湿利水，以其祛湿……"治湿不利小便，非其治也。方中配伍滑石、通草、竹叶，竹叶轻灵透发，既可利湿，又可清透湿邪所化之热，使热透于外、湿渗于下；滑石具有滑利诸窍、通壅滞、下垢腻、利水除湿祛热的作用；通草可清热利湿、通利小便。三药甘寒淡渗、清热利湿，使湿有出路，共为臣药。半夏辛温燥湿和胃、散结化痰除痞；厚朴辛苦温，行气降气、燥湿除满，二药可使寒凉之品清热而不碍湿，共为佐药。本方虽重在祛湿，但有明显的疏通三焦水道、畅达全身气机的作用，体现了"善治水者，不治水而治气"。本方宣上、畅中、渗下，使气畅湿行，湿邪从三焦分消，湿解热清，脾运复健，三焦通畅，诸病自除。宣肺和利小便是三仁汤组方的重心，即华岫云所言："湿阻上焦者，用开肺气，佐淡渗，通膀胱，是启上闸、开支河、导水势下行之理也。"原用法中的甘澜水又名劳水，最早见于《黄帝内经》半夏秫米汤的用法。从三仁汤的主治来看，当是利用甘澜水的下走之势，促使湿邪外泄，加强利湿药物的作用。全方祛湿与清热同用，重在祛湿，纠正机体湿热失衡失和之状态。

【遣方心得】凌老认为本方虽出自《温病条辨》，用于湿热类温病，但临床应紧抓湿热之邪位处气分之病机，病位在气分，耗时长，变化多，观其全方，无外化湿、渗湿，辅以清热，故该方善治湿重于热之证。凌老强调临床患者多以"口淡、无味、口中发甜"等症状代替"不渴"而就诊，应知这是湿邪发展的几个过程，初期口淡或口中无味，严重时口中发甜、有黏腻之感，甚则清晨似未漱口之状；若出现黏腻，应再询问其是否想饮水，甚至饮凉水后感觉舒适而判断其是否化热。虽历代医家均认为三仁分治上、中、下三焦，但凌老认为，该方尤善偏于上中二焦，具有宣肺气、燥利中焦的特点，若湿更重，或偏于下焦者可予藿朴夏苓汤主之。凌老常用本方治疗夏季感冒、腹泻、高脂血症等湿重于热之证。

（十七）天麻钩藤汤

【组成】天麻9g，钩藤12g，生石决明18g，栀子9g，黄芩9g，川牛膝12g，杜仲9g，益母草9g，桑寄生9g，首乌藤9g，朱茯神9g。

【用法】水煎服。

【功效】平肝息风，清热活血，补益肝肾。

【主治】主要治疗因肝阳偏亢，肝风上扰所引起的头痛眩晕、失眠多梦、耳鸣失聪、烦热口苦、脉弦舌红等症状。

【方解】本方证由肝肾不足，肝阳偏亢，生风化热所致。肝阳偏亢，风阳上扰，故头痛、眩晕；肝火扰心，故心神不安、失眠多梦等。证属本虚标实，以标实为主，治以平肝息风为主，佐以清热活血、补益肝肾之法。天麻味甘性平，长于平息肝风以止眩晕，李时珍称其"乃定风草，故为治风之神药"；钩藤味甘性寒，偏于清热平肝，两者相伍，平息肝风、止痛定眩之力倍增，为君药。石决明咸寒质重，平肝潜阳，并能除热明目，与君药合用，加强平肝息风之力；川牛膝引血下行，并能活血利水，共为臣药。杜仲、桑寄生补益肝肾以治本；栀子、黄芩清肝泻火，以折其亢阳；益母草合川牛膝活血利水，有利于平降肝阳，有"血行风灭"之意；首乌藤、朱茯神宁心安神，均为佐药。诸药合用，共成平肝息风、清热活血、补益肝肾之剂，纠正肝肾不足，肝阳偏亢之失衡失和状态，恢复肝肾良性的动态平衡。

【遣方心得】"诸风掉眩，皆属于肝"出自《素问·至真要大论》病机十九条。凌老提到，中医学中"风"的含义非常丰富，除我们熟知内风所致的肢体抽搐、动摇、眩晕外，还有《素问·风论》中的热中、寒中、疠疡与肌肉不仁、疠风、肝风、脑风、目风、漏风、泄风、肠风、飧泄等21种风病的临床表现与病理变化。风善行数变，说的就是由于风邪千变万化，风邪致病在机体中所产生的病变没有一定的部位，也没有固定不变的症状；风为百病之长，在临证过程中，对于一些难治之证，可从风的角度去思考，中医有"百病皆由痰作祟"之说，根据风邪致病的特点，也应有"百病皆由风作祟"的思路。因此，凌老不但将其用于治疗高血压病、急性脑血管病、更年期综合征、癫痫等，还用于治疗痒疹等属肝肾不足，肝阳上亢之证。

（十八）独活寄生汤

【组成】独活9g，细辛6g，防风6g，秦艽6g，肉桂心6g，桑寄生6g，杜仲6g，牛膝6g，干地黄6g，当归6g，芍药6g，川芎6g，人参6g，茯苓6g，甘草6g。

【用法】水煎服。

【功效】祛风湿，止痹痛，益肝肾，补气血。

【主治】气血不足，肝肾两虚之痹病。腰膝疼痛、痿软，肢节屈伸不利，或麻木不仁，畏寒喜温，心悸气短，舌淡苔白，脉细弱。

【方解】本方所治久痹乃因感受风寒湿邪所致之痹病，日久不愈，累及肝肾，耗伤气血所致。风寒湿邪客于肢体关节，气血运行不畅，则见腰膝疼痛，久则肢节屈伸不利，或麻木不仁；肾主骨，肝主筋，邪客筋骨，日久必致肝肾损伤。又腰为肾之府，膝为筋之会，肝肾不足，则见腰膝痿软；

气血耗伤，则心悸气短；舌、脉均为气血不足之象。其证属正虚邪实，治宜祛散风寒湿邪，补益肝肾气血。方中独活性善下行，善治伏风，功善祛下焦与筋骨间的风寒湿邪，故重用为君。臣以细辛、防风、秦艽、肉桂心祛风寒湿邪而止痛，其中细辛入少阴肾经，长于搜剔阴经之风寒湿邪，又除经络留湿；秦艽祛风湿，疏经络而利关节；肉桂心温经散寒，通利血脉；防风祛一身之风而胜湿，君臣相伍，共祛风寒湿邪。本证因痹病日久而见肝肾两虚，气血不足，遂佐入桑寄生、杜仲、牛膝以补益肝肾而强壮筋骨，且桑寄生兼可祛风湿，牛膝尚能活血以通利肢节筋脉，干地黄、当归、芍药、川芎养血和血，人参、茯苓、甘草健脾益气。诸药合用，具有补肝肾、益气血之功。其中芍药与甘草相合，尚能柔肝缓急，以助舒筋；当归、熟地、芍药、川芎为四物汤，用以补血行血，寓"治风先治血、血行风自灭"之意；甘草调和诸药，兼使药之用。全方以祛风寒湿邪为主，辅以补肝肾、益气血之品；邪正兼顾，祛邪不伤正，扶正不留邪，纠正肝肾气血失衡失和之状态，恢复机体肝肾气血之动态平衡。

【遣方心得】凌老认为，该方扶正祛邪，正中病机，凡患行痹、痛痹、湿痹者可加减化裁用之，现代常用于治疗风湿性关节炎、类风湿关节炎、骨性关节炎、骨质增生症、椎间盘突出症、坐骨神经痛，疗效显著。凌老常用本方治疗痹病，如关节红肿疼痛明显者，可以重用秦艽，加威灵仙、桑枝、丝瓜络、忍冬藤以通络祛风、宣痹止痛；阳虚腰痛甚者，加川续断、狗脊片、巴戟天以壮腰强肾；气阴被耗，心神不宁者，加柏子仁、远志养心安神；脾虚湿盛者，宜减熟地黄，加苍术、薏苡仁以健脾化湿；若病程时间不长而肝肾未伤者，去党参、茯苓等。凌老强调对于痹病病情迁延不愈者，扶正与祛邪并施，方能得心应手。另外，痹病除了药物治疗外，还应加强防护，注意防寒、防潮，避免风寒之邪侵袭人体，汗出勿当风，平时要劳逸结合，加强锻炼，以增强体质，提高机体抵御外邪的能力。

（十九）当归四逆汤

【组成】当归 12g，桂枝 9g，芍药 9g，细辛 3g，通草 6g，大枣 8 枚，炙甘草 6g。

【用法】水煎服。

【功效】温经散寒，养血通脉。

【主治】血虚寒厥证。手足厥寒，或腰、股、腿、足、肩臂疼痛，口不渴，舌淡苔白，脉沉细或细而欲绝。

【方解】本方证多由营血虚弱，寒凝经脉，血行不利所致。治疗以温经散寒、养血通脉为主。素体血虚而又经脉受寒，寒邪凝滞，血行不利，阳气不能达于四肢末端，营血不能充盈血脉，遂呈手足厥寒、脉细欲绝。此手足厥寒只是指掌至腕、踝不温，与四肢厥逆有别。本方以桂枝汤去生姜，倍大枣，加当归、通草、细辛组成。通脉以补血为先，方中当归甘温，补血活血，为"补血圣药"，为君药。桂枝辛温，温经散寒，温通血脉；芍药养血和营，助当归补益营血，桂枝、芍药同用，调和营卫，营卫和则阳气得通，营血之风寒得以外散，通脉之力更胜，共为臣药。细辛温经散寒，助桂枝温通血脉；通草通经脉，以畅血行；大枣、甘草益气健脾养血，共为佐药。重用大枣，既合归、芍以补营血，又防桂枝、细辛燥烈太过，伤及阴血。甘草味甘，具有解毒、调和诸药的作用，既可与大枣、桂枝合用，辛甘化阳，使阳气得补，卫气得实；又可与芍药合用，酸甘化阴以和营，还可制约细辛之毒，为使药。方中重用当归补血，一可助汗源，汗源足则祛邪有力；二可使四肢、躯干得血濡养；三可使外浮之气复归而气血调和。全方温阳与散寒并用，养血与通脉兼施，温而不燥，补而不滞，纠正机体血虚寒厥之失衡失和之状态。

【遣方心得】凌老强调本病病位在厥阴，病因为外寒，外寒者需温而散之，从配伍中的桂枝、细辛可体现。凌老在临床上常用该方治疗手术后肠粘连引起的腹痛，认为气血瘀滞为常见病因，医者多从活血化瘀的角度治疗，但不应忽略手术亦耗伤气血，致使肠腑运动功能失常。寒凝气滞，腑气通降失常，气机阻滞，形成腹痛、腹胀，其本为气血虚寒凝，标为气滞血瘀，腑气不通。独通腑不但腑气难通，反而会更伤正气；若只养血通脉，温经散寒亦恐怕难收全功。因此，治疗既要补其不足，又要泻其有余，当归四逆汤所用诸药具有补益气血、温通血脉及祛寒通腑作用，治疗手术后肠粘连所致腹痛，疗效确切。凌老还常用本方治疗冻疮、痹病等属血虚寒凝者。

（二十）清营汤

【组成】犀角 30g，生地黄 15g，玄参 9g，竹叶心 3g，麦冬 9g，丹参 6g，黄连 5g，金银花 9g，连翘 6g。

【用法】水煎服。

【功效】清营解毒，透热养阴。

【主治】热入营分证。身热夜甚，神烦少寐，时有谵语，口渴或不渴，斑疹隐隐，脉细数，舌绛而干。

【方解】本方证乃邪热内传营分，耗伤营阴所致。邪热传营，伏于阴分，入夜阳气内归营阴，与热相合，故身热夜甚；营气通于心，热扰心营，故神烦少寐、时有谵语；邪热深入营分，则蒸腾营阴，使血中津液上潮于口，故本应口渴而反不渴；若邪热初入营分，气分热邪未尽，灼伤肺胃阴津，则必见身热口渴、苔黄燥；斑疹隐隐乃热伤血络，血不循经，溢出脉外之征；舌绛而干，脉数，亦为热伤营阴之象。遵《素问·至真要大论》"热淫于内，治以咸寒，佐以甘苦"之旨，治宜咸寒清营解毒为主，辅以透热养阴。犀角（现多以牛角替代）为君，其味咸苦性寒，入心肝血分，清热凉血、泻火解毒。《温病条辨·中焦篇》指出："欲复其阴，非甘凉不可。"故以甘苦性寒之生地黄清热凉血、滋阴润燥生津；甘寒质润之麦冬，滋养肺胃之阴；玄参咸寒入血，清营凉血。甘寒质润，养阴清热，以防伤阴之弊，三药配伍，养阴增液，使热去津充，共为臣药。君臣相配，咸寒与甘寒并用，清营热而滋营阴，祛邪扶正兼顾。温邪初入营分，故用金银花、连翘、竹叶心清热解毒，轻清透泄，使营分热邪有外达之机，随诸阴药入血后，因势利导，促其透出气分而解，即"入营犹可透热转气"。王清任《医林改错》云："血受热，则煎熬成块。"故以丹参清心凉血、活血散瘀，以防血与热结；黄连苦寒入心，清泻心火，清心营邪热，配君药增强泄热解毒之功。上五味均为佐药。本方清营解毒配以养阴生津和"透热转气"，邪正兼顾，祛邪为主，纠正机体营血热盛失衡失和之状态，使入营之邪透出气分而解，诸症自愈，为治疗热入营分之代表方。

【遣方特点】凌老强调热入营血时，患者可能口渴也可能不渴，其口渴程度不似气分证重，但是并不表示其热不重，乃是因为病位更深，热蒸腾营阴上于口，可见口不渴，故临证应根据病因病机而施法治之。凌老常用本方治疗不明原因发热证属热入营分者。

（二十一）生化汤

【组成】全当归24g，川芎9g，桃仁6g（去皮尖，研），干姜2g（炮），甘草2g（炙）。

【用法】原用法：黄酒、童便各半煎服。现代用法：水煎服，或酌加黄酒同煎。

【功效】养血祛瘀，温经止痛。

【主治】血虚寒凝，瘀血阻滞证，见产后恶露不行、小腹冷痛。

【方解】本方证由产后血虚寒凝，瘀血内阻所致。妇人产后，血亏气弱，寒邪极易乘虚而入，寒凝血瘀，故恶露不行；瘀阻胞宫，不通则痛，故小腹冷痛。治宜养血祛瘀，温经止痛。方中重用全当归补血活血，化瘀生新，行滞止痛，为君药。川芎辛温，行血中之气，活血祛瘀；桃仁活血祛瘀，两者共为臣药。炮姜色黑入营，温经散寒止痛，助归、草以生新，佐芎、桃而化旧；黄酒温通血脉以助药力，共为佐药。炙甘草和中缓急，调和诸药，用以为使。原方以童便同煎者，因其有益阴化瘀、引败血下行之功效。总览全方，寓补血于行血之中，生新于化瘀之内，祛瘀不伤正，补虚不滞邪，充分体现了养血、活血、化瘀的治法。《产宝新书》云："生化者，因药性功用而立名也。夫产后宿血当消，新血当生；若专消则新血不生，专生则宿血反滞。五味共方，行中有补，实为产后圣药。"全方配伍得当，寓生新于化瘀之内，纠正血虚寒凝失衡失和之状态，使瘀血化，新血生，诸症向愈。

【遣方心得】凌老认为妇女以血为主、以血为用，妇女月经、妊娠、分娩、哺乳最易耗损阴血，故机体常感血分不足。《素问·调经论》说："血气不和，百病乃变化而生。"气血不和而成血瘀是妇科常见病机，可发生多种妇科疾病。然病证虽异，机理都属瘀阻胞脉、冲任、经络，出现产后腹痛、恶露不尽、痛经、崩漏、输卵管梗阻等多种病证。基于上述认识，凌老指出，产后疾病的治疗原则是"勿拘于产后，亦勿忘于产后"，以活血、祛瘀、止痛为法，在治疗产后恶露不尽、腹痛、痛经、崩漏时，常用生化汤加减化裁，均有较好的疗效。生化汤方中无峻利猛烈之品，针对产妇多虚、多瘀的特点，以补虚为主，兼佐以消散。此方行中有补，化中有生，破而不伤正，补而不滞邪，具有活血化瘀、温经止血之功效，充分体现了养血、活血、化瘀的治法。纵观组方用意，旨在祛瘀生新，为"血块之圣药"。正如《傅青主女科》称"生化所产之剂，去块活血也，凡当新产病未除或有他病，总以生化汤为主，随症加减"。因此，只要病机相符，临床应用均有良好的效果。

　　生化汤广泛运用于妇产科疾病，如产后恶露不尽、产后胎盘滞留、流产后出血、产后缺乳、产后痹病、产后子宫恢复不良、产后身痛、产后宫缩痛、产后腹痛、产后黄疸、产后尿潴留、胎死腹中、不完全流产、前置胎盘、不孕症、月经不调、闭经、痛经、功能失调性子宫出血、子宫内膜炎、子宫肌瘤、输卵管梗阻、子宫肥大等；也可辨证用于其他疾病的治疗，如十二指肠溃疡、老年皮肤瘙痒、不稳定型心绞痛、溃疡性结肠炎、下肢静脉血栓、男性尿潴留、阳痿、肌衄、胃脘痛、头痛、抑郁症、胸痹等属血虚寒凝者。

第五章
# 临证心悟

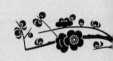

　　凌老将"和衡之法"运用于临床，取得了很好的疗效。特别是在脾胃病、脑病、肺病、肾病、痹病、气血津液病、癌病、妇科病、儿科病及皮肤病方面，"和衡之法"发挥着调节脏腑气血阴阳平衡、纠正失衡失和状态的作用。

# 第一节 脾胃病

## 一、重视脾胃在治病求本中的作用

凌老认为，脾胃内伤是机体发病的一个主要因素。李东垣称"脾胃内伤，百病由生"，"百病皆由脾胃衰而生也"。脾胃之气旺盛，则正气充足，正胜邪却，病可痊愈，反之脾胃之气衰，精气不足，正不胜邪，必酿败证。因此，无论治外邪还是内伤诸病，必须重视健脾扶正。现今，由于人们生活节奏的加快、日益剧增的生活压力、无规律的饮食习惯等原因，脾胃损伤日益显著，故在中医临床中注重调理脾胃具有重要意义。

### 1.病机复杂先健脾胃

凌老指出，当病情多变、病机复杂、千头万绪、无从下手时，以健运脾胃为要，为复杂病机的病证指明治疗思路。

临床上，各种慢性疾病到了一定阶段，特别是一些久治迁延不愈的疾病，病机往往具有气血阴阳俱虚兼夹实邪的特点，包含了临床上常见而棘手的两大类矛盾：一是阴阳两虚的矛盾。临床上，单纯的阴虚或阳虚治疗起来比较简单，辨证准确则应手而效，阴阳两虚的病证往往辨证明确而治疗用药难以兼顾，不能全功。二是正虚与邪实并存的矛盾。正气不足，邪气亢盛是一种虚实错杂的病理变化，治疗上常常顾此失彼或有所顾忌而致药力不逮，治疗当以益气健脾养胃为主线，脾胃健运则化物有源，执中州以灌四旁，扶正气以祛邪，则问题可迎刃而解。虚证不外脏腑阴阳气血之虚，然补气助阳药有辛燥壅滞之弊，易伤脾气胃阴，滋阴补血药多为甘咸酸厚味之品，可滋腻碍胃，治虚务使"补而勿滞""补不碍胃"。因此，补虚必先健脾胃，脾胃健运，谷气得化，可使药气四达，气血畅通，周身之气机随之运转。

凌老擅用六君子汤、补中益气汤、参苓白术散等加减来健运脾胃，对临床表现以虚为主而虚实夹杂者，可根据邪实的情况，适当配伍理气、活血、祛湿等药。在健脾方药中，常配以理气助运之品，如陈皮、枳壳、木香、砂仁之类；湿邪易侵犯脾胃，脾阳易为湿所困，对于脾虚湿困患者，可在健脾助运的基础上加上芳香化湿药物，如藿香、厚朴、佩兰、豆蔻等；对于脾虚食滞患者，可以在健脾助运的基础上，加上消积导滞、降逆和胃的药物，如鸡内金、山楂、谷芽、麦芽和神曲等。

在诸多慢性内伤疾病中，凌老往往以健脾和胃为主线，通过调整、恢复机体脾胃功能，实现脾胃功能良性的动态平衡而获良效，如慢性阻塞性肺病、恶性肿瘤晚期及其放化疗后的治疗等。

**2. 调气机健脾胃**

凌老认为，升和降是中医理论中脏腑之间特有的功能，各脏腑之间必须有一升一降的矛盾统一的作用，才能保证脏腑的正常生理功能。就五脏而论，心肺属阳须降，肝肾属阴须升，升降相宜才可完成脏腑之间"天地交泰"的正常生理功能。中焦脾胃为升降之枢纽，脾之升清、胃之降浊是保证机体气机动态平衡统一的关键，临证常喜用半夏泻心汤之类。

**3. 攻伐勿伤脾胃**

祛邪之法，无外清热解毒、活血化瘀等，用药均有易损脾胃之弊。脾胃受损则气血失充，御邪乏力，无力清除余邪，反易加重病情，故须衰其大半而止，莫伤脾胃。"有胃气则生，无胃气则死"，脾胃之气的盛衰存亡，对于疾病的预后转归有着极其重要的意义，故常于祛邪剂中参以健脾和胃之品，意在时刻固护脾胃之气，使病退而脾胃不伤。如苦寒药具清热泻火、解毒燥湿之功，但需防苦寒太过，败伤胃气，化燥伤阴，故凌老往往配合白术、炒麦芽、炒谷芽、砂仁等药，并强调中病即止。保护脾胃的目的在于顾护正气，祛邪外出，攻伐与护脾并不矛盾。

**4. 久病服药须培补脾胃**

慢性病病程长而变化多，需长期服药，若用药不当，易损伤脾胃，治而无功，甚则衍生他证，使患者无法坚持长期治疗。凌老对需长期用药的患者，特别注重培补脾胃。脾胃虚者，药多量大则不易吸收，虚不受补，故在药物用量上，应以轻为上，小剂轻灵活泼，使脾胃有生发之机，往往奏效；药性则不可过于苦寒以碍脾阳，不可滋腻大补以滞脾运，不可香燥太过而伤胃阴，做到滋而不腻、补而不滞、理气而不破气。对长期服药的患者，常于方中加入健脾调胃药，诸如神曲、谷芽、麦芽、山楂、鸡内金等，可随证选之，往往可收病渐愈而胃未伤之效果。治疗疾病的全过程中，要强调辨证，兼顾护脾胃，二者不可偏废。此为辨证观与整体观的有机结合，局部与整体的协调平衡。

## 二、平调寒热治脾胃病

脾胃有易虚易实之生理特点，故病理上易产生寒热错杂证。脾病多见虚证，有"阴道虚""虚则太阴"之说。脾气虚弱，按照《素问·刺志论》"气虚者，寒也"，故寒证多见。胃病多见实证，有"阳道实""实则阳明"之论。胃气壅实，按《素问·刺志论》"气实者，热也"，故热证居多。凌老认为，脾胃病易见病邪交阻于中焦，出现脾寒胃热同时存在的寒热错杂之复杂证候。其治疗也较困难，如单纯用辛温治寒，热邪则不除，且辛温还可进一步助热化燥；如单纯用苦寒清热，则寒邪不消，且苦寒之品有助湿之嫌。因此，治疗上主张辛开苦降，寒热并用来平调寒热。正如《医碥》所言："寒热并用者，因其人有寒热之邪夹杂于内，不得不用寒热夹杂之剂。"寒热并用，就是指寒凉药物和温热药物配伍使用，使其既相互制约，又相互促进，相反相成，发挥平调寒热、阴阳调和的作用，临床用于治疗寒热错杂、阴阳失调的证候。对于寒热并用的赞誉，凌老推崇李时珍在《本草纲目》所言："此皆一冷一热，一阴一阳，寒因热用，热因寒用，君臣相佐，阴阳相济，最得制方之妙，所以有成功而无偏盛之害也。"

对于脾胃病临床常见的寒热错杂证候，凌老擅用寒热并用之法平调寒热动态平衡，既以辛热药温通祛寒，又用苦寒药清降泄热，以此恢复中焦如衡。对于寒热分居上下，气机升降失常，阴阳不能交通者出现的腹痛、欲呕，常用《伤寒论》黄连汤辛开苦降、寒热并施、交通阴阳、和胃降逆。对于脾胃病，凌老认为，临证中重点是要把握寒热夹杂的基本病机，不必拘泥于脾寒胃热、肠热胃寒或胃热肠寒、寒热夹杂之证候，皆可加减运用。

和衡之法
——全国名中医凌湘力学术思想和临床经验集萃

对于痞满，但满而不痛、呕吐、肠鸣，病机为脾胃气机升降失和、中焦寒热错杂互结、虚实互见病机者，常用半夏泻心汤化裁，以辛开苦降、寒热并调，使气机调畅，痞满自除。另外，对于寒热错杂证之胃痛，常选乌梅丸，凌老认为此方辛苦酸兼施、酸甘化阴、辛甘温阳、辛开苦降、寒热并用、调和肝脾，可谓刚柔并济、气血兼顾集于一身。

凌老强调：第一，寒热并用不是追求处方中寒性、热性药物量或者药力的绝对平衡，而应以恢复阴阳、平调寒热为目的，因此，在实际运用中，寒热药物的量或者药力大小要根据寒热虚实的多少、进退为用。第二，为减轻或消除一些中药的偏性，使药物配伍后更能协同一致，也可以使用寒热并用的方法。如金铃子散中川楝子苦寒，清热行气，用于泄气分热，而延胡索辛温，可以行血中气滞、气中血滞，二药相合，药物寒热偏性得以和调，行气活血以止痛。第三，寒热反佐，使用寒凉药物应适当配伍温热药物，以免过于寒凉伤阳，而使用温热药物的同时也可以适当配伍凉药，避免燥热伤阴。如左金丸方中重用黄连苦寒泻火，佐以吴茱萸辛温发散，如此以热佐寒，两药寒热并用，则泄热而又无凉遏之弊。

## ［病案举隅］

张某，男，38岁，2013年3月4日初诊，以反复中上腹隐胀痛3年、复发加重1周就诊。症见中上腹胀满、隐痛，进食后加重，伴烧心反酸，嗳气，纳差食少，近2年来大便多溏稀不调，肠鸣，口干喜饮，心中烦闷不舒，舌红，苔薄黄腻，脉弦缓。既往3年前胃镜示胃溃疡A1期、反流性食管炎，经西医抑酸护胃、抗幽门螺杆菌治疗后好转。辨证属脾虚胃热，寒热错杂，治宜健脾益气、清热和胃。方以半夏泻心汤加减：法半夏15g，黄连6g，黄芩10g，党参15g，茯苓15g，干姜10g，炙甘草10g，炒麦芽、炒谷芽各15g，柴胡6g，炒白术12g，枳壳10g，延胡索15g，天花粉15g，白及20g，薏苡仁30g。7剂后，于2013年3月11日复诊，诸症明显减轻，效不更方，再进10剂而愈，随访1个月无复发。

体会：该患者久病脾气亏虚，失其健运，气机不畅，则肠鸣便溏、纳差食少、舌红；热邪上冲，胃失和降，则反酸烧心；热灼津液，故口干思饮；寒热错杂，蕴于中焦，气机升降失和，则痞满；土壅木郁，则心中烦闷。治疗以半夏泻心汤寒热并用、和其阴阳,辛苦并用、调其升降,补泻兼施、调其虚实,加用茯苓、炒白术、薏苡仁健脾益气,祛湿止泻;炒二芽健脾消食;天花粉养阴生津;白及制酸;延胡索止痛;柴胡、枳壳一升一降,调畅气机,并且柴胡疏肝解郁,调和肝脾,共奏寒热调和、气机升降有序之功。

### 三、从肝论治胃痛

#### 1. 理论基础

肝脾在生理上相互为用。肝主疏泄的功能正常,气机调畅,脾胃才能更好地发挥升降枢纽的作用。若肝失疏泄,致脾胃不和,则气机壅塞不通,不通则痛。脾之运化需肝之疏泄,木气条达,则土气自舒,运化功能健旺,即《素问·宝命全形论》"土得木而达"之意。同时脾胃为后天之本,木植于土,全赖土以滋培,脾气健运,生血有源,统摄有权,肝方得以荣养,有血可藏,故有"土旺荣木"。

肝脾在病理上相互影响,如因情志不舒,抑郁恼怒伤肝,肝失疏泄,木郁乘土,克脾犯胃,脾失健运而致肝脾不和,胃失和降导致脘腹胀满疼痛、嗳气、呃逆、反酸、嘈杂等,正如《素问·至真要大论》所云:"木郁之发……故民病胃脘当心而痛。"也可因饮食不节或劳伤太过,损伤脾气,脾失健运,而致土壅木郁,肝失疏泄,出现肝脾不和之证。还可因脾失健运,水湿停滞,郁而化热,湿热困脾,郁蒸肝胆,以致肝郁脾虚,肝脾同病。

胃痛的病因病机主要在肝、脾、胃,肝失疏泄、肝胃不和是其致病的重要基础,正如叶天士所云:"肝为起病之源,胃为传病之所。"因此,凌老主张,胃病以治肝为要,疏肝和胃,肝脾同治,胃和而痛自止。

#### 2. 肝脾同调三大法

疏肝理气和胃法:适用于木郁乘土,肝失疏泄,横逆犯胃,胃失和降之胃痛。证候特点:胃脘胀痛,痛连两胁,遇忧思恼怒则加重,伴嗳气、胸闷、喜叹息,舌苔多薄白,脉弦。凌老常以柴胡疏肝散加减治疗,药用柴胡、香附、郁金、白芍、川芎疏肝解郁,活血止痛;陈皮、枳壳、佛手、甘草理气和中。服后肝气条达,血脉通畅,痛止而诸症亦除。若有呃逆、嗳气频繁者，合旋覆代赭汤加减；痛甚者加延胡索；腹胀痞满甚者加厚朴。

疏肝清热和胃法：适用于肝郁化火，肝火犯胃而致肝胃郁热之胃痛。证候特点：胃脘灼痛，痛势急迫，嘈杂吞酸，口苦口干，心烦易怒，舌红苔黄，脉弦数。凌老常用自拟疏肝和胃汤化裁，药用柴胡、枳壳、白芍、香附、郁金、甘草等疏肝和胃；黄芩、茵陈、金钱草等清热和胃；延胡索、川芎活血止痛；炒麦芽、炒谷芽、神曲、山楂等健脾消食。若反酸、烧心重者，加用白及、煅瓦楞子、乌贼骨；夜寐不安加炒酸枣仁、首乌藤、合欢皮。

滋阴养肝和胃法：适用于肝郁日久，化火伤阴，或肝胃郁热，灼伤胃阴所致的阴虚胃痛。证候特点：胃脘灼痛，饥不欲食，口燥咽干，五心烦热，大便干结，舌红少津，脉细数。凌老喜用一贯煎合芍药甘草汤或益胃汤加减，常用北沙参、生何首乌、麦冬、生地黄、枸杞子、当归、玉竹等养阴生津，清热润燥；香橼、佛手、玫瑰花、川楝子行气和胃；芍药、甘草缓急止痛；若阴虚肠燥，大便干结者，加火麻仁、瓜蒌仁润肠通便；若口干重者，加天花粉、淡竹叶生津止渴。

### 3. 遣方用药四心法

疏肝理气谨防疏泄太过：凌老强调肝为刚脏，体阴而用阳，从肝论治胃痛，疏肝和胃，需疏敛并用，以和为安。不可过用辛温香燥之品，注重"忌刚用柔"，以免劫阴耗液。因此，临证时香橼、佛手、玫瑰花等理气而不伤阴之药，以及白芍、甘草酸甘化阴之品常受青睐。

清肝泄热忌过用苦寒：清肝泄热不可一概用清热之品，防止过用苦寒损伤脾胃，得不偿失。凌老认为，气郁化火者，纯用大苦大寒，既有郁结不开之虑，又恐折伤中阳，故凌老常寒温并施，于清热中少佐温热之品，则泻火而无凉遏之弊。

谨防滋腻阻碍气机：滋养肝胃之阴，多为甘寒濡润之品，但滋阴之药守而不行，且易聚湿生痰，故养阴生津需防滋腻太过。因此，凌老常用甘凉润燥法以养阴益胃，喜用北沙参、石斛、麦冬等养阴又不过于滋腻之药；或在滋补之中酌加理气之品，以调畅气机。

久病入络勿忘活血化瘀：气滞则血瘀，胃病初期在气，气滞日久，以至于血瘀脉络，故久病胃痛多兼有血瘀，即久病入络。因此，凌老认为，久病胃痛，需重视活血化瘀药物的配伍使用。凌老对兼有瘀血阻络者，常加用丹参、川芎、赤芍，或用失笑散活血化瘀。

### [病案举隅]

李某，女，48岁，2012年8月8日因反复中上腹疼痛2年，复发加重1周，就诊于凌老处。患者胃脘灼痛，每遇忧思恼怒时加重，嘈杂，反酸，口苦，口干，心烦易怒，大便溏垢，舌红，苔黄腻，脉弦数。查体：心肺正常，腹平软，中上腹轻压痛，无反跳痛，肌紧张，肝脾肋下未触及肿大。胃镜提示慢性非萎缩性胃炎伴胆汁反流。凌老诊为胃痛（肝胃郁热证），治宜疏肝清热和胃。方用凌老自拟的疏肝和胃汤化裁：柴胡10g，枳壳15g，白芍20g，香附10g，郁金10g，黄芩12g，黄连6g，茵陈12g，金钱草12g，延胡索15g，川芎10g，炒麦芽、炒谷芽各15g，白及20g，乌贼骨10g，甘草6g。每日1剂。10剂后胃脘灼痛、反酸嘈杂、口苦明显好转，但仍口干，且大便仍不成形，纳差，舌红苔薄黄，脉弦。二诊原方去黄芩、黄连、香附、郁金，以防止苦寒太过、燥泄过多而伤阴，加蒲公英15g，清热而不伤津；天花粉15g以清热生津；玫瑰花15g、佛手15g、香橼15g，理气而不伤津；炒白术15g、神曲10g、山药15g，健脾益胃。连续服药15剂，诸症痊愈，随访3个月无复发。

### 四、虚实两端治便秘

功能性便秘指由于大肠传导功能失常导致的以大便排出困难、排便时间或排便间隔时间延长为临床特征的一种常见多发病，主要表现为便质干燥、坚硬，秘结不通，艰涩不畅，排便次数减少或排便间隔时间延长，或虽有便意而排出困难。流行病学资料显示，其在我国的发病率为4%～6%。而老年患者，由于消化功能逐渐减弱，便秘成为常见症状之一，严重影响生活质量。长期便秘容易成为许多疾病的诱因，如冠心病患者用力排便易致心绞痛及心肌梗死；高血压患者用力排便易发生脑血管意外；前列腺增生患者可因粪团滞留压迫而加重排尿困难或尿潴留；排便时间较长，可因体位性低血压导致脑动脉供血不足而晕厥倒地；长期服用泻药易导致结肠黑变病，甚或结肠癌变等。凌老对便秘多从虚实两端论治，纠正机体脏腑气血、阴阳、虚实等失衡失和之状态，临床疗效显著。

### 1. 气阴两虚之便秘

气虚则运化失职，大肠传导无力；肾精亏损，津液失布，肠道失于濡润；或者过食辛燥之品，耗伤津液，均可导致大便难下。《医灯续焰》云："黄芪汤，年高便秘宜服。"《温病条辨·中焦篇》云："阳明温病，无上焦证，数日不大便，当下之，其人阴素虚，不可行承气者，增液汤主之。"对于这类病人，凌老多以健脾益气、润肠通便为法，方选补中益气汤或四君子汤加减。方中黄芪、党参、白术等药补益肺脾之气，使肺脾之气得以内充，传送有力，大便通畅。凌老选用大剂量生白术，用量可至30～60g，兼用当归、生地黄、生何首乌、麦冬、玄参养阴生津、增液润肠，配伍厚朴、槟榔片、香附行气助运，使滋阴而无壅遏之弊。

凌老治疗气阴两虚之便秘，其要有二：其一，酌情加用肉苁蓉填精补髓、养血润燥。同时，肉苁蓉可以补肾壮阳，取阳中求阴之意。其二，注重肺和大肠相表里的关系，主张肺气得宣利于腑气通畅，常选用桔梗、紫菀以开宣肺气，同时用桔梗、升麻和枳壳、厚朴，则升降相宜，疏调气机。

### 2. 血虚津亏之便秘

血虚津少，大肠失于濡润，肠道干涩，故大便干结难下。正如《丹溪心法·燥结》所说："燥结血少不能润泽，理宜养阴。"《医宗必读·大便不通》亦云："更有老年津液干枯，妇人产后亡血，及发汗利小便，病后血气未复，皆能秘结。"临证治疗血虚便秘，凌老认为应寓补于通，通补结合，治本达标，可以养血润肠、健脾益气为法，选用归脾丸、八珍汤去茯苓倍当归加减，酌情加用生何首乌、生地黄、玄参、蜂蜜、枸杞子、桑椹子、麦冬滋养阴血以增水行舟，另配质润多脂类药，如桃仁、杏仁、决明子、火麻仁、柏子仁、瓜蒌仁等增润肠之效，共奏养血填精、增液行舟之效。

### 3. 阳虚之便秘

脾肾阳虚，温煦无权，不能蒸化津液，阴寒内结，糟粕不行，则凝结肠道而成便秘。《景岳全书·杂证谟·秘结》云："凡下焦阳虚，则阳气不行。阳气不行，则不能传送而阴凝于下，此阳虚阴结也。"治疗以温阳通便为法，"便闭有不得不通者……若察其元气已虚，既不可泻，而下焦胀闭，又通不宜缓者，但用济川煎主之，则无有不达"。济川煎在温补之中寓有通便之功，方中肉苁蓉、肉桂、牛膝、附子等温肾益精，暖腰润肠，散寒通便，既可温补肾阳以治其本，又能润肠通便以治其标。

**4. 瘀热互结之便秘**

老年便秘多虚实夹杂，肾虚是本，由虚致瘀；血瘀可加重肾虚，肠道失于濡润，大便难出。王清任在《医林改错》中指出："元气既虚，必不能达于血管，血管无气，必停留而瘀。"《伤寒论》云："病人无表里证，发热七八日，虽脉浮数者可下之。假令已下，脉数不解，合热则消谷喜饥，至六七日不大便者，有瘀血，宜抵当汤。"治疗上以泄热逐瘀为主，方中水蛭、桃仁活血化瘀通便，大黄导瘀热，共奏泄热逐瘀之效。凌老主张使用大黄中病即止，不要过服，并指出即使患者无明显瘀血症状，但据"久病血伤入络"之理，在辨证治疗的基础上适当加入桃仁、当归、郁金等活血化瘀药，使瘀血消散、气机流畅，则便秘可除。

老年患者之便秘，以气阴两虚、血虚最为多见，兼夹血瘀者亦不在少数。凌老从虚实两端论治，疗效肯定，总体以润下为主，以缓下为宜，慎用攻下之品，副作用少，值得推广应用。

## 五、"泄泻病"辨治

"湿多成五泻，泻之属湿也，明矣。"凌老认为，泄泻病位在肠，但是其关键脏腑在脾胃，主要由于湿盛与脾胃功能失调所致。外邪之中，湿邪最为重要，而内伤之中，又以脾虚最为关键。凌老尤其认同《沈氏尊生书》载"泄泻，脾病也。脾受湿不能渗泄，致伤阑门元气，不能分别水谷，并入大肠而成泻，故口渴，肠鸣，腹痛，小便赤涩，大便反快，是泄固由于湿矣"。《杂病源流犀烛·泄泻源流》中也有"脾强无湿，何自成泄"之说。因此，凌老指出，泄泻的病机关键就是脾虚湿盛。脾居中焦，主运化，为气血生化之源，同时，升清降浊为气机升降的枢纽。脾虚不运，湿浊内生，而脾喜燥恶湿，因此，湿浊困扰又会反过来抑制脾胃运化，加重脾虚，可见两者互为因果，以虚为本，以湿为标。临床常见的证型，暴泻以湿热、寒湿、伤食等实证为主，而久泻则以脾虚、肝郁、脾肾阳虚等虚证为主。

因此在治疗上，凌老治泻主要有健脾祛湿、疏肝扶脾、温补脾肾、固涩止泻等法，总体上以治脾为先，强调健脾和运脾。脾虚者当以健脾为先，用强脾来治湿，代表的方剂主要有参苓白术散、四君子汤、香砂六君子汤。而湿盛者则以运脾为要，采取化湿来强脾，以炒白术、苍术、厚朴、木香、藿香、砂仁等燥湿之品，使湿去不困脾。此外，凌老治湿盛泄泻，常于方中加桔梗一味，其可载药上行，开宣肺气。凌老强调要从脾肺之气相生及通调水道的角度来理解使用桔梗，配伍桔梗使得水谷精气上归于肺，肺气充实，则通调水道，有利于祛湿。凌老特别认可吴昆《医方考·泄泻门》"泻责之脾，痛责之肝；肝责之实，脾责之虚，脾虚肝实，故令痛泻"，"补脾土而泻肝木，柔肝木以缓痛泻"之说，对于肝郁脾虚泄泻，以抑肝扶脾止泻为法，多以痛泻要方加减治疗。痛泻要方中以白术为君药，补脾土而燥湿邪，白芍酸寒柔肝，与白术互为君臣，起到"土中泻木"之功效，佐以陈皮理气燥湿，中医素有"风能胜湿止泻，风药疏肝解郁行气止痛"之说，故辅以防风之升散来止泻。对于肝郁明显者，凌老还常加柴胡、玫瑰花、香附、郁金等疏肝理气药，这样配合白芍增强疏肝解郁扶脾的功效。凌老认为，久泻之体，必伤肾阳，正如《景岳全书·泄泻》所云："肾为胃关……今肾中阳气不足，则命门火衰……阴气盛极之时，即令人洞泄不止"，对于脾肾阳虚的泄泻，喜用四神丸合用参苓白术散等健脾方加减。

泄泻一证，有外感，有内伤，虚实寒热错综复杂，需辨证准确、把握原则，方能药到病除。凌老在辨治泄泻时主张，初起不可骤用补涩，以免闭门留寇；久泻不止，不可渗下太过，以免重伤阴液；清热不可过于寒凉，温阳不可过于辛燥，疏肝不可过于耗气。所谓运用之妙存乎一心，即是言此。

## 六、从火论治口疮

口腔溃疡是发生在口腔黏膜上的表浅性溃疡，可从米粒至黄豆大小，成圆形或卵圆形，溃疡面为凹、周围充血，是口腔黏膜病中最常见的疾病。本病的患病率高达20%，居口腔黏膜病首位。口腔溃疡属中医学"口疮""口糜"等范畴。其病因既有外因，也有内因。内因责之于先天禀赋不足或久病体虚而罹患本病。外因责之于平素调护不当，饮食不节，恣食膏粱厚味，过食辛辣刺激之物，或情志过极，或劳倦过度，均可导致脏腑功能失调，湿热蕴结，火热熏灼口舌而致病。盖心开窍于舌，脾开窍于口，肾脉循喉咙、连舌本，胃经循颊、络齿龈，故无论外感、内伤，凡化热、化火者均可循经上炎，熏蒸口舌而发病。总之，本病病位在心、脾、胃、肾，病性虽有虚实之分，但病机总体来说皆为火热循经上炎，熏蒸口舌而发病。

凌老对本病从火论治，对其病因病机总结为实火型和虚火型两类。本病初起实火居多，平时忧思积虑恼怒，嗜好烟酒，过食肥甘厚味，均可致心脾积热、肺胃郁热、肝胆蕴热，火毒内攻而口舌生疮，尤以心脾积热证多见。《诸病源候论·唇口病诸候·口舌疮候》云："手少阴，心之经也，心气通于舌；足太阴，脾之经也，脾气通于口。脏腑热盛，热乘心脾，气冲于口与舌，故令口舌生疮也。"对于实火型，治宜清热泻火，生肌疗疮，凌老临证选用导赤散加减。导赤散出自《小儿药证直诀》，原方由生地黄、木通、生甘草、竹叶组成，原治"小儿心热"，未言及"心移热于小肠"，至《奇效良方》扩大了运用范围，用治小便赤涩淋痛等。《删补名医方论》说"赤色属心，导赤者，导心经热从小肠而出"，故名导赤散。心与小肠为表里，然所见口糜生疮、小便赤黄、热淋下利等症，皆心移热于小肠之证，故不用黄连直泻其心，而用生地黄凉血滋阴以清心火；木通上清心经之热、下清利小肠，利水通淋；佐以甘草梢清热解毒，通淋止痛，调和诸药；竹叶有清心火、除烦闷的作用。综观全方，为清心与养阴两顾、利水并导热下行，共奏清心养阴、利水导热之效。《医宗金鉴》云："此则水虚火不实者宜之，以利水而不伤阴，泻火而不伐胃也；若心经实热，须加黄连，甚者更加大黄，亦釜底抽薪法也。"凌老用导赤散治疗口疮，方药组成：生地黄10～15g，木通6～10g，竹叶10～12g，甘草6g。邪热盛，溃烂面成片、红肿灼痛者，可以酌情加黄连、黄芩、赤芍、栀子；口渴者，加石斛、玄参、麦冬；便秘甚者，酌加大黄。

对于虚火型，多因肾阴不足，心阴被耗，虚火上炎，发为口疮。对于此类病证，治宜养阴生津，滋阴降火，凌老处方多用知柏地黄汤加味。

另外，凌老治疗本病，还强调注意以下几点：第一，对于部分口腔溃疡反复发作，清热之剂久治不愈，病情较长者，宜考虑患者中宫虚冷，久寒伤阳，应与温补之剂，标本兼治。《丹溪心法》云："口疮，服凉药不能愈者，因中焦土虚，且不能食者，相火冲上无以制，宜攻补兼施。"第二，注意整体调节。本病主要为心、脾、肾等脏腑功能失调，整体调治可尽快恢复脏腑功能平衡。第三，注意预防复发。症状缓解期应注重锻炼，增强体质，保证睡眠，均衡营养，平衡心态，提高机体的免疫功能，并尽量避免各种诱发因素。

## 七、调和肝脾诊治疑难病

求诊于凌老的患者有如下特点：①西医多科室治疗效果不佳者。②生化指标正常而临床症状明显者。③基础疾病较多，病情较复杂，涉及多科室病种，西医治疗冲突者。④需特殊治疗而不愿接受者。⑤体质虚弱不能耐受西医治疗者。以上这些都属于疑难杂病。所谓疑难杂病是指在医学发展过程中的某一时期内，学术界所公认的具有诊断辨证难、临床治疗难等特点的临床各科疾病的总称。疑难病之"疑"主要是指辨证方面而言，症状纷杂或罕奇，证候疑惑，病机复杂，致使辨证难明，诊断难定。疑难病之"难"主要是指治疗方面而言，或诊断不明，无法治疗；或诊断已定，疗效不佳，甚至治疗无效，成为医学界的一大困惑。凌老往往从纷繁复杂的症状中抽丝剥茧，整理思绪，每获良效。

### 1. 疑难病的辨治思路

凌老认为，疑难杂病有以下特点：①病因难明，主次难分：病因交错且复杂，如六淫中数淫同侵，痰饮、瘀血、水湿并见，新病引发宿疾，兼夹正虚、情志、饮食劳倦等。②病机错综复杂，病情变化多端：如寒证热化，热证寒变，先实后虚，瘀久夹痰，热盛成毒；甚而病机相反，同一患者出现上热下寒、上寒下热、上虚下实、表寒里热、表热里寒、虚实并见、表虚里实、上实下虚、阴阳两虚等。③辨证困难：疑难杂病临床表现往往不循常规，有悖常理，使人难以捉摸，如胸痹主症当为胸部闷窒、疼痛不舒，却表现为心胸不闷不痛而仅为牙痛、咽痛或胃脘痛者，极易误诊。④法无定法：许多疑难杂病目前无特殊疗法，或按常规治疗无效，如癌症、肝硬化腹水、消渴、中风后遗症、先天性及遗传性疾患、艾滋病、放射病及自身免疫性疾患等。⑤规律难觅。⑥一效难求，疗效不佳：疑难病多具有病情缓慢、病程较长，或罹患数疾，或夹有多种合并症、并发症的特点，往往疗效不确切。⑦奇症苦无良方。⑧剂量难定。

对于疑难病的治疗，古今医家有从痰辨证者、有从瘀辨证者、有从虚辨证者、有从郁辨证者、有从风辨证者、有从毒辨证者。凌老重视肝脾在人体及疾病变化过程中的作用，善于运用调和肝脾辨治各科疑难病证。肝脾相关，脾胃为气血生化之源，肝气条达乃气机升降出入及气血津液代谢之关键，肝脾两脏相互协调，相互为用，在气血的生成与运行中发挥重要的作用。在病理上，二者互为影响，而致肝脾失调，引起人体阴阳、气血失和而发病，并影响着疾病的发展及转归。

**2. 调和肝脾诊治疾病的原理**

凌老认为，肝脾在脏腑中占有重要的地位。生理上二者相互依赖、相互制约，保持着一种良性的动态平衡；病理上则相互影响，在疾病变化过程中起着十分重要的作用。

生理上，肝主疏泄、藏血，脾主运化、主升清、主统血，肝脾同属中焦，为气血生化之源，同主升降，为气机运行的枢纽。肝脾统五脏而衡阴阳，脾气升清入肺，肺借肝之疏泄而得以正常宣降。脾病生痰，则必然影响肺而出现咳嗽、咯痰，肝病气机郁滞则影响肺气宣降而出现喘息、胸满。心主血而藏神，血由脾生，血又赖肝气疏泄，脾病气血生化不足，心血亏虚，则致胸中烦闷；肝病不能疏泄而气血瘀滞，则发胸痹；若肝火旺动，气逆于上，则为惊悸、怔忡。肝脾共居中焦，两者关系交错复杂，相互为用；肾主水藏精，为先天之本、元气之根，肝本靠肾水涵养，脾土靠肾阳温化，协调而构成人体生命活动。然元阳之温化、肾水之蒸腾，中焦为必经之道，中焦肝脾失职，不能运化，不能疏泄条达，升降失常，当升不升，当降不降，则金水不生，心肾不交，水不涵木，肾不温脾，后天气血难以生化，先天之本亦无所用，水为死水，阳为孤阳。在五脏之中，肝脾调和为要，二者居中焦而定四方，统五脏而衡阴阳，为生命活动之枢纽。因此，在生理病理中，肝脾也就成了气机调畅的枢纽、五脏相通的咽喉、疾病传变的途径。

病理上，肝脾常相互影响，肝病可及脾，脾病也可及肝。肝病及脾有肝实传脾和肝虚累脾。肝实传脾主要指肝郁、肝气、肝火、肝阳、肝风、肝寒和肝经湿热等，通过本气自郁、演变化邪、直中内生夹邪，侵犯脾胃而致病。本气自郁为病主要是指肝郁和肝气，肝郁则不能疏泄脾土，肝气横逆，则不仅不能疏泄，反而克伐，皆可致脾胃气机逆乱，乱其气则伤正气，故脾胃不和或虚损，在临床上最为常见。演变化邪主要指肝火、肝阳、肝风、肝郁气实易化火，肝火灼伤肝血（阴）易致肝阳升亢，肝阳浮动则可引发肝风，肝火、肝阳、肝风又皆损伤脾胃，如肝火多灼伤胃阴，肝风肝阳上冲多使中焦壅塞，气机不畅，致脾病痰浊随气上犯等。直中内生夹邪多指肝寒，肝气夹饮、夹痰、夹瘀，肝寒犯胃，每夹痰浊上逆，如以干呕、吐涎沫、颠顶痛为主的吴茱萸汤证即是；肝经湿热，引发黄疸，肝多有损伤脾胃的症状出现；夹邪损伤，是肝病证杂的原因之一，无一定规律可循。总之，肝实传脾，为肝病影响其他脏的常见形式，亦为肝病及脾的主要病理。

肝虚累脾即肝木无力行使对脾的促进作用，使脾受损而失常。肝之脏气包括肝气、肝血、肝阴、肝阳，肝虚亦即肝之气血阴阳的不足。肝气不足，不能条达疏泄脾之阴土，脾就会阴凝板滞，纳运升降失常。肝阳虚，多在肝气虚见证上伴有寒象，除气虚影响脾之功能外，多累及脾阳，脾阳虚又加重肝阳的不足，故往往以肝脾之虚寒见证于临床。肝血不足，血为气之母，可致肝气虚不能疏土。肝阴虚对脾之影响，一为肝阴虚火气有余传脾，一为肝阴虚累及脾胃之阴。

脾病及肝包括脾气不足及肝和脾邪有余及肝。脾气既可阻止肝病传脾，又可营养资助肝脏之虚。肝实传脾，往往是先犯胃，引起胃气逆乱，此时虽得传，但脾尚无明显之虚；若不愈，乱其气则伤正气，继之则传乘于脾而出现脾虚证。若脾不虚，肝气虽可一时犯胃，致气逆不纳，但随着脾胃的升降调整，肝气也能渐和，而不致久久犯胃，因此，脾气对肝起到了堵截病势的作用。肝虚可累脾，但肝虚多由脾气不足，不能化生气血以供营养引起。可见，脾气对肝起到了防传、控制病势及营养的作用，若脾病，则必将影响肝病的发展。

脾邪有余及肝主要为"土壅木郁"及脾病生邪犯肝。脾胃为气机升降枢纽，对全身的气机升降出入有重要作用，肝为人体气机之总司，故对肝气的调畅尤为突出。若邪阻脾滞，碍肝疏达，脾气不运，又不能助肝，必致肝郁。脾病生邪犯肝，除土壅木郁之食滞外，以湿热、痰浊为多。脾病湿邪最多，外能招湿，内能生湿，而胃又为阳土，故湿易化热，湿热最易阻滞气机，在肝胆发病因素上，除情志外，有形之邪当首推之。另外，脾为生痰之源，脾不化津，痰浊内生，可阻滞气机，或与肝邪冲逆夹杂，引起或加重肝病。

### 3. 调和肝脾的具体应用

（1）肝郁脾虚证：肝气疏泄无能，气机郁滞，乘于脾土所致。症见胸胁苦满，闷闷不乐，意志消沉，纳呆食少，妇女月经不调，腹胀便溏，脉弦，苔白。治以疏肝健脾，代表方为逍遥散。

（2）肝气乘脾证：肝气盛，横逆犯脾所致。症见胸胁胀满作痛，急躁易怒，少腹胀，食减纳呆，嗳气，呕恶泄泻，脉弦，苔薄白。治以抑肝扶脾，代表方为痛泻要方。

（3）脾虚肝乘证：脾脏先虚于前，而致肝木乘之。症见纳差食少，脘腹胀满，大便失调，倦怠乏力，脉弦，舌苔薄白。治以补脾泻肝，代表方为柴芍六君子汤。

（4）肝脾两虚证：脾虚化源不足，肝无血藏而致。症见饮食减少，神疲乏力，腹胀便溏，头昏目眩，眠少梦多，胆怯易惊，视物不清，苔薄白，脉细无力。治以益肝健脾，代表方为四物汤合六君子汤加减。

（5）肝脾湿热证：脾虚湿邪久郁不解，郁久化热，或肝木不能疏土，土塞不解，久而化热，湿热郁结而成。症见黄疸，胁肋疼痛，脘痞胸闷，纳少，泛恶欲吐，大便不爽，舌红苔黄腻，脉缓。治以清热利湿，代表方为茵陈汤合四苓散加减。

（6）肝胃不和证：肝气犯胃所致。症见胃脘胀满疼痛不适，胁肋疼痛，呃逆嗳气，吞酸嘈杂，烦躁易怒，恶心欲呕，脉弦，苔白。治以疏肝和胃，代表方为自拟方疏肝和胃汤。

（7）肝胆火热犯胃证：肝胆火热邪气旺而犯胃腑所致。症见脘腹痛急，心烦易怒，胸闷胁痛，反酸嘈杂，口干苦，便秘，烦闷少眠，舌红苔黄，脉弦数有力。治以清肝利胆和胃，代表方为左金丸合温胆汤加减。

疑难病证候奇特，错综复杂，阴阳、表里、寒热、虚实混杂，脏腑、经络、营卫、气血功能失常，病位不清，寒热难明，虚实相兼，处于疑似之间；治法难以确立，难以选药择方，难以获取显著疗效。这就要求医者从整体观、动态平衡观、天人相应观、七情与脏腑内在联系观出发，对整个病情进行分析、判断，而后进行辨证论治，采用恰当的治则治法。在临床辨证施治中，凌老从肝脾入手，分析疾病起因、传变，探求疾病本末，多能得心应手，执简驭繁，于繁乱中理出头绪来，采用调和肝脾治疗各种疑难杂症，尤其是肿瘤及肿瘤放化疗后、糖尿病及其并发症、难治性皮肤病及消化系统疾病的治疗，效果突出，并在不断的临床总结中，创制了"疏肝和胃汤"，其组方严谨，配伍精当，用之每获奇效。

# 第二节　脑病

## 一、"和衡之法"治脑病原则

### 1. 调和肝脾

头为精明之府、清净光明之所，位居人体最高处，唯有肝主疏泄的功能正常，气机升发调畅，清阳上达，才能清窍和利，头目清爽，所谓"清阳出上窍"。若情志失调，肝气郁结，气机不畅，气血郁滞，则头目失荣。同时，"土得木而达"，肝的疏泄功能正常是脾升胃降气机运动协调和脾气健运的重要条件。若肝失疏泄，气机郁滞，则克脾犯胃，导致脾胃升降失调，气血运行受阻，从而出现肝脾不和的头痛、眩晕、失眠等症。

凌老指出，脑病常迁延难愈、反复发作，患者大多悲观失望，常出现肝气郁结、肝郁化火之证，或者忧思伤脾，导致肝脾不和。因此，在治疗脑病时，凌老非常重视调和肝脾法的运用，注重疏肝理气、行气导滞、调畅情志，调节肝主疏泄的动态平衡，临床灵活运用柴胡疏肝散、四逆散、逍遥散、丹栀逍遥散或者自拟方疏肝和胃汤化裁治疗。或者在辨证处方的基础上，兼顾气滞、肝郁的因素，适当加用香附、郁金、柴胡、白芍、香橼、佛手、陈皮、枳壳、川楝子、路路通、玳玳花、绿萼梅、玫瑰花、木香等理气疏肝的药物。

**2. 调和心肾**

凌老在脑病辨证治疗过程中，高度重视脑与肾、心的关系，常强调肾主骨生髓，通于脑，肾主藏精，肾与脑关系密切。"脑髓"化生来源于肾中精气。肾藏精为藏先天之精及五脏六腑之精华，肾之精气的盛衰直接关系到脑髓的充盈及大脑功能的正常与否。肾精充足则生髓功能旺盛，髓旺则脑髓充实；肾衰则精气生化不足，髓海空虚，大脑得不到充足的滋养，出现头晕、头痛、痴呆等症。脑病与心也有直接关系，中医学认为，心主血脉、主神明，心气有力，血液运行正常，上荣于脑，脑功能正常；心气不足，气虚血瘀，脑失血液供养，则出现眩晕、头痛、痴呆甚至中风。

同时，心肾之间具有密切关系。"心肾相关"主要表现在心肾的阴阳、精血相互联系及心藏神与肾藏精关系等方面。肾阳为人体阳气之本，具有温煦、推动、促进气血运行之功，肾阳充足，心阳也就不断得到补充；而心阳充足，血流畅通，肾阳的物质基础又得以充实。肾阴与心阴也存在相互为用的关系。心主血，肾藏精，精可生血，血亦可化精。肾精充足则心神健旺；若肾精亏损，则出现头晕、头痛、失眠、痴呆等症状。

由此，凌老认为，心、肾、脑三者密切相关，"心肾相关"在脑病的发生发展过程中起重要作用。临床上对于眩晕、头痛、失眠、痴呆等虚证，在辨证基础上，可从调和心肾、促进心肾脑动态平衡的角度着手，常用药物为生晒参、黄芪、大枣补益心气；鹿茸、淫羊藿、补骨脂、肉苁蓉、菟丝子、杜仲等补肾阳；黄精、枸杞子、女贞子、龟甲等补肾阴；兼有瘀血者，加用赤芍、当归、川芎、桃仁、红花等药物。

**3. 调和气血**

脾为后天之本，气血生化之源，心主血脉，气血的生成与运行，与心脾关系密切。若心脾两虚，一则气血不足，血不养心，出现不寐；气血不足，脑失所养，出现眩晕、头痛、痴呆等症。二则表现为心脾气虚，气血不畅，瘀血内停，阻滞脉络，或血不循经，溢于脉外，离经之血即是瘀，则形成脑病。《景岳全书·不寐》载"劳倦思虑太过者，必致血液耗亡，神魂无主，所以不眠"；"血虚则无以养心，心虚则神不守舍"。

凌老认为，气血失和的调理关键还是要善于运用"和衡之法"，以调畅、调和气血，恢复和维持机体动态平衡。要点一：疏调气机，理气导滞，使得气机升降有序，气血才能互生互用，常使用郁金、香附、白芍、佛手、玳玳花、枳壳、桔梗、升麻等行气、通调气机的药物，以行气和血。要点二：益气补血、活血化瘀、行气通络，使血脉通畅。凌老推崇吴鞠通的"善治血者，不求之有形之血，而求之无形之气"。临床时注重益气补血，善于运用当归补血汤、补中益气汤、四君子汤、八珍汤等健脾益气补血方剂，尤其要注意的是补血药需要与健脾和胃药物合用，以免过于滋腻，妨碍消化。要点三：气为血之帅，血为气之母，故遣方用药一定要注意协调气血关系，调气药和调血药物需要合理配伍使用。如理气导滞中可配伍一些活血理血之品，如丹参、川芎、赤芍、当归、三七、鸡血藤等；理血活血中要兼用行气理气药，如陈皮、柴胡、枳壳、香附、香橼、佛手、厚朴等。

## 二、"和衡之法"治偏头痛

慢性偏头痛指每月头痛天数 ≥ 15 天、病程 > 3 个月者。本病目前病因未明，随着环境因素的变化、工作生活节奏加快，其发病率呈上升趋势。现代研究认为，本病可干预的危险因素包括应激性生活事件、肥胖、基础头痛频率、止痛药物过度服用、睡眠障碍、精神共患疾病等。这些危险因素常互相影响、相互作用。长期的慢性头痛，多伴睡眠障碍，同时增加焦虑、抑郁等精神共患疾病的发生概率，三者常互相影响，加重头痛的发生。

慢性偏头痛属于中医学"头痛"范畴，脑为髓海，五脏之精华皆上注于头，主要依赖肝肾之精血与脾胃化生的气血水谷精微濡养。凌老经过长期的临床经验积累，并结合慢性偏头痛多伴有焦虑、抑郁及睡眠障碍，而且相互影响，使病情迁延难愈、难治，认为偏头痛病久，可导致患者情志不畅，肝气郁滞，疏泄失常；或气郁化火，火热耗伤肝肾之阴，导致肝肾阴虚；或肝气横逆犯胃，导致脾胃受损，而病久后又使气血亏虚，从而病程迁延难愈。所以，本病与肝、脾、肾关系更为密切，治疗时主要以调和肝、脾、肾三脏为主，善用"和衡之法"，常可取得良好疗效。

### 1. 以调和肝脾为基础

凌老指出，疾病发生的原因就是机体阴阳脏腑功能失衡失和，所以，调和失衡状态、恢复和维持机体脏腑的动态平衡的过程，就是治疗的过程。慢性偏头痛患者因头痛日久，反复发作，而致肝失疏泄，或患者肝气横逆犯胃，导致脾胃受损；或肝气不舒，气郁化火，影响肾阴，从而出现脾肾亏虚的表现，故予调和肝脾法为基础，注重疏肝理气，运用逍遥散等化裁（当归、白芍、川芎、白术、黄芪、香附、延胡索、茯苓、炙甘草）；焦虑、抑郁等既是慢性偏头痛的病因，也是常见并发症，常伴有心烦易怒、不寐、多梦、食欲减退等症状，在治疗时加用香附、郁金，也可酌情考虑用绿萼梅、玫瑰花、玳玳花等疏肝而又不耗阴的药物以疏肝理气解郁。针对肝郁化火型的患者，宜选用天麻钩藤饮为主加减（天麻、钩藤、石决明、益母草、桑寄生、生杜仲、怀牛膝、炒白术、山药、酸枣仁、首乌藤、白芍、川芎、香附、玳玳花）。方中天麻、钩藤平肝息风潜阳；石决明咸寒质重，平肝潜阳，除热明目，助天麻、钩藤平肝息风之力；益母草、怀牛膝活血以引血下行；生杜仲、桑寄生补肾益肝以治本；川芎辛温升散，性善疏通，为血中之气药，可上行头目而下达血海；白芍味苦酸性微寒，能养血敛阴以平抑肝阳，与川芎合用，一散一收，共奏止头痛之功；酸枣仁、首乌藤养血安神；香附、玳玳花疏肝解郁以调畅气机，白术、山药以健脾和胃。全方调和脏腑与气血，调畅气机，恢复机体动态平衡，共奏潜阳滋肾、疏肝解郁、健脾活血之功。

### 2. 运用活血化瘀药

根据久病多瘀理论，慢性偏头痛发病时间长，迁延难愈，从而久病入络，痼病必瘀，使得头痛剧烈、难以治愈。因此，在治疗偏头痛时运用活血化瘀药物，以调和阻络之瘀血，使经络通达调和，可取得很好的疗效。

### 3. 治风先治血

"治风先治血"的本意是治疗外风包含从血论治的思路。风可指内风也可是外风，血指瘀血。慢性偏头痛久病必兼瘀，瘀血日久阻塞经络，引起筋脉失养挛急而加重头痛，即血瘀生风，可根据舌苔判断瘀血情况，配合活血化瘀药以调畅气血。

### 三、"和衡之法"治中风

#### 1. 中风病机的认识

凌老指出，中风的病机特点是本虚标实，但究其根本，实为"不和"，概而言之为阴阳不和、营卫不和、气血不和及脏腑不和。

（1）阴阳不和：中风患者常常有高血压病史，血压的不稳定常常是中风加重的主要诱因。《素问·生气通天论》曰："阳气者，大怒则形气绝，而血菀于上，使人薄厥。"阳盛阴衰，阴不制阳而阳逆于上，则发本病。

（2）营卫不和：《灵枢·刺节真邪》云："虚邪偏客于身半，其入深，内居荣卫，荣卫稍衰，则真气去，邪气独留，发为偏枯。"营气行于脉中，主内守而属阴，卫气行于脉外，主卫外而属阳。营卫不和，则防御外邪入侵的功能降低，从而使原本不能致病的邪气伤及人身，致人中风。

（3）气血不和：《素问·调经论》云："气血以并，阴阳相倾，气乱于卫，血逆于经，血气离居，一实一虚。"气血不和，则二者相互依存、相互制约、相互为用的和谐关系被破坏，逆乱为害。气血不和在中风病机方面往往表现为气虚血瘀，此为临床上最常见的证型，补阳还五汤证即为此义。气属阳主动，血属阴而主静，血的自行有赖于气的推动，气行则血行，气滞则血瘀；气能摄血，气虚则易导致血溢脑脉之外，合而发为中风。

（4）脏腑不和：任一脏腑的病证都会导致共同的、和谐互生的状态倾斜，当这种失衡达到一定程度，会发生本病。

#### 2. 中风的防治

在中风的防治中，凌老将"和衡之法"贯穿始终，从"未病防发""将病防作""已病防传"和"既病防复"四个方面入手，以调和阴阳、调和气血、调和脏腑、调和营卫，恢复机体脏腑、阴阳、气血、营卫的动态平衡。

（1）未病防发：《素问·四气调神大论》曰："圣人不治已病治未病。"未病先防，从来都是中医学防治原则的主导思想，对于中风及其后遗症更是如此。"阴平阳秘，精神乃治"，人体阴阳各方面的协调平衡，是机体健康的标志，是人体抵御疾病的基础。因此，凌老强调在平时的生活中，注意调养身体、调摄精神、加强锻炼及保持有规律的生活起居，使"正气存内，邪不可干"。另外，中风的发生与血压升高、血脂异常、糖代谢紊乱有着密切的关系，而以上诱因与平时的饮食起居明显相关。由此，除对患者进行诊治之外，应注重对患者进行健康知识方面的宣传教育。

（2）将病防作：中风发作之前，一般多有先兆症状，此时，疾病的典型症状虽未发生，但人体的阴阳、营卫、气血、脏腑的和谐平衡已经有了偏移。在这将作未作之时，需要见微知著，准确地把握生理平衡的改变，做出相应的调整，从而可有效预防中风的发生。

（3）已病防传：中风发作，病起骤然，变化多端，临床多分为中经络、中脏腑两类。中经络者，务以种种之法，以求失衡之人体重新恢复"和"之状态；中脏腑者，必以交通之技，以求离决之阴阳再现合和之势。

（4）既病防复：中风的特点是易留后遗症、易复发。后遗症的存在也是人身之"和"尚未完全恢复的表现，如若不能及时调整，又会有复中可能。因此，在后续治疗中，需以外揣内，继续调整人身之"不和"，并远离诱发因素，则病不再发。

[病案举隅]

彭某，女，70岁，因左侧肢体无力半年余，于2010年7月22日就诊。自述半年前因脑梗死于我院治疗，经过改善脑循环、营养脑细胞等治疗后出院，遗留左侧肢体无力、右下肢无力，头昏，神疲乏力，纳眠可，二便调，舌质红，苔少，脉细。中医诊断为中风后遗症，属气虚血瘀型。治以益气活血，方用补阳还五汤加减：黄芪15g，当归12g，川芎10g，地龙12g，怀牛膝12g，三七10g，炒杜仲15g，七叶莲15g，路路通12g。10剂，水煎服。

二诊：服药后左上肢无力较前改善，但双下肢无力无明显改善，坐时尤甚，伴神疲乏力。处方调整：黄芪15g，当归12g，川芎10g，地龙12g，怀牛膝12g，炒杜仲15g，七叶莲15g，路路通12g，三七10g，熟地黄15g，白芍24g，牡丹皮10g，山茱萸6g。

三诊：服药后，患者左侧肢体无力改善不明显，但大便较前排出通畅，面色较前红润，伴见腰部以下有沉重感。二诊方去路路通，加丝瓜络12g，炒杜仲改为生杜仲15g，白芍改为赤芍12g，10剂，水煎服。

四诊：患者症状无明显改善，仍感左侧肢体无力，腰部以下沉重，头痛、神疲乏力仍在，大便较前排出通畅。前诊方中加南沙参30g，鸡血藤15g。

五诊：患者左侧肢体无力有所改善，以左上肢改善明显，仍有头昏耳鸣。四诊方去牡丹皮、丝瓜络、怀牛膝、三七，加细辛3g，桂枝3g，瓜蒌壳12g，麦冬30g，玄参20g，枳壳15g。

经治疗后，患者左侧肢体较前明显有力，嘱原方再服。

## 四、眩晕辨治

凌老认为，眩晕的病位虽然在脑窍，但病变脏腑主要涉及肝、脾、肾三脏。正如《素问·至真要大论》所云："诸风掉眩，皆属于肝。"《类证治裁·眩晕》亦云："良由肝胆乃风木之脏，相火内寄，其性主动主升；或由身心过动，或由情志郁勃，或由地气上腾，或由冬藏不密，或由高年肾液已衰，水不涵木，或由病后精神未复，阴不吸阳，以至目昏耳鸣，震眩不定。"肝为风木之脏，主动主升，忧郁恼怒，可致肝气不调，气郁化火，肝阳上亢，肝风内动，上扰清窍，发为眩晕。"脾胃乃元气之本，元气之充足，皆由脾胃之气无所伤，而后能滋养元气，若胃气之本弱，饮食自倍，则脾胃之气既伤，而元气亦不能充，而诸病之所由生也。"因此，脾胃虚弱，后天乏源，元气日损，阴火上彻头窍，可发为眩晕。肾虚精不生髓，精血不足以荣养清窍，导致髓海空虚而发为眩晕，正如《灵枢·海论》有"髓海不足，则脑转耳鸣"之说。眩晕发作的病因复杂，情志不遂、饮食不节、体虚年高、脾胃虚弱、瘀血内阻等均可引起。病理变化不外乎虚实两端，虚者为髓海不足，气血亏虚，清窍失养；实者为风、火、痰、瘀扰乱清空。

对于眩晕的治疗，凌老认为需首辨虚实，审证求因、明辨主次、谨守病机，治病求本。实证患者多用川芎、郁金、香附、枳壳、白芍、丹参、当归、牡丹皮等药配伍，以疏肝理气、活血祛瘀。虚证多用白术、山药、茯苓、黄芪、怀牛膝、杜仲等药配伍，以补益脾肾。对于肝肾亏虚型眩晕，凌老多化裁六味地黄丸以补益肝肾，核心组合为生地黄、山茱萸、泽泻、山药、茯苓。对于肝阳上亢型眩晕常用天麻钩藤饮加减，以钩藤、首乌藤、石决明、天麻、益母草为组方核心。对肝郁气滞型眩晕，常以延胡索及玫瑰花行气解郁；同时予玄参凉血，防止肝郁化火；也可在此基础上加用桂枝助肝脉畅通、白术健脾，符合治肝先实脾，养脾可柔肝的理念。对于痰郁化火引起的眩晕，常以薏苡仁、法半夏健脾，香橼疏肝理气，先截生痰之源；竹茹甘寒以清热化痰，知母、北沙参升津润燥，再灭痰郁之火，体现了凌老治病求本、标本兼治的治疗原则。另外，凌老对于气虚下陷致清窍失养引起的眩晕，以党参、山药健脾补气，陈皮理气，使药补而不留滞，升麻、柴胡协助党参、山药以升提中气。

总而言之，眩晕病机及症状表现错综复杂，凌老强调在治疗上根据患者病情变化随症加减，要善用古方之长，又要不拘泥于古，灵活加减，力求患者机体状态的和衡。

### [ 病案举隅 ]

张某，男，60 岁，因反复阵发性头晕 4 天就诊。患者 4 天前出现反复阵发性头晕，平卧旋转肢体及由卧位转为坐位时加重，持续时间数十秒，伴有恶心欲呕，无心慌胸闷、耳鸣耳聋等症，于当地医院行头颅 CT 检查未见明显异常；颈椎 X 线片示颈椎退行性变。伴有腰部酸胀不适，双下肢无力，饮食、睡眠可，二便调，舌质暗红有瘀斑，苔薄白，脉细弦。既往有糖尿病、高血压病、冠心病等病史。空腹血糖 6.0mmol/L，餐后 2 小时血糖 10mmol/L。Dix–Hallpike 试验阳性，考虑良性位置性眩晕。予复位治疗后头晕减轻，但仍头昏、腰部酸胀不适，双下肢无力。中医诊断为眩晕，属肝肾亏虚夹瘀。治以滋补肝肾活血，方用糖通饮加减：黄芪 12g，桑叶 15g，丹参 10g，地骨皮 12g，生地黄 15g，山药 12g，山茱萸 10g，茯苓 15g，牡丹皮 10g，泽泻 10g，红花 6g，川芎 12g。5 剂，水煎服，日 1 剂。

二诊：患者服药后头昏有所减轻，可在平卧时翻身，但由卧位转为坐位时仍头晕明显，腰部酸胀不适，双下肢无力，饮食可，入睡较困难，二便调，舌质暗有瘀斑，苔微黄腻，脉右弱左弦。血糖控制可，空腹血糖 6.0mmol/L。处方：黄芪 12g，桑叶 15g，丹参 10g，地骨皮 12g，生地黄 15g，山药 12g，山茱萸 10g，茯苓 15g，牡丹皮 10g，泽泻 10g，红花 6g，川芎 12g，菟丝子 12g，五味子 10g。5 剂，水煎服，日 1 剂。

三诊：患者平卧翻身及由卧位转为坐位时仍头晕，腰部酸胀不适及双下肢无力仍存，饮食可，入睡较困难。查空腹血糖 6.7mmol/L、餐后 2 小时血糖 8.3mmol/L。处方：黄芪 15g，酸枣仁 15g，鸡血藤 12g，丹参 15g，菟丝子 12g，五味子 10g，桑叶 15g，地骨皮 12g，生地黄 15g，山药 12g，山茱萸 10g，茯苓 15g，牡丹皮 10g，泽泻 10g。5 剂，水煎服，日 1 剂。

四诊：患者头晕较三诊时减轻，腰部酸胀及双下肢无力明显改善，饮食睡眠可。处方：黄芪 15g，酸枣仁 15g，鸡血藤 12g，丹参 15g，菟丝子 12g，五味子 10g，桑叶 15g，地骨皮 12g，生地黄 15g，山药 12g，山茱萸 10g，茯苓 15g，牡丹皮 10g，泽泻 10g，木瓜 12g。5 剂，水煎服，日 1 剂。

五诊：患者头晕明显减轻，平卧翻身及由卧位转为坐位时加重不明显，腰部酸胀及双下肢无力偶发，沿用四诊处方 15 剂后，复查血糖稳定，头晕、腰部酸胀及双下肢无力偶发。处方：黄芪 15g，酸枣仁 15g，鸡血藤 12g，丹参 15g，菟丝子 12g，五味子 10g，桑叶 15g，地骨皮 12g，生地黄 15g，山药 12g，山茱萸 10g，茯苓 15g，牡丹皮 10g，泽泻 10g，木瓜 12g。5 剂，水煎服，日 1 剂。

## 五、头痛辨治

凌老认为，头痛的病因分为两大类，即外感和内伤。外感头痛多因风、寒、湿、热等外邪上扰清空，壅滞经络，络脉不通所致。而脑为髓海，依赖于肝肾精血和脾胃精微物质的充养，故内伤头痛多与肝、脾、肾三脏的功能失调有关。头痛因于肝者，或因肝失疏泄，气郁化火，阳亢火升，上扰头窍而致；或因肝肾阴虚，肝阳偏亢而致。头痛因于肾者，多因房劳过度，或禀赋不足，使肾精亏虚，无以生髓充脑，发为头痛。头痛因于脾者，或因脾虚化源不足，气血亏虚，头窍失养而成；或因脾失健运，痰浊内生，阻滞气机，浊阴不降，清窍被蒙而致。关于头痛的病机，正如《黄帝内经》所述："正气存内，邪不可干""邪之所凑，其气必虚"，指出发病的根本在于气血阴阳失调。头痛的病位在脑，五脏精华之血与六腑清阳之气上注，以滋养脑髓，活跃神机，才能维持机体平衡。

凌老治疗头痛常从肝、脾、肾论治，其中尤其重视肝气畅达。《素问·脏气法时论》说："肝病者……气逆则头痛。"《灵枢·厥病》说："厥头痛，头脉痛……后调足厥阴。"情志不遂、气机逆乱、肝气上冲于脑，均易致头痛，且头痛患者久病后会加重情志不畅，复使肝气郁滞，疏泄失常，气郁化火，火热耗伤肝肾之阴，导致肝肾阴虚，肝气横逆犯胃，还可导致脾胃受损。因此，临床上将头痛分为肝气郁结、肝肾阴虚、肝胃不和等证。

在头痛的治疗方面，凌老认为首先要辨别是外感头痛还是内伤头痛，再辨虚实，注重调和脏腑，尤重肝气的疏泄、情志的通畅，最终使气血阴阳调和，疾病痊愈。具体而言，对于阴血亏虚、肝风上扰所致头痛，常以五味子、远志、防风、柏子仁、麦冬为组合治疗，其中麦冬滋阴生津，五味子味酸收敛，滋补肾阴，远志、柏子仁养心安神，针对头痛患者的机体亏虚，易受外邪，故予防风固表祛邪。对于肝气郁结所致头痛，通常采用半夏、地骨皮、郁金、丹参等组合治疗，肝气郁结，气不行水易生痰，故予半夏化痰，地骨皮解肝郁之热，而肝郁气滞易成瘀，故予丹参活血，配以郁金行气活血化瘀。对于肝肾阴虚、肝阳上亢所致的头痛，常以炒白术、杜仲、首乌藤、钩藤、益母草等为组合，其中钩藤平肝息风，炒白术补脾，杜仲益肾，首乌藤宁心安神，益母草活血利水，助平肝阳，共奏潜阳滋肾、疏肝解郁、健脾活血之效。此外，脾为气血生化之源，脾气亏虚，清窍失养也可引起头痛，对于此类头痛常用党参、陈皮、升麻、茯苓等药，其中党参补中益气，升麻提升中气，陈皮理气和胃，茯苓加强健脾之效。而对于外感头痛，凌老常采用薄荷、牛蒡子、桔梗、荆芥为组合治疗，其中薄荷、牛蒡子辛散疏散风热、通窍止痛，桔梗宣降肺气，荆芥作为温热之品与辛凉之品配伍，既防止寒凉太过，又加强疏风解表之力，一升一降、一凉一温的配伍特点体现了凌老治病求衡的理念。

### [病案举隅]

佟某，女，63岁，因间断头痛10余年就诊。患者10余年前无明显诱因出现头痛，以右侧头痛为主，呈跳痛，自服"头痛粉"可好转，但生气或睡眠差时加重。近半个月来因家人生病，紧张且劳累后而出现头痛头晕，耳鸣，眼干涩不适，手足心发热，口干口苦，纳眠可，二便调，舌质暗，苔白，脉缓。行头颅CT检查未见明显异常。患者既往有高血压病史，血压在160～180/100～115mmHg之间，每日1次服用硝苯地平缓释片10mg控制血压，控制不稳定。西医诊断：原发性高血压3级，很高危组；

中医诊断：头痛（肝阳上亢型）。治以平肝潜阳，方用天麻钩藤饮加减：天麻 10g，钩藤 12g，石决明 30g，生杜仲 10g，桑寄生 10g，怀牛膝 12g，黄芩 12g，茯神 12g，益母草 12g，首乌藤 30g，香附 12g，玳玳花 6g。6 剂，水煎服，日 1 剂。

二诊：患者服药后头痛减轻，口干减轻，无口苦；仍有耳鸣、眼干涩及手足心发热等不适，手足麻木，时有腰痛，纳眠可，二便调，舌质红，苔白，脉弦涩。自行停用降压药后血压控制在 150～180/103～106mmHg 之间。处方：决明子 15g，钩藤 12g，石决明 30g，生杜仲 10g，桑寄生 10g，怀牛膝 12g，黄芩 12g，茯神 12g，益母草 12g，首乌藤 30g，香附 12g，玳玳花 6g。6 剂，水煎服，日 1 剂。

三诊：患者头痛已愈，偶有头晕，仍有耳鸣、眼干涩及手足心发热等不适，略有手足麻木，纳眠可，二便调，舌质暗红，苔白，脉弦涩。自行停用降压药后血压控制在 140～160/90～100mmHg 之间。处方：决明子 20g，钩藤 12g，生杜仲 15g，桑寄生 10g，怀牛膝 12g，地骨皮 12g，地龙 12g，益母草 12g，首乌藤 30g，炒白术 15g。7 剂，水煎服，日 1 剂。

四诊：患者已无头晕头痛，口干减轻，眼略干涩，手足心发热减轻，偶有手足麻木，纳眠可，二便调，舌质暗红，苔白，脉弦涩。血压控制在 140～160/90～98mmHg 之间。处方：夏枯草 12g，钩藤 12g，石决明 30g，生杜仲 15g，桑寄生 12g，怀牛膝 12g，地龙 12g，益母草 12g，首乌藤 30g，川芎 10g，炒白术 15g，山药 15g。7 剂，水煎服，日 1 剂。

五诊：患者无头晕头痛，眼略干涩发痒，手足心发热减轻，偶有手足麻木。血压控制在 135～150/86～94mmHg 之间。处方：决明子 15g，钩藤 12g，石决明 30g，生杜仲 15g，桑寄生 12g，首乌藤 30g，丹参 15g，益母草 12g，地骨皮 12g，地龙 12g，芦根 15g，菊花 10g，白芍 20g。7 剂，水煎服，日 1 剂。

患者服用中药半个月后，头晕头痛未再发，血压稳定在 135～150/86～94mmHg 之间。

## 六、不寐辨治

凌老认为，不寐主要病位在心，但常与肝、脾、胃、肾有密切联系。

宋代许叔微《普济本事方》云："平人肝不受邪，故卧则魂归于肝，神静而寐。今肝有邪，魂不得归，是以卧则魂扬又离体也。"《素问·逆调论》云："胃不和则卧不安。"《类证治裁·不寐》亦指出："思虑伤脾，脾血亏虚，经年不寐。"凌老认为，不寐的病因复杂多样，饮食不节、情志失常、劳逸失调、病后体虚均会引起不寐。病性具有虚实之分，也可见虚实夹杂。病机的关键是阴阳失调，阳不交阴。

因此，对于不寐的治疗，凌老倡导首先审证求因、明辨主次，明确疾病中起决定作用的根本病机，同时兼顾次证，采用"和法"，通过调畅气机、泻实补虚、调和脏腑、平调寒热的治疗方式以达机体阴阳平衡的目的，从而使疾病痊愈。如木香、党参、郁金、白芍、枳壳、川芎，或木香、郁金、香附的组合就常用于肝郁气滞型不寐，起到疏肝理气使情志条达，以助眠的作用。炒麦芽、砂仁、炒稻芽、山楂化湿和胃，用于治疗胃不和而难寝的病证。对于肝肾阴虚引起的失眠，凌老常以六味地黄丸加减，常用山茱萸、山药补益肝脾，茯苓、泽泻利湿降肾浊，白芍、薄荷柔肝疏肝，当归养心血，远志宁心安神，体现了"补其不足，泻其有余，调和脏腑"的特点，使气血调和，阴阳平秘。对于肝郁血虚所致的失眠，则常以香附、郁金疏肝解郁，当归养血活血，白芍养血敛阴、柔肝缓急，木香、枳壳、川芎通达肝气，薄荷疏散郁遏之气，肝木之病易传之脾，故予党参健脾补气，起实土以御木侮作用，体现了肝脾同调、气血兼顾的以"和"为中心的治疗理念。

综上所述，凌老在治疗不寐时以"和法"为中心，首辨虚实，实证多疏肝理气、行气解郁，虚证多补益脾气、滋补肾阴。脏腑辨证以"肝、脾、胃、肾"为主，同时注重调养心神及调畅情志。

[病案举隅]

刘某，女，70岁，因失眠10余年就诊。患者长期失眠，不易入睡，睡后易醒，睡眠时间短，每晚3小时，手心热，足冰凉，晨起汗多，时有双下肢抽搐，平时劳累忧虑，纳食尚可。舌暗边有齿痕，苔微腻，脉弦。有高血压病史。中医诊断：不寐（肝气郁结证）。治以疏肝理气，方用柴胡疏肝散加减：当归10g，白芍20g，北柴胡6g，炒白术15g，香附12g，郁金

12g，五味子 10g，酸枣仁 30g，首乌藤 30g，远志 12g，制何首乌 12g，炒知母 12g。5 剂，水煎服，日 1 剂。

二诊：患者睡眠稍改善，双下肢冰凉，余症稍减轻，大便可，舌暗有齿印，苔中部白腻，脉弦。证属心阴虚，治以养心安神，故改天王补心丹加减：茵陈 12g，金钱草 12g，柏子仁 12g，麦冬、天冬各 12g，当归 12g，茯苓 15g，五味子 10g，制远志 12g，广木香 12g，首乌藤 30g，制何首乌 15g，酸枣仁 30g，黄连 12g，淡竹叶 10g。5 剂，水煎服，日 1 剂。

三诊：患者睡眠较前改善，口干口苦，手心热，双下肢冰凉，乏力，大便可，排气臭味重，舌暗有齿印，苔中部白腻，脉弦。处方：香附 12g，郁金 12g，白芍 15g，川芎 10g，当归 12g，熟地黄 15g，首乌藤 30g，酸枣仁 30g，淡竹叶 10g，五味子 10g，制远志 12g，生杜仲 20g。5 剂，水煎服，日 1 剂。

# 第三节　肺病

## 一、"和衡之法"治咳嗽

咳嗽为呼吸系统疾病常见的症状，总由肺失宣肃、肺气上逆、升降失衡所致。古人认为有声无痰为咳，有痰无声谓之嗽。凌老在继承前人治疗咳嗽的经验基础上，结合西医学对咳嗽病因及相关病理的认识，主张咳嗽的治疗应辨病与辨证相结合，治标与治本相结合，恢复和维持机体气机动态平衡，临床疗效显著。现将其临证经验简述如下。

### 1. 辨证与辨病要点

一般而言，急性咳嗽（指 3 周以内的咳嗽）多见于普通上呼吸道感染、急性支气管炎、急性鼻窦炎、过敏性鼻炎等引起的咳嗽。此类咳嗽多属外感咳嗽，外邪犯肺，肺气壅遏不宣，以邪实为主。亚急性咳嗽（指3周至8周以内的咳嗽）多见于感冒后咳嗽，乃外感邪气留恋未清，咳嗽迁延不愈。慢性咳嗽（指8周以上的咳嗽）多见于鼻后滴漏综合征、咳嗽变异性哮喘、胃食管反流性咳嗽、慢性支气管炎等，相当于内伤咳嗽的范畴。临证时首先应根据咳嗽时间之长短及伴随症状，尽量明确西医诊断。

（1）注重辨咳与辨痰

辨咳：首先要注意咽喉部的局部辨证。中医学认为，咽喉是肺胃之门户，咽喉部之异常感觉为肺之气机失于宣畅、脏腑功能失常的表现。如咽喉干痒，多属风寒或肺燥，其中风寒证则表现为咽喉无红肿，而肺燥证则多见咽喉部充血，局部可见滤泡；若咽喉部红肿疼痛，多属风热；咳声轻浅者，病位多在咽喉部，多为风寒或肺燥；咳嗽呈阵发性，顿咳，以痉咳为主，多为肝肺不和；咳声粗浊，多属风热或痰热；夜间咳甚，多属阴虚；晨起咳嗽，咳声重浊，痰出咳减，多为脾虚痰湿。

辨痰：根据咳痰之色、质、量来辨别咳嗽之病性和病位。如咳而少痰，多属外感咳嗽，或属燥热、阴虚咳嗽；痰多者，多属湿痰、痰热、痰饮；痰白而稀，多属寒饮；痰白而稠，多属湿浊；痰黄质黏难咳，多属痰热、阴虚或燥热；痰白而稀，量多，呈泡沫状，多属寒、属饮。

**2. 证治心得**

咳嗽之病机为肺失宣降，肺气上逆，故用药以调畅气机、宣降肺气为主。肺为娇脏，其位最高，用药宜轻清平和，不宜大寒大热。同时要注意明辨缓急，权衡虚实。急性咳嗽治以祛邪利气，重在解表宣肺；亚急性咳嗽治以通调肺气为主，兼顾祛邪；慢性咳嗽宜疏调五脏，调补结合。

治咳，要注意以下几个方面。

（1）调畅气机

重视升降出入平衡：肺主一身之气，司呼吸，其气宜宣宜降，则一身气机调畅；宣降失常，则发为咳喘。《黄帝内经》病机十九条有"诸气膹郁，皆属于肺"的记载。六淫邪气侵袭皮毛，闭束腠理，则影响肺气宣发和肃降。凌老认为气机升降失常，"当升者不能升，当降者不能降，当变化者不能变化，此为传化失常"。咳喘的基本病机乃肺气上逆，故临证时须以恢复肺之宣发肃降为首要目的。临证时，凌老常将有宣降作用的对药加入方中，如麻黄与杏仁、桔梗与杏仁、紫菀与苏子、前胡与苏子、桔梗与枳壳等，皆为一宣一降搭配，以解表宣散为主。用量上，宣散药剂量大于肃降药，如麻黄剂量大于杏仁、前胡剂量大于苏子……这种双向调节，维持机体气机动态平衡，升强于降的配合，可增强升散作用，较之单一宣散更胜一筹。若感受外邪或痰浊阻滞，使肺气不得宣发肃降，上逆而发喘咳（降不及），此时重在肃降。肺主气、属金，金性肃降，肺气肃降则气道能畅，呼吸正常，皮毛滋润，三焦水道通调；肺失肃降，则呼吸短促，咳嗽痰多。治疗以开肺降气止咳为主，用药前胡、苏子、杏仁、白前、黄芩等。痰湿或痰热壅肺为主，则辅以祛痰豁痰，重用桑白皮、竹茹、大贝母、败酱草等。湿重者以二陈汤化湿，加杏仁、苏梗、厚朴、苍术、前胡、白前、款冬花、远志；湿轻热重者，加黄芩、瓜蒌，重在降气，但应少佐桔梗调之，多能见效。总之，宣降结合，可获良效。临床常用的升药，凡味薄体轻、辛散宣发之风药皆可用之，不独麻黄、桔梗；而凡寒凉泻火、渗泄下行之品皆属降药，不独苏子、前胡，至于具体的配伍应用又在乎临证斟酌。

辨证虚实，肺肾权衡："肺为气之主，肾为气之根"，肺司呼吸，肾主纳气。只有肾气充盛，吸入之气才能经过肺之肃降，而下纳于肾，肺肾相互配合，共同完成呼吸的生理活动。李东垣曰："所谓权衡者，肺肾是也。肺主上焦，肾主下焦；肺主降，肾主升；肺主呼，肾主吸；肾主纳气，肺主出气。其经纬本末出纳之序，皆两脏为之。一散气而持其平，若衡然，轻重缓急，出入不差累黍；一镇气而归其根，若权然，上下升降，不使断续间歇，是二脏权衡之用也。"凌老治疗咳喘，非常重视肾气归纳，肺肾权衡，也必辨证虚实及病程新久。新感者多实，病位在上，引而越之则愈；久病者多虚，病位累及下焦，以降为顺。因"治上焦如羽，非轻不举"，多用三拗汤、银翘散、桑菊饮等轻剂加减，寒证宜辛温宣散，热证宜辛凉宣散，宣肺止咳顺其病势而为。久咳虚喘者，易耗气伤精，累及阴阳。"治下焦如权，非重不沉"，凌老多用五味子、乌梅配伍淫羊藿。五味子味酸性温，上能敛肺气，下能滋肾阴，益气生津；淫羊藿味辛甘性温，补肾壮阳，两药酸甘化阴，阴阳共济。偏肾阳虚者兼有畏寒肢冷、小便清长、脉沉弱等肾阳不足的表现，常用菟丝子、补骨脂、紫河车、仙茅、淫羊藿、鹿角霜、生地黄、熟地黄、山茱萸、怀山药、冬虫夏草等温补肾阳；偏肾阴虚者兼有腰酸、口干、舌红少津、脉细数等症，常以女贞子、百合、麦冬、石斛、五味子、龟甲、乌梅等滋补肾阴。久咳肺气虚，常加入黄芪补肺，或合用玉屏风散。王纶《明医杂著·论咳嗽证治》云："治法须分新久虚实，新病风寒则散之，火热则清之，湿热则泻之；久病便属虚、属郁，气虚则补气，血虚则补血，兼郁则开郁，滋之、润之、敛之，则治虚治法也。"凌老应用止嗽散合玉屏风散治疗老年体虚之咳嗽患者，疗效颇佳。

治咳要治痰：虞抟《医学正传》云："欲治咳嗽者，当以治痰为先。治痰者，当以顺气为主，是以天南星、半夏顺其痰，而喘咳自愈；枳壳、橘红利其气，而痰饮自降。"痰为引起咳嗽的病理产物，其产生主要与肺、脾、肾有关。如慢性支气管炎、支气管哮喘缓解期，要抓住与生痰相关的肺、脾、肾三脏的治疗。赵献可所著《医贯》提出："治之之法不在于肺，而在于脾，不专在脾，而反归于肾。"痰为有形之物，妨碍气机，故有"不治痰而治气""不治痰而治血"之说。所以，善治痰者，必善用理气或活血之法，气行则痰消，痰清则咳止。凌老在临床治疗咳嗽咳痰之时，常加用理气化痰之品，诸如半夏、陈皮、瓜蒌、贝母、胆南星、橘红之类。而对于痰液黏稠难咯，在应用化痰药的基础上，酌加当归、红花、丹参等活血化瘀药，可帮助化痰、排痰，往往收效颇佳，盖因"久病多瘀"之故。

治咳要兼利咽：鼻咽为肺之门户，最易感受邪气，咽痒即咳，多为外邪，风邪夹寒，或风邪夹热，或风邪夹燥，都是引起久咳不愈的主要原因。临床所见，一些看似简单的咳嗽患者，却久治不愈，查看其所用之方药，均按肺部疾病治疗，所用者皆为清肺止咳之品，似乎无错，然而取效欠佳。细审之，患者有咽部症状如咽部不适、咽痒、咽痛或咽喉异物感等，可见咳嗽之原因在此，疗效不佳为未清利咽喉所致。因此，治疗咳嗽之时，可酌加蝉蜕、僵蚕、牛蒡子、射干、马勃等利咽解表祛邪之品。

## 二、慢性咽炎辨治

慢性咽炎是咽部黏膜、黏膜下组织及淋巴组织的弥漫性炎症，是由急性咽炎迁延、失治而导致的咽部慢性炎症，是耳鼻咽喉科的常见疾病。本病常因长期有害气体或粉尘刺激、不良饮食习惯、反复呼吸道感染及邻近组织慢性炎症（慢性鼻炎、慢性扁桃体炎等）蔓延而来。70% ～ 80% 的患者由病毒引起，少数见于细菌感染。临床主要表现为咽痛、咽痒咽干、咽部异物感、哽噎不适，也有的无明显自我感觉，咽红充血，或出现滤泡，或并见扁桃体肿大，或出现声音嘶哑。本病病程迁延，症状顽固，且易复发。对于细菌感染采用抗菌治疗，因疗程长易产生耐药性和菌群紊乱而难以久用。西医治疗能缓解症状，但复发率较高。凌老以桑杏汤合玄麦甘桔汤化裁治疗慢性咽炎，其效颇佳。

### 1. 热瘀痰虚相合致病

凌老认为，慢性咽炎常因风热邪毒，郁滞咽喉，气血不通，水湿不行，经脉痹阻而成；又有恣食肥甘、辛燥刺激之品致脾胃湿热，热邪上蒸咽喉；也或因病久肺肾阴虚，虚火上炎，熏蒸咽喉等致病，与热、瘀、痰、虚密切相关。热是咽炎的主要病理因素，有虚实之分。虚热由阴虚所致，实热可由内外两方面的病因所致：一是肺中素有蕴热，如饮食辛热、病后余热，咽喉为肺之门户，肺热则灼伤于咽；二是外感邪热，如风热燥热侵袭，或风寒之邪入里化热，蕴结于咽部而致病。内外之因相互影响，互为因果，常相合为患，导致咽部出现红、痛、灼、痒等症。

瘀是慢性咽炎又一常见的病理因素，咽部蕴热伤津，进而灼伤脉络，血滞为瘀，阻于咽部。有些咽炎患者病变局部颜色暗红，或滋生滤泡，是血瘀的重要征象。

痰由邪热煎熬津液所致，故以痰热多见，临床为患常呈现痰与热结，或痰与瘀结的病理变化。患者可感到痰滞咽喉，或多或少，或为黏痰，或为痰块，咯之难出；或咽部多滤泡，为痰瘀互结所致，色暗者瘀血为著，色红者蕴热为甚；有些患者也可呈现舌苔黄腻。

虚主要为肺阴亏虚，咽失濡养，或素体阴虚，肺阴不足，或肺系温病耗损肺阴，或邪热久蕴而伤阴。临床以咽部隐痛不适、局部红肿不甚、咽干或痒、声音嘶哑为其特点。阴虚生内热，则咽部隐痛较红、干痒较著，或伴手心发热，或有盗汗，舌质较红，脉细兼数。

慢性咽炎的病理变化是比较复杂的，往往多种病理因素相合致病，如瘀热互结、痰热互结、阴虚蕴热，或阴虚蕴热兼痰兼瘀复合为患。但概括起来，以肺阴不足为本，痰热瘀结为标，当以调和肺之阴阳、标本虚实，恢复和维持其动态平衡。慢性咽炎急性发作者，多因感受外邪而加重病变，使症状更为显著，患者也多于此时就诊，邪热是此时的主要病理因素，但也不应忽视内在阴虚痰瘀诸病理因素的存在。

**2. 清宣润肺利咽**

对于慢性咽炎的治疗，凌老以清宣润肺利咽立法，以桑杏汤合玄麦甘桔汤为基础加减，自拟利咽饮进行治疗。处方组成：桑叶12g，杏仁12g，栀子10g，大贝母15g，北沙参15g，玄参15g，麦冬15g，桔梗12g，甘草6g。临证时随症加减用药，注重综合调治。阴虚证候明显者，加大玄参、麦冬的用量，阴虚甚者合养阴清肺汤加减；阴虚内热者，在上述用药的基础上加白薇，既可清退虚热，又可清肺泄热。因感受外邪加重蕴热发作者，加板蓝根、大青叶、牛蒡子清热解毒利咽，发热者加金银花、连翘、蒲公英；咽部暗红者，加赤芍、牡丹皮、郁金活血化瘀，且药性偏凉，兼能清热。若鼻塞喷嚏加辛夷、苍耳子祛风通窍；有滤泡者，在活血化瘀用药的同时，加瓜蒌壳、夏枯草化痰散结。自感咽部有异物感，加用半夏、厚朴、苏梗。在针对病理因素治疗的同时，注意对症用药。如咽痒者加蝉蜕、薄荷；咽干者重用麦冬、玄参，或加芦根；声音嘶哑者，在急性发作时，重用前述清热解毒利咽之品，平时则在养阴、化瘀基础上加蝉蜕、白薇。

**[病案举隅]**

代某，男，47岁，2009年10月22日初诊。因间断性咽痛半年就诊，症见咽干咽痒，咳嗽少痰，盗汗，背痛头胀，神疲乏力，大便干，纳可眠差，舌质红，苔黄燥，脉弦略数。检查咽部充血红肿，咽喉后壁有滤泡增生。治以清宣润肺，利咽益气。处方：桑叶12g，杏仁12g，栀子10g，大贝母15g，北沙参15g，玄参20g，麦冬15g，桔梗12g，南沙参30g，太子参15g，杠板归12g，白芷10g，苍耳子12g，甘草3g。7剂，水煎，早晚分次温服。服药后咽干咽痒减轻，咳嗽减轻，咳少量白痰。原方去北沙参、麦冬、桔梗、苍耳子，加佩兰6g，石菖蒲10g，法半夏10g，陈皮12g。再进7剂，症状明显减轻。

### 三、肺胀辨治

#### 1. 肺胀的病机

肺胀是由多种慢性肺系疾患反复发作，迁延不愈，肺脾肾三脏虚损，从而导致痰瘀阻结，气道不畅，肺气壅滞，肺叶胀满，不能敛降，临床以喘息气促、咳嗽、咳痰、胸部膨满、憋闷如塞，或唇甲发绀、心悸浮肿等为主要表现的病证。严重者可出现昏迷、痉厥、出血、喘脱等危重证候。本病的发生多因久病肺虚，致痰瘀潴留，肺气壅滞，肺不敛降，胸膺胀满而成，并逐渐损及心脾肾，每因复感外邪诱使病情发作或加剧。凌老认为，肺胀常处于寒热错杂、本虚标实、正邪交争的病理状态，过寒过热或攻补太过皆不宜。肺为娇脏，其位最高，用药宜轻清平和，不宜大寒大热，同时应重视扶正固本，调和脾胃，攻补兼施，即以"和衡法"治之，达到祛邪而不伤正、扶正而不恋邪的目的。

#### 2. 证治心得

（1）重视培土生金，调和脾肺：脾为后天之本、气血生化之源。脾统血，使其行于脉内。脾土旺盛是气血充盈和机体功能得以正常运行的基础。肺主气、司呼吸的生理功能，有赖于脾之水谷精微运养。肺得脾之所养，则功能得以正常发挥，故机体气血和顺与脾肺密切相关。另外，脾为土，肺为金，两脏母子相依。脾土能生肺金以资其源，使肺得以承养，功能正常运行。母脏功能正常，可维护子脏得运，子脏受病亦可累及母脏。由此可见，两者的生理病理关系甚为密切。若外邪犯肺，肺失宣降，不能通调水道，水津不能正常输布，聚于肺中而为痰饮。肺气本虚，气又为痰饮壅塞，水液运行障碍，更加重痰饮形成。脾主运化水湿，素体脾虚，或久病脾虚，或肺病及脾，脾失健运，水湿不化，停聚于肺而成痰，更加壅塞肺气，故有"脾为生痰之源，肺为贮痰之器"之说。凌老认为，肺脾气虚是肺胀的发病基础，是痰浊内生，反复感邪的根本原因，在治疗上十分重视后天脾胃的调理，且肺胀患者多为年老体虚、脾胃虚弱者，顾护脾胃显得尤为重要。《素问·太阴阳明论》云："脾者，土也……不得独主于时也。脾脏者，常著胃土之精也，土者，生万物而法天地，故上下至头足，不得主时也。"《脾胃论》云："肺金受邪，由脾胃虚弱不能生肺，乃所生受病也。

故咳嗽、气短，皮毛不能御寒。"可见肺气之得，应从补益脾胃着手。《证治汇补·咳嗽》云："因痰而致嗽者，痰为重，治在脾。"脾土生肺金，脾为肺之母，肺为脾之子，重在调理脾胃，培土生金，从而达到治本的目的。无论是从补母生子思想，还是防止疾病进一步发展来说，调补后天脾胃尤为重要。《石室秘录》云："治肺之法，正治甚难，当转治以脾，脾气有养，则土自生金。"凌老主张从脾论治，以治气治痰为主，以绝生痰之源，从而解除肺胀发病的宿根。凌老常常强调，肺胀本虚标实，病机复杂，病情错杂，迁延难愈，应重视健运脾胃，常用党参、白术、茯苓、黄芪、甘草等健脾益气。

（2）重视活血化瘀，调和气血：肺胀常见的致瘀因素多为气虚、气滞、阳虚、痰阻等。肺主一身之气，气为血帅，气行则血行，气虚、气滞则血瘀。肺胀病后，肺主气功能减弱而致气虚，气虚无力运行血液，则瘀血内停。肺朝百脉、主治节，肺气郁滞，失其宣畅功能，日久导致心脏失于调节，运营过劳，心气渐虚，无力推动血脉，亦可导致血瘀。痰生于脾、阻于肺，痰阻则气滞，气滞则血瘀，痰饮和血瘀形成后，两者之间又可相互影响，同时又进一步使气机阻滞加剧，形成恶性循环。若痰从寒化或热化，且血具有"遇寒则凝，得温则行""血受寒则凝结成块，血受热则煎熬成块"的特性，则血行更易受阻，血瘀更易形成。诚如朱丹溪《丹溪心法·咳嗽》言："肺胀而咳，或左或右不得眠，此痰夹瘀血碍气而得病。"李梴《医学入门》曰："肺胀满，即痰与瘀血碍气，所以动则喘急。"久病缠绵，正虚邪实，血行不畅，入络致瘀，血瘀既成。凌老认为，瘀血始终贯穿在本病的发展过程中，既是病理产物，又是致病因素，故治疗肺胀时应重视活血化瘀通络，使血脉运行通畅，同时还可使气机条达，气机调畅，则脾胃健运，痰浊易除。凌老常用丹参、地龙、川芎、赤芍、三七、当归、鸡血藤等活血化瘀通络，以改善调和气血之功。

**[病案举隅]**

俞某，男，64岁，因反复喘憋3年余就诊。患者3年多前无明显诱因出现喘息憋闷，动则尤甚，咳嗽，咯白色泡沫痰。此后上症每于冬季加重，每次经住院治疗后可稍缓解。本次症见喘息憋满，动甚，咳嗽，咯白色泡沫痰，无咳血，精神欠佳，纳眠可，二便调，舌紫暗，苔白，脉细滑。西医诊断为慢性阻塞性肺疾病（COPD），中医诊断为肺胀（痰瘀阻肺证）。治以益气活血，补肺化痰，方用香砂六君子汤加减：党参 10g，白术 15g，茯苓 15g，陈皮 10g，半夏 10g，木香 10g，砂仁 6g，矮地茶 15g，地龙 12g，猫爪草 15g，丹参 6g，甘草 3g。8 剂，水煎服。

二诊：服药后，咳痰较前改善，余症同前。处方调整：党参 10g，白术 15g，茯苓 15g，陈皮 10g，矮地茶 15g，地龙 12g，猫爪草 15g，紫菀 15g，南沙参 30g，款冬花 15g，桔梗 15g，鱼腥草 15g，甘草 3g。14 剂，水煎服。

三诊：咳嗽减轻，喘息气短，伴大便不成形，每日 2 次。二诊方中去矮地茶、款冬花、鱼腥草，加百部 15g，百合 15g，半夏 10g，五味子 12g，乌梅 10g，黄芩 15g。8 剂，水煎服。

四诊：喘息气短较前好转，嘱原方再服。

# 第四节　肾病

## 一、过敏性紫癜性肾炎辨治

在过敏性紫癜性肾炎的治疗过程中，凌老强调整体调节的重要性。本病虽为邪毒与内热相搏，扰在血分，然病本在素体之先天不足，故治当培补正气，滋阴清热凉血。

《景岳全书·血证》指出："血本阴精，不易动也，而动则为病；血主营气，不易损也，而损则为病。盖动者多由于火，火盛则迫血妄行；损者多由于气，气伤则血无以存。"又云："血之妄行，又火者多，然未必尽由于火。故于火证之外，则有脾胃阳虚而不能统血者，又气陷血亦陷者，有病久滑泄而血因动者，有风邪结于阴分而为便血者。"本病的病因病机多为先天不足，又感邪热之毒，或食用动风之品，或药毒入侵，与内热相搏，扰动血脉则发病。血热妄行，溢于肌肤则发为紫癜；邪热循经下行，肾与膀胱血络受损则为血尿；三焦受损，气机升降不利，水湿内聚，则发为水肿；热入胃肠，与胃肠之水湿食滞搏结，导致气机壅塞不通，则为腹痛；热伤肠络而见大便下血。

本病多为本虚标实。疾病初期以邪实为主，如热、风、毒、湿等；病久则致气阴（血）亏耗，脾肾双亏，故以虚证为主，治疗原则当为祛邪扶正。然临床上常见实中兼虚、虚中有实之虚实夹杂之证，尤其是患者久病或失治误治，更易形成邪实未去、正气已虚之势。治疗时勿忘祛邪亦扶正，扶正勿留邪，切勿将虚实简单地分开论治。凌老认为，过敏性紫癜性肾炎的病机总属卫外不固，邪毒内侵，故在治疗过敏性紫癜性肾炎时一定要注意培补正气，固护卫气。因脾胃为后天之本、气血生化之源，故在治疗疾病的同时应注意固护胃气，不可过用苦寒败胃之品。又病久多瘀，故在应用止血凉血药的同时加入辛温祛瘀通络之品，可达到止血不留瘀的功效。气血关系密切，气为血之帅，气行则血行，气滞则血瘀，适当地应用补气益气之品可收到更好的功效。

### [病案举隅]

陈某，女，10岁，因尿蛋白（++）、潜血（+++），于2010年3月初诊。患者1个月前因皮肤紫癜伴腹痛在当地县医院诊治无效后出现浮肿、关节疼痛，在省人民医院诊为紫癜性肾炎，复查尿常规示尿蛋白（++）、潜血（+++），在省医院住院，予以强的松、双嘧达莫等药物治疗，浮肿及关节痛缓解，但尿常规示尿蛋白（++）、潜血（+++），遂求治于中医。刻下：患儿夜间汗多，纳差，无浮肿及紫癜，舌质红，苔略腻，脉细略数。现口服强的松 50mg，每日 1 次。

证属肾虚夹湿热，治以滋阴清热化湿。方药：女贞子 12g，墨旱莲 12g，白茅根 30g，赤小豆 15g，益母草 12g，小蓟炭 12g，茯苓 15g，炒白术 10g，茜草炭 10g，紫草 5g。患儿服用 10 剂后，尿常规复查示尿蛋白

（+）、潜血（+）。汗出减少，纳食不香，乏力，舌质红，苔白，脉细略数。于前方中加炒麦芽、炒谷芽各12g，黄芪5g。再服10剂，尿常规复查示尿蛋白（+）、潜血（-），予前方加减服药3个月而愈。

按：本例患儿先天不足，气血未充，精血不足，虚火内动，迫血妄行，而发为尿血、紫癜。壮水以治火，治应滋阴清热。但小儿为稚阴稚阳之体，尤其需要顾护脾胃，故拟性平、药性轻灵、补而不滞的二至丸为主药，取其滋阴、补肾、凉血之功，配以白茅根、小蓟炭、茜草炭、紫草，共奏凉血止血之功效，辅以茯苓、炒白术健脾利湿。症状缓解后，加用炒麦芽、炒谷芽各12g，黄芪5g，以益气健脾固其本，终获良效。

## 二、糖尿病肾病辨治

糖尿病肾病（DKD）指糖尿病性肾小球硬化症，是糖尿病严重的微血管并发症，是造成终末期肾衰竭的最常见原因，是临床治疗的一大难题。凌老长期致力于本病的研究与治疗，积累了丰富的经验，取得了较好的疗效，现总结如下。

### 1. 糖尿病肾病的病机

凌老认为，脾肾气阴两虚，瘀阻肾络是糖尿病肾病的中医病机关键。蛋白属于中医学"精微"范畴，宜藏而不宜泄。五脏中统摄精微物质的关键在脾、肾两脏。"脾升清""肾藏精"，脾不升清、肾不藏精，则精微下泄，发生蛋白尿。因此，脾肾两虚是糖尿病肾病蛋白尿的主要病因。与此同时，久病必瘀，脾肾两虚的病理变化，不但可使瘀血之证加重，同时亦可因脾肾气化失司，水液代谢障碍而致水湿浊邪潴留。

### 2. 治则与用药

凌老针对糖尿病肾病的病机，提出了益肾健脾、活血通络泄浊的治疗法则，恢复和维持脾肾相应功能之动态平衡，所用基础方糖通饮方是在六味地黄丸的基础上，加入黄芪、地骨皮、丹参、决明子。方中以黄芪、山药、熟地黄、山茱萸双补脾肾之阴阳，用于治疗糖尿病肾病之本虚；以丹参、决明子、地骨皮、牡丹皮、茯苓、泽泻祛瘀通络，泄浊化痰湿，用于治疗糖尿病肾病之标实。全方共奏益肾健脾、活血通络泄浊之效。从现代药理研究的角度来看，黄芪可减轻免疫复合物对肾小球基底膜的损害，能降低血液黏度，抑制血小板聚集，改善微循环，增加肾血流量，显著改善患者尿蛋白的排泄，提高肾小球的滤过率。决明子能降低胆固醇和甘油三酯，改变血流变学异常和微循环障碍。地骨皮具有降糖、降压、降脂、清除氧自由基、保护血管内皮细胞、增强机体免疫功能、拮抗炎症反应等作用，并能抑制肾组织中 NF–κB（核因子 κB）的活化，减轻肾脏的病理损害，改善肾功能。全方合用，能够有效防治糖尿病的早期肾损伤。

### [ 病案举隅 ]

杨某，男，80 岁，有糖尿病病史 20 年，糖尿病肾病病史 3 年，高血压、冠心病病史 20 余年，应用胰岛素控制血糖，血糖控制不稳定（空腹血糖在 6 ～ 9mmol/L）。服用贝那普利控制血压基本在正常范围；尿常规：蛋白（+++），24 小时尿蛋白定量 300mg，血肌酐 125.71μmol/L，尿素氮 7.9mmol/L。患者自觉神疲乏力，腰酸腿软，畏寒，口干，双下肢轻度浮肿，头晕，纳眠可，夜尿多，每晚 3 ～ 4 次，大便可，舌质暗红、有裂纹，苔白，脉沉细。

证属脾肾气阴两虚，瘀阻肾络。治以益肾健脾，活血通络泄浊，方以糖通饮加减：黄芪 10g，山药 15g，熟地黄 12g，山茱萸 9g，丹参 15g，决明子 30g，地骨皮 12g，牡丹皮 12g，茯苓 12g，泽泻 12g，女贞子 12g，墨旱莲 12g，益母草 15g。5 剂，水煎，每日 1 剂，分 3 次服。

二诊：患者服药后，神疲乏力、腰酸腿软、畏寒、口干、双下肢轻度浮肿、头晕等症状均有改善，纳眠可，夜尿多，每晚 2 ～ 3 次，大便可，舌质暗红、有裂纹，苔白，脉沉细。证属脾肾气阴两虚，瘀阻肾络。治以益肾健脾，活血通络泄浊，仍以糖通饮加减：黄芪 15g，山药 15g，熟地黄 12g，山茱萸 9g，丹参 15g，决明子 30g，地骨皮 12g，牡丹皮 12g，茯苓 12g，泽泻 12g，女贞子 12g，墨旱莲 12g，益母草 15g。10 剂，水煎，每日 1 剂，分 3 次服。

患者坚持服药 1 个月后复查尿常规示蛋白（++），24 小时尿蛋白定量 170mg；坚持服药 3 个月后复查尿常规示蛋白（+），24 小时尿蛋白定量 150mg，血肌酐 117μmol/L，尿素氮 6.9mmol/L。后患者一直坚持间断服用中药，各项指标均基本正常。

# 第五节　痹病

## 一、历节病辨治

《金匮要略·中风历节病脉证并治》提出的"历节病"，即指痹病一类的疾病。历，即遍历，历节病是风寒湿遍历浸淫多个肢体关节，导致关节肿痛变形及屈伸不利为主的疾病。张仲景创制了桂枝芍药知母汤和乌头汤两首治疗方剂。肢体关节、肌肉、筋骨发生疼痛、酸楚、重着、麻木或屈伸不利、关节肿大是本病临床常见的症状，《素问·痹论》云："痹在于骨则重，在于脉则血凝而不流，在于筋则屈不伸，在于肉则不仁。"西医学的骨性关节炎、风湿性及类风湿关节炎等皆可出现上述表现。

凌老认为，历节病的发生不外内因和外因两方面：肝肾不足，筋骨失养，不能强健为内因；风寒湿邪浸淫筋骨关节为外因。当正气虚损时，外邪易袭，久之邪气深伏，正气愈伤，形成恶性循环。因此，临床治疗此类疾病时，益肝肾、强筋骨，扶正祛邪，调节脏腑功能动态平衡，可使血气足而风湿除，肝肾强而痹痛愈，从而达到祛风除湿、散寒止痛的目的。凌老临证多选用独活寄生汤加减。该方出自《备急千金要方》，具有祛风湿、止痹痛、益肝肾、补气血之功效。方中独活善理伏风，善祛下焦与筋骨间的风寒湿邪，为君；臣以细辛、防风、秦艽、桂心祛风散寒除湿。其中秦艽性平，除风湿而舒筋；防风祛风以胜湿；细辛祛风散寒，除湿止痛；桂心温经散寒，通利血脉。人参、茯苓、当归、熟地黄、白芍、川芎补益气血；桑寄生、杜仲、牛膝祛风湿兼补肝肾。全方祛邪扶正、标本兼顾，实为治疗历节病之佳方。

凌老深谙药性之理，在临床运用此方时又有独到的经验与见解：第一，综观全方性偏温燥，故在大堆温燥药中配伍少量的凉润养阴药，以免化燥伤阴，故方中白芍用量可至 15～20g，且白芍配伍甘草可缓急止痛；或酌加知母增强养阴之力而牵制温燥偏性，谨防风寒湿邪久郁化燥伤阴。第二，兼见畏寒肢冷、喜暖喜按属阳气虚损者，慎用附子、乌头一类温里回阳、大辛大热性烈之品，而善将巴戟天、续断、狗脊片三药合用，以温阳补肾壮骨而免峻烈之性伤人。第三，对于寒证的治疗，常配伍甘温助阳之品，以通阳宣痹，同时配伍酸甘化阴之品（如白芍配甘草），以防辛温大热伤阴。第四，肢体关节红肿热痛明显者，重用秦艽，因其性平而无寒热偏性的顾忌，并加丝瓜络、桑枝、忍冬藤等性平或性凉之药清热祛风，化湿通络。

## ［病案举隅］

张某，女，45 岁，因右肘关节、左膝关节疼痛伴全身不适 2 月余前来就诊。曾于某医院门诊诊断为风湿性关节炎，予疏血通等药物治疗后症状无明显缓解，故求治于中医。症见右肘关节疼痛，左膝关节疼痛较前加重，活动不利，未见关节明显红肿变形，得热疼痛缓解不明显，伴颈项强直不舒，纳眠可，二便调，舌淡红，苔薄白，脉细弦。首诊处方如下：羌活 10g，独活 10g，桑寄生 12g，秦艽 10g，防风 10g，当归 12g，川芎 12g，熟地黄 15g，续断 12g，炒杜仲 15g，怀牛膝 12g，延胡索 10g。4 剂，水煎服，每日 1 剂，每日 3 次。

二诊：服药后患者感左膝关节疼痛已明显减轻，仍有右肘关节酸痛，颈项强直于活动后减轻，舌淡少苔，脉细弦。二诊处方如下：石斛 15g，淡竹叶 10g 五味子 10g，羌活 10g，独活 10g，桑寄生 12g，秦艽 12g，防风 10g，当归 12g，川芎 10g，熟地黄 15g，续断 12g，炒杜仲 15g，怀牛膝 12g，延胡索 15g。6 剂，水煎服，每日 1 剂，每日 3 次。

三诊：服药后，患者的左膝关节疼痛更减，右肘关节酸痛消失，颈项不舒稍缓解，精神、纳眠可，二便调，舌红苔薄白，脉沉细。三诊处方如下：山药 15g，炒白术 15g，淡竹叶 10g，桑寄生 15g，秦艽 10g，鸡血藤 15g，续断 15g，炒杜仲 15，怀牛膝 15g，巴戟天 6g，羌活 10g，独活 10g，防风 10g，当归 12g，延胡索 12g。6 剂，水煎服，每日 1 剂，每日 3 次。

1 个月后随访，病情稳定。

## 二、类风湿关节炎辨治

类风湿关节炎是以慢性对称性多关节炎为主要表现的一种全身性疾病，属中医学"痹病"范畴，发病隐匿，病程缠绵。在关节症状出现前，可有乏力、低热、食欲减退、手足发冷等全身前驱症状；早期以手指、腕、膝、足等小关节肿胀、疼痛和僵硬为主要表现，伴有类风湿结节、血管炎等关节外症状，后期则关节畸形、强直，甚至生活不能自理。西医学认为，类风湿关节炎的发生是多种原因综合作用的结果，一般与免疫、感染、环境、营养、疲劳、内分泌等因素有关。其组织病理学表现主要以弥漫或局限性组织中的淋巴或浆细胞浸润、关节滑膜炎、血管炎及补体、免疫指标的变化为主。凌老善用中药内服与外用相结合治疗各种风湿性关节炎和类风湿关节炎，收效颇丰，且对于难治性类风湿关节炎的辨治有独到的理解。

### 1. 类风湿关节的病机

中医学对本病的认识，多取六淫外邪致痹说，其始见于《黄帝内经》。《素问·痹论》云："风寒湿三气杂至，合而为痹也。"古人认为外感风寒湿是引起痹病的重要因素，"风寒湿三气杂至，合而为痹"作为痹病的最基本病因一直为大多数医家所固守。但痹之病因绝非单纯表现为风寒湿邪。华佗、吴鞠通、叶天士等医家根据各自的临床经验提出了湿热之邪或风寒之邪郁久化热皆可致热痹之说。凌老发现，本病活动期多表现为手足关节肿胀疼痛、拒按、触之发热、晨僵，或有皮下结节，或有口渴、咽痛、尿赤等，舌质红暗或紫、有瘀斑、瘀点，脉弦细或涩数。根据活动性类风湿关节炎起病原因及常见证候，凌老认为其主要的病因病机为素体阳盛或阴虚有热，风寒湿入侵机体，留滞经络，郁久化热为毒，或直接感受热毒之邪，热毒交炽，导致气血壅滞不通，痹阻脉络而出现关节红肿热痛、关节屈伸不利等症。凌老指出，在热毒瘀血痹阻时，最主要的表现为手足关节肿胀疼痛、触之发热及舌脉变化，临床上有的活动性类风湿关节炎患者在热毒瘀血之象中还表现出关节怕冷等症状，为阳气内郁所致。因关节为气血敷布薄弱之处，热毒瘀血痹阻，阳气内郁，不达于外，故出现关节怕冷等症。

只要热毒得去，气血流通，则关节怕冷之症可除。

**2. 类风湿关节炎治疗原则**

（1）清热祛湿解毒，活血通络：该法可使热毒湿浊得去，经络得通，气血流畅，关节肌肉得气血之濡养，正气恢复，顽疾得以控制。凌老在临床上常选用的清热解毒药有忍冬藤、七叶莲、石膏、知母、白花蛇舌草、黄柏等；祛风湿药常选用羌活、独活、蚕沙、秦艽、桑枝、丝瓜络、桑寄生等；活血化瘀药常选用川芎、延胡索、桃仁、红花、牛膝、鸡血藤、当归、三七、苏木等。

（2）益气养血，滋补肝肾：凌老认为，肝、肾、脾气血亏虚是本病发生的内因，而风寒湿邪侵袭则为发病的诱因，内外因相合，导致气血凝滞，络道痹阻而引起本病，即如《灵枢·百病始生》所云："风雨寒热，不得虚，邪不能独伤人……此必因虚邪之风，与其身形，两虚相得，乃客其形。"正气亏虚，风寒湿邪乘虚入内，搏结筋骨关节，痹阻经络，气血不行致痹。且类风湿关节炎属于顽痹，迁延日久，缠绵难愈，无论起病时体质如何，日久大多耗伤气血，损害肝肾。为此，凌老提出治疗本病应综合施治，补益肝、脾、肾与祛湿清热解毒并重。补益肝、脾、肾以调节机体的免疫功能，抑制不正常的免疫反应；清热祛湿可以消除组织中淋巴或浆细胞的浸润。在临床上，凌老多选用党参、白术、茯苓、黄芪健脾益气，兼见口干、舌燥津少者则选用太子参益气生津；用桑寄生、杜仲、续断、菟丝子、女贞子等滋补肝肾；用白芍、当归等养血补肝。凌老认为，临床用药可在符合中医辨证论治原则的前提下，选用一些经现代药理研究证实对风湿病有针对性的药物，能提高疗效。如现代药理研究证实白花蛇舌草、黄柏、金银花、蒲公英、半枝莲等对细菌、病毒等有明显的抑制作用，还能刺激网状内皮系统增生，有促进白细胞和网状内皮细胞吞噬抗原的能力。

（3）诸法并施，注重日常调摄：类风湿关节炎是一种顽固的慢性病，发病隐匿，病情发展变化多端，患者晨僵，多部位关节肿胀疼痛，恐惧锻炼，多卧少动，日久强直致残；并常忧心忡忡，心理压力极大，而医者也颇感棘手，常认为类风湿关节炎不可逆转。凌老常说，临证时要向患者解释类风湿关节炎的中医病机，使其对疾病有正确的认识和心理准备，树立战胜疾病的信心；鼓励患者适当活动，注意四肢小关节的锻炼，减少强直的发生，锻炼要适度，忌疲劳，即做到动静结合；告诫患者慎起居、避寒湿、戒烟酒、卧平板床；并叮嘱患者要坚持治疗，一般要服药3～6个月或更长时间，在症状缓解后，须坚持服药，调节机体状况，争取长期缓解。

[病案举隅]

杨某，男，59岁，贵州省惠水县人，2009年10月16日初诊。主诉：四肢关节疼痛17年余。17年前，患者出现关节疼痛，实验室检查类风湿因子阳性，尿酸升高，诊断为类风湿关节炎，曾服用非甾体抗炎药、止痛药等治疗，服药期间症状减轻，停药后复发，且症状加重，遂求诊于我科门诊。现症见四肢关节红肿热痛，关节部成簇小结节，尤以手指关节最为明显，关节活动严重不利，皮肤有灼热感，双下肢行走不利，行走、活动后疼痛加重，纳眠可，二便调，舌质暗红，苔黄腻，脉弦数。西医诊断为类风湿关节炎，中医诊断为痹病，属湿热痹阻证。治以清热除湿、通络止痛。

处方：生杜仲12g，桑寄生12g，炒白术15g，山药15g，桑枝30g，忍冬藤30g，七叶莲15g，生石膏30g，炒知母12g，羌活12g，独活12g，白芍20g，车前草12g，细辛3g，石榴皮10g，延胡索12g，怀牛膝12g。每日1剂，水煎，日服3次，均于饭后服用。

二诊（2009年11月5日）：仍感四肢关节红肿热痛、关节活动不利，关节部成簇性结节，皮肤有灼热感，疼痛呈游走性，有针刺感，纳食可，眠差，舌质暗红，苔黄腻，脉弦略数。

处方：蚕沙15g，川牛膝12g，车前草12g，忍冬藤30g，桑枝30g，炒知母12g，生石膏30g，地骨皮15g，青蒿12g，炒白术15g，薏苡仁30g，山药15g。服法同上。

三诊（2009年11月20日）：患者关节肿痛，右手麻木，关节活动不利，关节部成簇性结节，大便质稀，小便清稀，纳眠可，舌质暗，苔白微腻，脉弦数。

处方：苍术12g，炒黄柏12g，川牛膝15g，蚕沙12g，桑寄生15g，桑枝30g，羌活12g，独活12g，白芍20g，七叶莲30g，车前草12g，生石膏30g，炒白术15g，细辛3g，延胡索12g，玄参20g，炙甘草3g。服法同上。

四诊（2009年12月3日）：四肢关节疼痛明显缓解，关节成簇性结节明显消退，关节活动较前灵活，现时感右侧肢体麻木疼痛，大便质稀，纳眠可，舌质暗淡，苔黄略腻，脉弦。

处方：苍术12g，炒黄柏12g，川牛膝15g，蚕沙15g，桑寄生15g，桑枝40g，忍冬藤40g，羌活12g，独活12g，七叶莲30g，车前草12g，生石膏30g，细辛3g，延胡索12g，玄参30g，山药12g。每日1剂，水煎，日服3次。

3周后，患者的四肢关节疼痛消失，成簇性结节完全消退。

# 第六节　气血津液病

## 一、消渴辨治

糖尿病属中医学"消渴"范畴。消渴是以烦渴引饮、消谷善饥、小便频数量多或小便味甜、形体消瘦为主症的一种疾病。本病主要由于先天禀赋不足、五脏柔弱、过食肥甘、情志失调、气郁化火，或劳欲过度，耗伤肾阴等因素，导致气阴两伤，燥热偏盛而成。其基本病机在于气阴两虚，常以阴虚为本、燥热为标，气虚无力推动阴液在体内运行，致使阴液在体内聚湿生痰，痰聚日久则化火，火伤及阴液，则致阴虚。热侵及上焦，燥热伤肺，则治节失职，肺不布津，发为上消；热侵中焦，燥热伤胃，则胃火炽盛，消谷善饥而为中消；燥热伤肾，侵及下焦，则肾失固摄，精微下注而为下消。如叶天士《临证指南医案·三消》说："三消一证，虽有上、中、下之分，其实不越阴亏阳亢、津涸热淫而已。"同时，阴虚、燥热两者互为因果，阴液愈虚则燥热愈盛，燥热愈盛则伤阴愈甚。消渴病变脏腑在肺、胃、肾，但常常互相影响，如肺燥津伤，津液失于敷布，则脾胃不得濡养，肾精不得滋助；脾胃燥热偏盛，上可灼伤肺津，下可耗伤肾阴；肾阴不足则阴虚火旺，亦可上灼肺胃，终致肺燥、胃热、肾虚，故"三多"之证常可相互并见。

### 1. 立足气阴两虚

凌老在辨证治疗消渴时注重立足气阴两虚，常以益气养阴为基本治法，重在补脾益肾，常用自拟经验方糖通饮加减。该方为六味地黄汤改熟地黄为生地黄，加黄芪、地骨皮、桑叶、决明子、木瓜、丹参等而成。方中生地黄滋肾阴，益精髓；山茱萸酸温，滋肾益肝；山药、黄芪健脾益气，用量要大，有气复津还之意，共成三阴并补，收补脾肾治本之功，亦即王冰所谓"壮水之主以制阳光"之义。茯苓、泽泻健脾利水，地骨皮、牡丹皮消虚热，虽补泻并用，但以补为主；决明子清肝热，润肠通便，桑叶清肺热，二者共用以除燥热；丹参"专入血分，其功在于活血行血，内之达脏腑而化瘀滞……外之利关节而通脉络"（《本草正义》）；木瓜疏经通络。现代药理研究证实，生地黄、山药、黄芪有明显的降血糖作用，且山药能抑制胃排空运动及肠管推进运动，增强小肠的吸收功能，抑制血清淀粉酶的分泌；而地骨皮、决明子亦有降血糖作用。

凌老亦提出，气阴两伤，脏腑功能失调，进而可引起血液运行受阻，津液代谢障碍，痰、湿、瘀、毒等病理产物互结，痹阻脉络而并发症丛生。临床一定要根据病情辨证施治，注意化痰、祛湿、化瘀、通络等各种治法的综合运用。

### 2. 重视活血化瘀

凌老辨证施治消渴时，立足于其阴虚燥热、气阴两虚的主要病机，多以清热润燥、益气养阴、健脾补肾为法，以恢复机体阴阳、寒热、虚实等各方面的动态平衡。但是凌老同时强调要关注瘀血这个病理因素在消渴发病中的重要作用，临证每有兼顾，不忘活血化瘀。

（1）消渴中瘀血产生的机理：消渴与瘀血之间的关系在《黄帝内经》中就有所提及，如《灵枢·五变》云："其心刚，刚则多怒，怒则气上逆，胸中蓄积，血气逆留，髋皮充肌，血脉不行，转而为热，热则消肌肤，故为消瘅。"明确指出了消渴与瘀血之间的病理关系。《金匮要略》还对瘀血所致烦渴的症状特点做了进一步描述，如"病人胸满，唇痿，舌青，口燥，但欲漱水不欲咽……为有瘀血。病者如热状，烦满，口干燥而渴，其脉反无热，此为阴状，是瘀血也，当下之"。至于瘀血产生口渴的机理，唐容川曾阐述："瘀血在里则口渴，所以然者，血与气本不相离，内有瘀血，故气不得通，不能载水津上升，是以发渴，名曰血渴，瘀血去则不渴矣。"

至于消渴中瘀血的成因，《金匮要略》中就有"热之所过，血为之凝滞"的阐述。至《医学入门·消渴》更是明确指出："三消上中既平，不复传下，上轻中重下危，总皆肺被火邪，熏蒸日久，气血凝滞。"《读医随笔》云："阴虚必血滞。"血属阴，阴不足时不能养血，则脉失濡养，血行涩滞日久为瘀。阴虚则生内热，内热日久，火燥之邪必灼伤阴血，煎熬津液而成瘀血。可见，阴虚燥热是其重要原因。其次，气虚致瘀，气虚运血无力，鼓动不得，亦成瘀血。众多消渴患者临床并未出现典型的"三多一少"症状，而常有疲乏、畏寒、气短，或虚胖等不典型症状，此即气虚所致。"气为血之帅"，气行则血行，气滞则血停，气虚则推动无力，致血流迟缓，形成瘀血。另外，消渴为久病顽疾，久病入络也致瘀血。《仁斋直指方·血滞》云："人之一身不离乎气血，凡病经多日，疗治不瘥，须当为之调血。"此即明示病久不瘥者，必有瘀血阻滞。瘀血形成后会进一步加重消渴患者的各种症状。首先，瘀血形成后，必然使营血运行进一步受阻，导致气机郁结，气不化津，亦不能载津上行，而致消渴。正如唐容川在《血证论·发渴》中所述："瘀血发渴者，以津之生，其根在肾……有瘀血则气为血阻，不得上升，水津因不能随气上布。"

瘀血既是消渴在病变发展过程中的病理产物，又是造成消渴各种症状的病因，消渴日久，瘀血内阻，还可以进一步加重消渴病情。所以，辨治瘀血对治疗消渴具有重要意义。

（2）现代医学对糖尿病与瘀血关系的认识：据大量的研究发现，糖尿病患者较非糖尿病患者的红细胞聚集快，糖尿病患者在糖代谢紊乱的同时还伴有脂代谢的紊乱而出现高脂血症。高血脂可增加血浆的黏稠度，造成血细胞聚集性增强，引起血液的高凝、高黏状态。同时，糖尿病患者的血小板聚集反应亢进，血小板黏附性增强，其释放的介质促使血液高凝，使糖尿病患者的大、小、微血管中的血液处于高凝的状态，属于中医学"血瘀"范畴。这些都导致糖尿病患者在早期可出现舌脉粗张迂曲，色泽紫暗，或有瘀斑、瘀点。中晚期的糖尿病患者常并发各种由血行不畅引起的并发症，如糖尿病冠心病、糖尿病视网膜病变、糖尿病周围神经病变。其中，糖尿病引起的微血管病变，也就是我们常说的糖尿病微循环障碍，是糖尿病的重要并发症之一，其机制是由于血管内皮损伤后引起血小板对各种聚集诱导剂聚集性增强，使微血管内血流变慢，形成血栓。同时，糖尿病患者的糖酵解过程中的限速酶活性会下降，致糖酵解异常，红细胞供能减少，耗能会增加，使血流速度更缓慢，红细胞聚集致严重的微循环障碍。现代病理解剖也发现糖尿病患者的胰腺血管存在着闭阻、闭塞不通的现象。由此看来，糖尿病与瘀血的形成是一个恶性循环的过程，瘀血既是糖尿病发展过程中由于血液代谢障碍所产生的病理产物，也是促进糖尿病进一步发展的因素。

（3）活血化瘀在消渴治疗中的运用

益气活血法：本法主要用于消渴病气虚血瘀者。气为血帅，气行则血行，气虚则血瘀。张仲景的黄芪桂枝五物汤为典型的益气活血方剂，用于治疗气血不足、筋脉失养、血脉涩滞等证。方中黄芪固表补中，益气健脾；桂枝温经通阳，与芍药配伍，调和营卫，理血通络；生姜、大枣调和诸药。

理气活血法：本法主要适用于肝气郁结、气滞血瘀证。消渴病患者由于情志不舒或暴怒伤肝，导致肝失调畅，气机紊乱，进而化火伤阴，气血津液不能随气机正常代谢，产生气滞血瘀，加重消渴病及其并发症的发展。张仲景在《金匮要略》中首创理气活血之旋覆花汤，用于治疗"肝着，其人常欲蹈其胸上"，胸胁胀闷，甚则刺痛等症。本方用旋覆花为主药配伍其他理气活血化瘀药，治疗消渴病气滞不舒者，气滞较重可选王清任的血府逐瘀汤加减。

化痰活血法：本法多用于痰瘀互阻证。此证的消渴病患者多偏胖。唐容川《血证论》云："须知痰水之壅皆由瘀血使然，但去瘀血，则痰水自消。"以二陈汤为基础方加活血药，根据痰的寒热虚实不同分别选择半夏、陈皮、细辛、干姜、瓜蒌、茯苓等；痰阻于络者选白附子、僵蚕等。另外，痰湿喜困中焦脾胃，可佐以醒脾之藿香、佩兰，量宜轻，防其过燥伤阴。

通下活血法：本法为通下法与活血散瘀联用的一种治法，主要适用于瘀血结实证。如桃核承气汤，张仲景用于治疗下焦蓄血，瘀热互结证，在消渴病发展过程中，由于阴虚燥热，肠道津液亏乏，常常出现便干、便秘等。本方借调胃承气汤之攻下作用，改善消渴病症状；又可活血，治疗消渴日久瘀阻肠道。

化瘀利水法：消渴日久致瘀，"血不利则为水"，出现水肿。此法适用于治疗消渴肥胖者及出现水肿的患者。但致瘀的原因和程度不同，活血化瘀药的应用也有区别。病程早期瘀象较轻者，多选用桃红四物汤酌加三棱、莪术、酒大黄、生山楂等，可佐少量补气之品；晚期瘀象较重者，多用血府逐瘀汤酌加乳香、没药、大戟、槟榔等。临证应用时须注意：①补气药的应用：兼有气充则血行之意，无论病程长短此证多存在气虚，病程长量大、病程短量小，根据阴阳偏衰的不同分别选用党参、西洋参、太子参、红参等。②利水而不能伤阴：注意顾阴养阴，选益母草、芦根、泽泻、泽兰、茯苓皮等，注重泽兰、赤芍的应用，同时加用虫类药化瘀通络，如蜈蚣、全蝎、土鳖虫、水蛭、穿山甲、地龙、蜂房、僵蚕等。③注意养血活血，气充血旺血易行，瘀血去则新血易生。

养阴活血法：本法适用于阴亏血瘀证，多见于消渴病中末期，以生脉饮、增液汤为基础方，配以活血化瘀药。此证多加用药对如葛根、丹参活血生津，天花粉、石斛、知母养阴生津。

温阳活血法：本法适用于消渴病日久，阴损及阳，阴阳两虚，阳虚寒凝之血瘀证。消渴病早期燥热偏盛，用药多为甘寒、寒凉、滋腻之品，可损伤脾胃功能，导致脾阳虚；再者，阴阳互根，阴虚日久，阴损及阳，最终及肾，导致肾阴阳两虚。治疗时除温阳滋肾之外，活血化瘀也是必不可少的，临床上对于此型患者，用金匮肾气丸加活血化瘀药常可取得较好疗效。

活血扶正法：本法用于久病正气亏虚，瘀血停滞之证。消渴病多病程缠绵，耗精损正，尤以脾肾衰败为最。脾胃运化失常，肠道传化失司，一反多饮多食而成腹满不能食，不食则营卫化源匮乏，气血运行涩滞，从而产生瘀血，即干血。瘀血内停又阻碍新血生成，肌肤失其濡养，则肌肤甲错。这类患者未病前多饮食不节，嗜食肥甘，嗜酒无度；既病之后，饥饿烦渴，暴饮暴食，内溃脾土，久之津伤血亏，阴阳两虚，经络营卫气血运行受到影响，瘀血内停而致并发症。这种类型，攻之则其虚不任克伐；补之则反助邪盛，必攻补兼施。张仲景之大黄䗪虫丸为缓中补虚之剂，以达到扶正不留瘀、祛瘀不伤正之目的。本方的主药大黄具有通腑泄浊、活血化瘀、清热解毒之功。

总之，随着对消渴病研究的深入，诸多基础实验研究和临床病例观察发现，活血化瘀中药能扩血管，抑制纤维组织增生，纠正并改善异常的血液流变，调整凝血与抗凝血的功能，从而改善并预防消渴病及并发症的发生，为消渴病活血化瘀疗法的运用提供了更多的佐证。

## 二、糖尿病周围神经病变辨治

在糖尿病周围神经病变（DPN）的治疗过程中，凌老特别提出了整体调节、平衡为治的重要性。凌老认为，DPN 有其特定的病因病机特点，肝、脾、肾三脏之虚是根本，气阴两虚是贯穿糖尿病（DM）和 DPN 始终的根本病机。因此，在 DPN 的辨证治疗中，应注重 DPN 气阴两虚的病机主线。DPN 患者气阴两虚的临床表现：在早期，并不一定以显见的症状表现出来；在晚期，其表现又往往被阳虚寒凝的表现所掩盖，症状隐匿，有人将这种情形称为潜证。我们从辨病角度出发，在早期，仍然可以在治疗上予以益气养阴；在晚期，在温阳活血通络的同时，不忘其阴虚之本，避免妄用辛燥之品，适当加入益养阴血的药物。应用益气养阴药物的同时，加以活血化瘀的药物，使通补并行，瘀滞甚者，以通为补。气阴两虚是复合证候，故临证之际还应辨别气虚和阴虚的主次而调整益气药与养阴药的用量，用药归经尽量围绕肝、脾、肾三脏。

凌老将 DPN 归纳为气阴两虚，血瘀阻络；阴阳两虚，寒湿阻络两个基本证型，治疗以益气养阴（血）、化瘀通络之法贯穿始终，以六味地黄丸为基础，自拟中药复方糖通饮，治疗时根据各型轻重适当加减变化。

### 1. 糖尿病周围神经病变的分型证治

（1）气阴两虚，痰瘀阻络型

主症：倦怠乏力，肢体无力，麻木不仁，活动后好转，或伴肢体疼痛，入夜疼痛加剧，有蚁行感，或灼热疼痛，口干咽燥，少气懒言，多饮多尿，便干尿赤，五心烦热，舌质淡暗或有瘀斑，苔薄白，脉细无力或沉涩或细数。

治法：益气养阴，活血通络。

基础方：糖通饮（黄芪、地骨皮、生地黄、山药、山茱萸、泽泻、茯苓、牡丹皮、决明子、丹参、桑叶、木瓜）。

加减变化：上肢病变者，可加桂枝、桑枝以引药上行，温经通络。下肢病变为主，加牛膝、杜仲以引药下行，补益肝肾。脾胃虚弱时，加党参、白术以补气健脾。痰湿盛者，加薏苡仁、苍术、木瓜以行气化痰。阴虚有热，加秦艽、知母、黄柏以清虚热。瘀血疼痛重者，加当归、赤芍、延胡索以活血止痛；加地龙、络石藤、鸡血藤等以活血通络。痿软无力，加杜仲、桑寄生、菟丝子以补肾温阳。

（2）阴阳两虚，寒湿阻络型

主症：神疲乏力，足胫肿重无力，四肢冷痛，下肢皮温偏低，喜热畏凉，肢体麻木疼痛，甚至肌肉萎缩，行动不便，头晕健忘，多饮尿频，舌淡胖大、边有齿痕，苔白滑或白腻，脉沉迟。

治法：益气养阴，温肾化湿止痛。

基础方：黄芪、地骨皮、生地黄、山药、山茱萸、泽泻、茯苓、牡丹皮、决明子、丹参、淫羊藿、菟丝子。

加减变化：疼痛明显者，可选加制乳香、没药、细辛、当归、白芍、延胡索、七叶莲等以祛瘀通络止痛；若阳虚较重，肢凉疼痛明显，可酌情配伍制川乌、附子、细辛、桂枝等以温阳；肾虚痿软无力，加杜仲、桑寄生以补肾温阳。

DPN 多表现在下肢，重症患者内服用药则药力往往不够。凌老主张在辨证内服中药的同时，中药局部外洗。《奇效良方》云："大抵足膝之病，居下属阴，又加寒湿，阴益甚矣。血气微冷凝结，非至热不可除。"外洗方多用益气辛温通阳之品，并配以活血通络的药物，常用药有党参、黄芪、桂枝、肉桂、透骨草、三七、红花、白芷、赤芍。凌老主张应用大量补气养血之品，气行则血行，促进局部的气血运行，起到疏通脉络的作用。三七、黄芪、党参的用量在 40g 以上。凌老认为，外用药不必拘泥于辨证，若辨证属热证，内服当予清热之品，外用仍可予温阳通络之品，内外合治以增强疗效。

**2. 糖尿病周围神经病变的治疗原则**

（1）治未病，既病防变：糖尿病患者出现周围神经病变时，一般来讲大多已经发展至中期阶段，预后较差，故预防是关键。凌老主张在治疗糖尿病的过程中，在辨证的基础上适当配伍行气、化痰、消瘀的药物，积极预防有形之邪的形成和发展，以预防并发症的出现。比如在瘀象出现之前，即在辨证的基础上配伍当归、川芎、赤芍、鸡血藤、丹参、牡丹皮等养血活血之品；已有瘀象舌色见暗者，桃仁、红花均可选用；至血脉已阻或麻木，或冷痛，或局部乌紫，则加用水蛭、全蝎、地龙等药；如苔腻必配伍化湿降浊之品，防湿聚生痰阻络，如桑叶、佩兰、厚朴、藿香等。把握糖尿病的发展规律，在治疗过程中树立未病先防、已病防变的观念，早期干预，是发挥中医药防治 DPN 优势、提高疗效的关键。

（2）祛邪不忘扶正：消渴病并发之麻木、血痹病证，其病机特点以本虚为主。临床一些患者的疼痛或麻木感较甚，四肢如针扎或如蚁行，治疗方药中的通络除痹之品多辛温燥烈，久服易伤阴耗气，致使筋脉骨节失荣，故凌老在方药中予以活血化瘀药之余始终不忘少佐滋阴药，如桂枝合生地黄、麦冬；或者融入补肝肾、强筋骨的方药中辨证治疗，以免消散瘀血之余而伤阴气，如淫羊藿合石斛。

（3）疗程较长，守方坚持，注重患者依从性：DPN 的诊疗过程相对其他慢性疾病，有起效慢、疗程长、易反复的特点。在确认辨证无误、选方精当、用药适宜的前提下，应坚持守法服药。在治疗过程中，应向患者做好说明工作，树立患者的信心，争取患者的配合，才能取得满意的疗效。

## 三、汗证辨治

所谓汗证，是指人体不正常的出汗现象，如在安静状态下，不因气温过高或厚衣叠被所致，全身或人体某些部位出汗甚多，或湿透衣衫，或如水洗。凌老对汗证的辨治有一定体会。

**1. 汗证分型论治**

凌老认为，治疗汗证首先应明辨阴阳虚实。阳虚者，益气温阳固表；阴虚者，养阴敛汗。湿热汗出者，宜清化湿热，邪去则汗自止，恢复机体阴阳虚实的动态平衡，切忌见汗止汗，以防闭门留寇。

（1）表虚不固证：患者杜某，女，11 岁，传染性单核细胞增多症患者，经过西药抗病毒等治疗后，无明显改善，后经疏风清热等中药治疗后，发热、咳嗽、咽痛等症状明显减轻。现有自汗出，动则加剧，伴神疲乏力，畏寒，纳食少，二便调，舌质淡红，苔白稍腻，脉细。诊为表虚不固，处方：黄芪 10g，炒白术 12g，防风 10g，党参 15g，茯苓 12g，五味子 10g，当归 10g，白芍 15g，熟地黄 10g，黄芩 10g，金银花 10g，甘草 3g。10 剂，水煎服，每日 3 次。服用中药后汗出减轻。

按：表虚不固所引起的汗证多为自汗，动则尤甚，汗出以头颈、肩、背明显，汗后乏力，神疲畏寒，肢端欠温，面色无华或㿠白，易感受风寒，苔薄白，脉细弱，多发于年老体弱、小孩及平素体弱之人，治宜益气固表。凌老多用玉屏风散合牡蛎散加减：生黄芪、防风、白术、党参、浮小麦、杠板归、煅龙骨、煅牡蛎等。黄芪补气固表，配用防风补中寓散，防风有祛风解表之功，并可引黄芪走表而祛风邪，黄芪得防风，使固表无留邪之虞，故有轻微表证者也可用之。浮小麦养阴敛汗，白术、党参、杠板归等健脾益气以固表，龙骨、牡蛎固涩止汗。如此，元气得充，腠理固密，卫外有力，则虚汗渐止。

（2）气阴两虚证：患者钟某，女，56 岁。患者 7 个月前诊断为乳腺癌，乳腺癌切除术前行 4 周期辅助化疗，术后行 4 周期辅助化疗，同时术后完成放疗。现因汗出过多而就诊。症见阵发性汗出，动则加剧，潮热口干，神疲乏力，手术伤口处疼痛，平素易生气，纳食可，睡眠差，舌质暗红，苔白，脉沉细。辨证为气阴两虚。处方：西洋参 3g，麦冬 20g，五味子 12g，黄芪 10g，女贞子 12g，郁金 12g，当归 12g，白芍 12g，红藤 10g，地骨皮 15g，延胡索 12g，玉竹 12g，甘草 3g。5 剂，水煎服，每日 3 次。服药后汗出明显减轻，仅于日间活动后微汗出，神疲乏力及睡眠改善，时感听力减退，右上肢肿胀，关节疼痛，舌质淡红，苔白，脉沉细。原方去郁金，加香橼 12g，黄芪改 15g，5 剂，水煎服。服药后汗出止。

按：凌老认为，气阴两虚所致汗出，以盗汗为主，汗出较多，遍体湿润，精神乏力，舌质淡红，苔薄净或光剥，脉细弱。此类患者多为久病重病之后，或急性热病之后，气津两伤所发，尤其对于癌症患者，手术切除则气血耗伤，手术后多次的放疗、化疗，药毒耗伤津液，加之治疗期间频繁呕吐，纳食减少，终致气阴两伤，气虚固涩无力，阴虚燥热内生，均可汗出。治宜益气养阴。临证中，凌老常选用生脉散合知柏地黄汤加减，常用药物有西洋参、党参、麦冬、五味子、黄芪、白芍、白术、女贞子、地骨皮、炒黄柏、炒知母等。

（3）湿热内蕴证：患者代某，男，43岁，因咳嗽2天就诊。经治疗后咳嗽减轻，但见身困重乏力，汗出过多、质黏，头胀痛，口中有异味、黏腻不爽，纳差，大便排出不畅，小便黄，舌质红，苔黄腻，脉弦滑。诊为湿热内困。处方：藿香10g，佩兰10g，苍术10g，厚朴12g，薏苡仁30g，法半夏12g，陈皮12g，竹茹9g，党参15g，炒白术12g，茯苓15g，茵陈12g，苏梗12g，防风9g，甘草3g。10剂，水煎服。服药后汗出明显减轻，照原方续用5剂后汗止。

按：凌老认为，湿热内蕴所致汗证常见时时汗出，以四肢为著，汗有臭味，染衣色黄，或有胸闷太息，纳差，急躁易怒，小便黄，苔黄腻，舌质偏红，脉濡。湿为阴邪，易阻遏气机，郁久可化热，湿与热相合，蕴于三焦，入阴分蒸液外出而作汗。治宜清化湿热。凌老常用茵陈五苓散合龙胆泻肝汤加减，药物多选茵陈、猪苓、茯苓、泽泻、薏苡仁、藿香、佩兰、龙胆草、黄芩等。茵陈、龙胆草、黄芩清泻肝经之湿火，藿香、佩兰芳香化浊，猪苓、茯苓、泽泻、薏苡仁化湿利尿，同时可加用理气之品如陈皮、厚朴等，以行气化湿，如此则湿热得除，无以蒸腾，故汗可止。

古代文献中记载，汗证有自汗、盗汗、手足汗、心胸汗、半身汗、战汗等，名目繁多，然皆不出自汗、盗汗的范畴，临床多从虚证论治。然从临床观察，常见到不少病例并无虚候，而见汗出而臭，染衣色黄，胸闷太息。此由脾胃或肝胆湿热，阻遏中州，郁蒸而迫液外泄所致，是为邪实之证，采用芳香泄浊、清化湿热之法，每获良效。

汗证的临床辨证分析，应注意汗出的时间、部位和汗出的性质。若醒时多汗多属阳虚、表虚，寐时汗出、醒则汗止，多为阴虚，如寤寐皆汗多属阴阳两虚。汗出的性质有微汗、大汗、热汗、冷汗、战汗等不同。一般常微汗出者，多由表虚不固；大汗出而热不退者，多属阳明经热；热汗多由阳气亢盛，热汗兼有汗臭气者多属湿热郁蒸，冷汗多因阳气衰微，阴液外泄；战汗常先见恶寒战栗，继则汗出，为正邪抗争之象；头部汗出者多为表虚，头部汗出而兼手足汗出者，多属脾胃湿热郁蒸。

**2. 从心治疑难汗证**

凌老基于《黄帝内经》"五脏化液，心为汗"的理论，强调汗为心所主，调整心之功能动态平衡，从心论治疑难汗证，疗效显著。

（1）惊汗：患者杜某，男，45岁，2009年8月初诊。患者自述10个月前女儿突患重病，惊忧之下又昼夜劳碌，复因鼻炎过服寒凉之药，遂出现每日大汗淋漓，天亮即汗，动则大汗，稍有不好情绪也汗如雨下，每日需更内衣10余件，怕风，畏寒，易感冒，失眠，每夜需服2粒艾司唑仑方可入睡，睡后易惊醒，手足心热，夜尿2～3次，晚餐后腹胀难忍，大便质稀难解，曾就医予玉屏风散、八珍汤、桂枝汤、六味地黄丸等方无效，且每服凉血药（牡丹皮、鳖甲、生地黄）则汗出怕冷诸症加重，舌质淡暗、有裂纹，苔白少津，脉细无力。证属阴阳气血俱虚，心失所养。治以益气滋阴、补血敛汗。方药：炙甘草15g，熟地黄15g，党参15g，大枣12g，桂枝6g，麦冬15g，阿胶15g（烊化），火麻仁6g，生姜2片，煅龙骨、煅牡蛎各30g。服药3剂后，患者自述汗出有所减轻，睡眠较前好，但仍有汗出，动则大汗，畏寒，腹胀，大便较前成形，舌质淡暗、有裂纹，苔白少津，脉细无力。原方加炒白术15g，浮小麦20g，取黄酒40mL与水同煎。再服3剂后，患者自述汗出明显减轻，睡眠较前好转，怕冷症状明显减轻，大便成形，排出通畅。守方10剂，痊愈。

按：凌老认为，患者突受心理打击，惊则伤心，《素问·经脉别论》云："惊而夺精，汗出于心。"惊伤心神，使"心无所倚，神无所归"，心液外泄而为汗。复又劳累伤气血，凉药损阳气，久病致机体的气血阴阳俱损，而病源病位在心。炙甘草汤为气血阴阳并补之剂，又重在补心，故患者虽无明显心慌、心悸，但汗出、失眠易醒、脉细无力诸症均提示其病在心之气血阴阳虚损，予炙甘草汤改生地黄为熟地黄，服10余剂，未治汗而诸症霍然而愈。

（2）腋汗：患者罗某，女，17岁，2009年4月初诊。自述两腋下流汗近1年，不论春夏秋冬腋下汗出湿衣，冬天可湿透两腋部位的棉衣，其余部位无汗。自述用心听课时汗出明显，汗出而热，无特殊汗臭。曾多方就医，服玉屏风散等方效果不显。患者偏瘦，夜寐多梦，口微干，纳可，舌红少苔，脉细数。证属心阴不足。治以滋阴敛汗。方以天王补心丹加减：生地黄 15g，丹参 10g，当归 12g，石菖蒲 10g，太子参 15g，朱茯苓 20g，五味子 12g，天冬、麦冬各 15g，玄参 12g，远志 15g（制），酸枣仁 15g（炒），桔梗 9g，甘草 6g。服药 5 剂后，腋汗明显减少，现仅有少许汗，舌苔薄白，舌质稍红，脉稍细数。效不更方，继服 10 剂，腋汗治愈。

按："汗为心之液"，手少阴心经直行的经脉从心脏走向腋窝，该经的极泉穴就在腋窝正中，患者仅见腋下汗出，且思虑时汗出明显，因心藏神，汗由神统，病位当在心。心阴不足，虚热逼津外泄而为汗；虚热内扰则夜寐多梦；口干、舌红少苔、脉细数均为阴虚之证。治宜补心阴、敛阴液而获显效。

（3）自汗：患者程某，男，37 岁，2009 年 6 月初诊。患者因夜间发热汗出 3 月余就诊。自述因工作劳累，出现头晕，失眠，心悸，夜间自感发热即汗出，体温正常，张目即汗，闭目静卧则不汗，汗后倦怠乏力明显。先后曾用玉屏风散、桂枝甘草龙骨牡蛎汤等方及止汗、安神之剂治疗，汗出依然如故，舌质红，少苔，脉象浮弱。证属心气阴两虚，心气浮越。治以益气养阴、敛抑心气。方以生脉饮加味：太子参 30g，天冬、麦冬各 15g，五味子 15g，茯苓 30g，生龙骨、生牡蛎各 30g，炒白术 15g，浮小麦 20g，炙甘草 6g，地骨皮 12g。3 剂，汗出大减，但仍感发热，分析病机不仅阴亏，还合并阴虚阳越，前方加黄芪 15g，防风 6g，再服 6 剂，汗全止，无发热，夜卧安。

按：凌老分析，本例汗证发生的病机是心阴虚而心阳浮越。心阴虚，故夜热、心悸；心阳浮越而不入于阴，故不寐汗出；"日西而阳气已虚，气门乃闭"，今阳气浮越，气门不闭，故入夜目开则汗，直随浮阳外出，以卫气行于阳从目始之故。辨证的关键在于心阳浮越，论治之妙在于重用茯苓。张锡纯言："茯苓善敛心气之浮越以止心悸，又能敛抑外越之水气而下注，为止汗之要药。"在准确辨证的基础上，用药的经验也尤为重要。本例患者，原也用过益气养阴方药，但药不中的，便无疗效。凌老辨证的着眼点在于，围绕"汗为心液"的认识，从心治汗，以生脉饮双补心之气阴，以茯苓、龙骨、牡蛎、炒白术敛浮越之心气，而收全功。

（4）自汗、盗汗并见：患者李某，男，5 岁，2010 年 7 月初诊。患儿至入夏以来，汗出较多，白天动则汗出，夜晚寐亦汗出，汗多湿透衣被，曾服用玉屏风散无效。汗出伴口渴喜冷饮，烦躁，夜寐不安，易惊醒，小便短赤，大便略干，唇红、舌红，舌尖尤甚，脉细数。证属心火亢盛，心阴不足。治以清心泻火、养阴敛汗，方以导赤散加味：生地黄12g，淡竹叶10g，莲子心9g，木通6g，天冬、麦冬各10g，五味子9g，黄连3g，连翘10g，甘草6g，浮小麦12g。患儿服药3剂后，汗出明显减少，口渴减轻，唇、舌红稍减，脉细数。前方加粳米10g，再服5剂而获全效。

按：汗乃心之液，夏气通于心，《古今医统大全》云："汗出于心，热之所致，所以清心则液荣于内而为血。"小儿为稚阴稚阳之体，最易被外邪所扰，夏天火热之邪引动心火，心火亢盛，内扰心液，迫津而为汗，心有火则汗不止，故用导赤散引热从小便而出，黄连、连翘加强清心泻火之力，天冬、麦冬、五味子养阴敛汗而获效。

凌老认为，从汗的发生机制而言，汗液分泌资于阴精，用于阳气，需依赖五脏阳气的推动、控摄和五脏阴液的充足，是由多脏腑共同参与的复杂生理过程。然其化生之源则在心，调汗之枢也不离乎心。汗出于血，心血为汗液化生之源。汗化于阳，心中阳气鼓动、蒸化血液渗出脉外而为汗，心之阳气为汗液生成之动力来源；汗由神统，心藏神，心主宰人的精神、意识和思维活动，汗液的生成与排泄又受神的主宰与调节。神足则汗统，汗出正常；失神则汗泄，排汗异常，汗液的生成、排泄与心的气血阴阳的关系最为密切，故称汗为心液。心的气血阴阳异常，均会导致汗液的分泌与排泄异常，调心是治汗之本，根据病机的不同，又有益心气、养心血、滋心阴、清心火或气血双补、阴阳同调的不同治法。

## 四、情志病辨治

情志病是以情志活动异常为主症的一类疾病，包括西医学的多种神经精神科疾病及其他疾病中出现的神经精神症状等，涵盖中医学"癫狂""痫证""郁证""惊悸""不寐""脏躁""百合病""卑㥁"等。此类疾病病情缠绵、兼症繁杂、变化多端、反复发作，诊治难以把握且效果差。凌老在治疗情志病方面强调"必伏其所主，而先其所因"，注重对患者的病史、禀性脾气、体质体格、表情神态、各种临床表现及舌脉等的审察，辨明标本缓急，治疗时理气为要、重调心肝、痰瘀立论、身心同治，调节脏腑气血阴阳虚实等动态平衡，取得了理想效果。

**1. 理气为要**

凌老认为，气机郁结为情志病的病因之始，如《素问·举痛论》云："……百病生于气也。怒则气上，喜则气缓，悲则气消，恐则气下……惊则气乱……思则气结……"《灵枢·本神》云："愁忧者，气闭塞而不行。"《医方论·越鞠丸》云："凡郁病必先气病，气得疏通，郁于何有？"气机郁结又为他因之因，气郁日久可化热化火，火邪内遏，发为火郁；气郁日久，碍血畅行则血瘀；气郁行津无力，湿聚酿痰；气郁不达则脾土壅滞，痰气郁结，湿浊不化。火热邪气、瘀血、痰浊等又是引起或加重情志病的重要因素。故而，凌老在治疗情志病多以理气为要，法宗《证治汇补·郁证》"郁病虽多，皆因气不周流，法当顺气为先"。具体应用理气法时，视其郁在何处而调之：逆则降之，滞则行之，结则开之，虚则补之；在上者达之，在中者调之，在下者消之。方以柴胡疏肝散、半夏厚朴汤、越鞠丸等为主，药多选用香附、香橼、陈皮、厚朴、合欢花、玫瑰花等。

**2. 重调心肝**

五脏化生的精气是情志活动产生的物质基础，即"人有五脏化五气，以生喜怒悲忧恐"（《素问·阴阳应象大论》）。五脏精气的盛衰及其藏泄运动的协调、气血运行的通畅，在情志的产生及变化中发挥着基础性作用。若五脏精气出现虚实变化及功能紊乱，气血运行失调，则可出现情志的异常变化，如《灵枢·本神》云："肝气虚则恐，实则怒……心气虚则悲，实则笑不休。"另一方面，外在环境的变化过于强烈，情志过激或持续不解，又可导致脏腑精气阴阳的功能失常，气血运行失调，如大喜大惊伤心、大怒郁怒伤肝、过度思虑伤脾、过度恐惧伤肾等。在情志活动的产生和变化中，心与肝发挥着更为重要的作用。心藏神而为五脏六腑之大主，主宰和调控着机体的一切生理机能和心理活动。各种情志活动的产生，都是在心神的统帅下，各脏腑精气阴阳协调作用的结果。正如《素问·灵兰秘典论》所云："心者，君主之官也，神明出焉。"各种环境因素作用于人体，能影响脏腑精气及其功能，也可影响心神而产生相应的情志活动，如张景岳在《类经·疾病类·情志九气》中云："心为五脏六腑之大主，而总统魂魄，兼赅志意。故忧动于心则肺应，思动于心则脾应，怒动于心则肝应，恐动于心则肾应，此所以五志唯心所使也。"当各种因素损伤心，均会引起情志活动的异常。《素问·灵兰秘典论》云："主明则下安……主不明则十二官危……"；张景岳云："情志之伤，虽五脏各有所属，然求其所由，则无不从心而发。"费伯雄《医醇剩义》又言："然七情之伤，虽分五脏而必归本于心。"临床上常表现为心神不宁、心悸、失眠、多梦、健忘等。临证时凌老常以酸枣仁、柏子仁、远志、合欢皮、茯神等养心宁神除烦、去怯益智；用磁石、琥珀、龙骨、龙齿、珍珠母重镇安神。选方如酸枣仁汤、天王补心丸、甘麦大枣汤等。

正常情志活动的产生依赖于气血运行的畅达，肝喜条达而主疏泄，为气机升降之枢纽，能调畅气机，促进和调节气血运行，因而在调节情志活动、保持心情舒畅方面，发挥着重要的作用。当肝脏维持正常的疏泄功能时，不但可以使气机舒畅，气血和调，经络通利，人的精神、意识活动正常，而且还可调整控制七情的变化。如果七情变化过激，超越了肝脏的调节限度，就会打破机体内在的平衡状态，出现肝失疏泄，气机逆乱，并造成一系列心身反应疾病。如《医碥》云："郁则不舒，皆肝木之病矣。"《素问·本病论》云："人或恚怒，气逆上而不下，即伤肝也。"周学海也指出："凡病之气结、血凝、痰饮、跗肿、鼓胀、痉厥、癫狂、积聚、痞满……皆肝气之不舒畅所致也。"凌老指出，肝失疏泄之因有虚实两端，虚者多因肝肾阴血亏虚，实者多因气机不畅，临床表现为疏泄太过或不及两个方面；治疗上，虚者以滋补阴血为主，实者以疏导气机为主，太过者抑之，不及者扶之。滋补肝肾阴血的常用方剂有四物汤、一贯煎、杞菊地黄丸等，肝气郁者常用逍遥散、柴胡疏肝散、四磨汤、半夏厚朴汤等，肝气上逆者宜用丹栀逍遥散，气火上逆者用龙胆泻肝汤。在具体中药选用上，疏肝常用青皮、香附、川楝子、柴胡、郁金、玫玫花、玫瑰花、合欢皮等，缓肝常用大枣、甘草、白芍等；泻肝常用龙胆草、决明子、牡丹皮、栀子、黄芩、黄连等。

### 3. 痰瘀立论

"百病中多有兼痰者"（《丹溪心法》），"百病由污血者多"（《证治准绳》）。凌老认为，情志病反复难愈者，多因痰瘀作祟，痰为津聚，瘀为血滞，痰阻日久，影响血液运行，停而为瘀；瘀阻日久，影响水道通畅，停而为痰，痰瘀互结，互为因果。血行瘀滞，心脉受阻，心失所养，神不守舍，而致心情抑郁、情绪不宁、易惊怒善哭、失眠等。痰浊属黏稠滑腻之物，随气机升降，无处不到，内而脏腑，外达肢骸，而致百病。上扰清窍则会出现精神活动异常、精神抑郁、头晕神昏、记忆力减退等；痰火扰心则心烦心悸、恍惚昏乱、入睡困难等。所以，祛瘀化痰是治疗难愈情志病常用且非常关键的法则。具体用药上，祛瘀常用丹参、赤芍、水牛角、石菖蒲；痰浊偏于寒者常用茯苓、白术、苍术、牡蛎、半夏、贝母、白芥子，偏于热常用瓜蒌、胆南星、黄芩、竹茹等。

**4. 身心同治**

凌老认为，情志病的发病往往与患者的性格特征有密切的关系。平素具有孤僻内向、敏感多疑、郁郁寡欢、多思多虑等性格特点之人，易患情志疾病。大多数情志病患者心理承受挫折的能力也是较差的，一旦周围环境发生变化，常常不能适应，以致心理负荷过重而发病，临证当注意弄清并消除其诱因，否则，"心病"不用"心药"，病之结不除，效必不佳。情志病患者如能转移对疾病的注意力，经常保持适度的体力活动，可收药石不达之功。凌老指出，药物在情志病的治疗中确有重要作用，可纠正脏腑气血的失调，改善患者躯体的许多症状，并有一定的心理安慰效应；但它不能纠正患者的性格缺陷，不能消除周围环境变化对其产生的不良刺激，不能帮助患者增强心理承受能力。缘此，在诊疗过程中要掌握患者的心理状态，仔细观察、了解、分析患者的心理状态，根据不同的心理状态进行心理疏导，帮助患者消除思想顾虑，正确对待客观事物，树立战胜疾病的信心，提高对各种刺激的耐受能力，充分调动患者的积极性，改善人际交往的能力和心理适应能力，往往收到事半功倍的疗效。

**［病案举隅］**

**病案 1：**冯某，女，18 岁，学生，因焦虑伴善哭 3 年余就诊。患者 3 年前明确诊断为焦虑症，曾服用抗焦虑药治疗，现感周身乏力，受碰撞后感疼痛明显，天气变化后感关节疼痛，周身沉重感，精神压力大，月经延后，经量少，有痛经情况，饮食、睡眠可，大小便调，舌质暗，苔黄略腻、有裂纹，脉弦。患者既往体质好，体偏胖。中医诊断为郁证，属肝郁化火。治以疏肝解郁、清热降火。方以丹栀逍遥散加减：牡丹皮 10g，炒栀子 12g，北柴胡 6g，当归 12g，茯苓 15g，白芍 15g，炒白术 15g，香附 12g，郁金 12g，玫瑰花 6g，酸枣仁 10g，远志 12g。7 剂，水煎服。

二诊：患者服药后疼痛减轻，周身沉重减轻，精神情绪较前转佳，嗜睡但睡醒后仍倦怠，大小便调，舌质红，苔黄，脉弦。原方去玫瑰花、酸枣仁，加柏子仁 12g。7 剂，水煎服。

三诊：患者头痛已愈，仍感关节疼痛，乏力，周身沉重感，饮食差，腹胀，睡眠差，二便调，乳房胀痛，月经不规律，以延期为主，舌脉如前。调整处方：酸枣仁 10g，制何首乌 15g，淡竹叶 10g，炒麦芽、炒谷芽各 12g，生山楂 12g，柏子仁 12g，牡丹皮 10g，当归 12g，茯苓 15g，白芍 15g，炒白术 15g，香附 12g，郁金 12g，远志 12g。7 剂，水煎服。

四诊：患者关节疼痛减轻，乏力减轻，周身无明显沉重感，仍腹胀，进食后尤为明显，饮食、睡眠尚可，已无乳房胀痛，月经延后 7 日左右，经期仅两天，月经量少，二便调，舌脉如前。调整处方：玫瑰花 6g，香橼 12g，菟丝子 12g，制何首乌 15g，淡竹叶 10g，炒麦芽、炒谷芽各 12g，生山楂 12g，柏子仁 12g，当归 12g，茯苓 15g，白芍 15g，炒白术 15g，郁金 12g，远志 12g。7 剂，水煎服。

患者服用中药半个月后，诸症明显减轻。

**病案 2**：谭某，女，22 岁，学生，因恐惧且怕见生人 1 月余就诊。患者 2008 年因巨乳症在外院行手术治疗，手术前性格内向，术后易怒，1 个月前自感恐惧，怕见生人，不愿与家人交流，喜独处，时感发热，盗汗出，神疲乏力，睡眠差，院外行头颅 CT 检查提示轻度脑萎缩，服用毕思灵、奥氮平片、思贝格等药后症状稍有减轻，不能入睡，大便干结，月经量可，色黑，发病时曾有 3 个月未行经，舌质暗有裂纹，苔薄白，脉弦细。既往有巨乳症，已行手术治疗，有多囊肾、多囊肝及胆囊炎病史。中医诊断为郁证，属肝郁气滞。治以疏肝解郁。方以柴胡疏肝散加减：北柴胡 10g，川芎 12g，枳壳 12g，白芍 15g，香附 12g，郁金 12g，玫瑰花 6g，当归 12g，珍珠母 30g，煅龙骨、煅牡蛎各 30g，生白术 30g，甘草 3g。7 剂，水煎服。

二诊：患者仍感恐惧，怕见生人，见人感心慌，睡眠差，不能入睡，手心热，夜间汗出较前减少，大便干结有所缓解，近感咽中有梗阻感，咳嗽，夜间痰多，舌质暗有裂纹，苔薄白，脉弦。原方去北柴胡、珍珠母、煅龙骨、煅牡蛎，加苍耳子12g，白芷12g，辛夷花12g，黄芩15g，瓜蒌壳12g，瓜蒌仁12g。7剂，水煎服。

三诊：患者近日感乏力，双下肢痿软，情绪不宁，痰多，夜间汗多，睡眠差，大便干结难排，月经未行，舌质暗，舌体胖大，苔白，脉沉弦。血压90/60mmHg。调整处方：黄芪15g，五味子12g，瓜蒌壳15g，瓜蒌仁15g，当归15g，白芍20g，火麻仁30g，党参12g，苍耳子12g，白芷12g，黄芩15g，香附12g，郁金12g，玫瑰花6g，生白术30g，甘草3g。7剂，水煎服。

四诊：患者仍感双下肢痿软，情绪不宁，痰多，乏力及夜间汗出减轻，不发脾气，睡眠差，大便仍干结难排，月经未行，出现右下腹胀痛，言语不利，舌质暗，舌体胖大，苔白，脉沉弦。调整处方：决明子30g，夏枯草15g，红藤12g，败酱草12g，麦冬30g，玄参30g，瓜蒌壳15g，瓜蒌仁15g，当归15g，白芍20g 党参12g，苍耳子12g，白芷12g，黄芩15g，香附12g，郁金12g，玫瑰花6g，生白术30g，甘草3g。7剂，水煎服。

五诊：患者服药后精神较前好转，性格较前开放，平素与人交流较前自如，喜外出，仍感双下肢痿软，夜间痰多及皮肤瘙痒（皮肤无异常），月经已经半年未行，睡眠差，难以入睡，舌质淡暗，苔白，脉细略涩。调整处方：珍珠母30g 煅龙骨、煅牡蛎各30g，五味子12g，决明子30g，瓜蒌壳15g，枳壳12g，蒺藜12g，蝉蜕12g，地肤子12g，生地黄15g，生石膏15g，当归12g，白芍20g，香附12g。7剂，水煎服。

六诊：患者较五诊仍感乏力，肢软和夜间痰多，夜间皮肤瘙痒减轻，月经已至，睡眠有所改善，大便稍干，舌质淡暗，苔少，脉细略涩。调整处方：生何首乌20g，生白术30g，紫菀12g，夏枯草12g，生地黄30g，地骨皮12g，珍珠母30g，五味子12g，瓜蒌壳15g，枳壳12g，蒺藜12g，蝉蜕12g，地肤子12g，白芍20g，当归12g，香附12g。7剂，水煎服。

七诊：患者已不怕见生人，精神好，性格较开放，与外人、生人交流自如，夜间痰多减少，仍感乏力肢软，夜间皮肤瘙痒仍存，但程度减轻，睡眠改善，大便调，舌质淡暗，苔少，脉细涩。已自行停用所有口服西药

8天。调整处方：地肤子12g，瓜蒌壳20g，瓜蒌仁10g，煅龙骨、煅牡蛎各30g，鸡血藤15g，白芍20g，玳玳花6g，牛蒡子12g，防风10g，枳实15g，当归12g，青皮12g，生何首乌20g，紫菀12g，夏枯草12g，香附12g，地骨皮12g，蒺藜12g，蝉蜕12g。7剂，水煎服。

患者服药后，除夜间痰多及入睡稍困难外，其余如常。

# 第七节　癌病

## 一、病因病机

正气是人体生命活动的原动力，凌老临证中反复强调恶性肿瘤发病的关键是正气不足，主要病理特点为正虚邪实，早期以邪实为主，中晚期存在着明显的虚象。正虚为脏腑气血阴阳俱虚，邪实为气滞、血瘀、湿聚、痰凝、毒阻，且相互交织。正虚可致邪实，邪实又加剧正虚，形成恶性循环。正虚原因虽多，然以脾胃虚弱最为关键。脾胃居中焦，为后天之本、气血生化之源，"脾能使心肺之阳降，肾肝之阴升，而成天地之交泰，是谓无病"（《丹溪心法》）。脾旺则正气充盛，脾弱则正气不足，"内伤脾胃，百病由生"。因此，临床以"和衡之法"扶正祛邪，调节机体脏腑功能动态平衡，提高临床疗效。

## 二、辨证与辨病相结合，重视病理类型

中医诊治疾病讲究辨证，通过对四诊所收集的临床资料进行综合、归纳，辨清疾病的原因、性质、部位，以及邪正之间的关系，概括、判断为某种性质的证候，根据辨证的结果进行论治。西医诊治讲究辨病，用现代

科学方法从形态学上找出疾病的病源、病灶，分析其病理变化，而后进行针对性治疗。二者从不同角度为治疗用药提供依据，而将辨证与辨病相结合则是现代中医临床诊治疾病的特色，尤其是在恶性肿瘤的诊治方面更是如此。

凌老常言，随着现代科学的发展和医学的进步，人类正在逐步深入地研究肿瘤的病因、病理，诊断方法日新月异，临床治疗上更是飞速发展，治疗概念不断更新。因此，作为现代中医师，在肿瘤的防治上，仅仅停留在前人的认识基础上是远远不够的，必须学习现代肿瘤学的病因学、流行病学、诊断学、治疗学、分子生物学等，熟练应用现代医学的各种诊查方法，充分了解现代医学各种治疗方法的利弊，结合中医辨证论治，才能在保护机体自身功能的情况下，最大限度地杀伤肿瘤，提高生存质量，延长生存期。

凌老认为，肿瘤不同于一般性质的疾病，是一种局部病变、影响全身的难治性疾病，有其自身的规律和临床特点。恶性肿瘤虽有其一般特性，但不同的肿瘤、同一肿瘤的不同病理性质，以及病程中的各个阶段，其临床表现、治法选择、处方用药、病情预后亦大不相同。因此在辨证论治的基础上，应辨证与辨病相结合，病证并重。在处理病与证的关系及用药处方时，立足于某种肿瘤的自身特点，选用针对性较强的药物和主方直达病所，以改善局部的病理情况。再结合患者全身状况综合考虑，随症加减，方证结合，有效提高疗效。

随着中药药理学的发展，部分中药的抗癌作用得到证实，凌老在辨证论治的基础上结合辨病选药，处方用药中擅于结合现代医学研究成果，提高了中医药治疗肿瘤的合理性，大大提高了疗效。凌老除常选一些有广谱抗癌作用的药物，还针对肿瘤的部位、性质及类型有选择性地加用抗肿瘤中药，如鼻咽癌、口腔肿瘤，加用半枝莲、白花蛇舌草、夏枯草等清热利咽解毒；肺癌加用猫爪草清肺化痰解毒；胃癌加用莪术化瘀散结解毒；肠癌加用红藤、败酱草、槐花、地榆、椿根皮、土茯苓等清肠利湿。凌老把患者发病时间的长短、是否手术、术后肿瘤病理分型、淋巴结转移的多少及既往的化疗方案，甚至患者的性别、年龄、个人饮食嗜好等都纳入辨证的范围，通过辨病与辨证的有机结合来提升辨证水平，正确判别邪正关系、协调处方用药。其中凌老尤为重视肿瘤病理类型，认为恶性程度高、淋巴结转移较多的肿瘤，往往病情进展迅速，患者体质及生活质量迅速恶化，预后不良，属中医毒邪炽盛，正不能压邪，治疗上合理调整扶正与攻毒的力度，使得攻邪有力而不易伤正，扶正得体而不会助邪。而恶性程度较低、分化较好的肿瘤，其致病、致死能力较弱，故毒邪力量较弱，则多以扶正为主。

## 三、分期论治

在辨证与辨病结合的基础上，凌老总结治疗肿瘤的分期原则：早期即不稳定期以祛邪为主，扶正为辅；中期即稳定期扶正祛邪并重；晚期或放化疗后，即并发症期以扶正为主，祛邪为辅。为了更好地体现中医药的辅助作用，凌老根据西医的治疗阶段不同而提出阶段治疗原则，手术切除后早期重建修复；手术恢复后清除残余病灶；长期巩固疗效，防止复发转移。

### 1. 不稳定期

凌老认为，在恶性肿瘤的正邪矛盾之中，邪气占据着主导地位，尤其是在肿瘤的不稳定期，癌毒瘀滞、痰浊火热是恶性肿瘤不断发展恶化的主要原因。所以，祛邪要贯穿恶性肿瘤治疗的始终，在恶性肿瘤初期以邪实为主时重在祛邪，中期邪实正虚则祛邪扶正，晚期正虚邪实则扶正祛邪。因为祛除邪毒、疏调气机、畅通经络、调整脏腑，可改善机体整体状况，提高机体抑癌抗癌的能力。就祛邪来说，主要是针对瘤体而采用的各种方法，概括起来有两方面：一是辨证运用中草药，借以清热解毒消肿，活血化瘀，软坚散结，理气化痰，选用现代药理研究认为有抗癌作用的药物来抑制肿瘤；二是针对瘤体所采取的手术、放疗、化疗等抗癌措施。

### 2. 稳定期

稳定期祛邪与扶正要有机结合，使消长平衡，阴平阳秘。扶正可平衡阴阳，和调五脏，补益气血，增强机体的抗癌能力。祛邪可解毒散结，活血行瘀，杀灭毒瘤，使瘤体缩小，有利于机体的正气恢复。扶正与祛邪的关系不是孤立的，而是辨证统一的，扶正可以祛邪，祛邪可以扶正。扶正与祛邪的结合，并不等于两者简单地相加，贵在找准结合点。要根据机体情况的差异、邪正力量的不同，合理地把握好祛邪和扶正的关系，做到攻补有度，以平为期。正如李中梓在《医宗必读·积聚》中所云："正气与邪气势不两立，若低昂然，一胜则一负，邪气日昌，正气日削，不攻去之，丧亡从及矣。然攻之太急，正气转伤，初、中、末之三法，不可不讲也。初者，病邪初起，正气尚强，邪气尚浅，则任受攻；中者，受病渐久，邪气较深，正气较弱，任受且攻且补；末者，病魔经久，邪气侵凌，正气消残，则任受补。"例如，补益气血阴阳的药物欲与西医抗癌措施结合时，在治疗阶段（手术、放化疗）和治疗休止期，其结合方法是不同的，这是因为西医治疗以抗癌为主要目的，其力度虽大，但极易引起气血损伤，脏腑功能失调，所以，前者以补为主，后者则要视肿瘤的不同阶段，根据邪正消长情况，或以攻为主，或以补为要，不可一概而论。

正气内虚是肿瘤发生和发展的根本原因，邪实是肿瘤发生发展的条件。在正气亏虚的基础上，外邪入侵，或痰、湿、气、瘀等搏结日久，积滞而成肿瘤。在肿瘤的早期即有虚证存在，病至中、晚期，由于邪正相争，邪气不断损害正气，正虚表现日渐显现；加之肿瘤患者经手术、放化疗及长期服药治疗，药毒耗伤人体津液。所以，肿瘤患者正虚乃气阴两虚。基于此，凌老以益气养阴、清热活血立法，创制经验方芪术汤治疗肿瘤，尤其针对肿瘤及肿瘤放化疗稳定期，最为适宜。全方由黄芪、白术、女贞子、白花蛇舌草、鸡血藤五味药组成。黄芪补气健脾、益卫固表，女贞子滋补肝肾，二药合用，益气养阴，肺脾肝肾并补，为君药；白术益气健脾燥湿，以助黄芪加强健脾益气之功，为臣药；白花蛇舌草清热解毒、利湿通淋，鸡血藤行血补血、舒筋活络，二者合用，清热解毒，活血以祛邪。全方益气养阴，清热活血，扶正祛邪，以扶正为主，扶正不留邪，祛邪不伤正。现代药理研究发现，黄芪能调节机体免疫功能，抑制肿瘤细胞的生长和增殖，促进肿瘤细胞凋亡，抑制肿瘤组织血管的生成，逆转化疗药物耐药性，减轻化疗毒副反应，提高机体生存质量；女贞子具有免疫调节、抗诱变、抗肿瘤、升白细胞、保肝、抗菌抗病毒和消炎等作用；白术也具免疫调节作用，还可促进肿瘤细胞的凋亡及坏死而具有抑瘤作用；白花蛇舌草含有的许多成分对各类癌症有抑制作用，能干扰肿瘤细胞能量代谢，诱导肿瘤细胞凋亡；鸡血藤的提取物对肿瘤细胞有一定的生长抑制作用，能提高淋巴因子活化杀伤细胞（LAK细胞）和自然杀伤细胞（NK细胞）的细胞活性，能显著提高骨髓细胞增殖能力，刺激 IL-1、IL-2、IL-3 的分泌，但对脾细胞增殖没有明显作用。

### 3. 并发症期

肿瘤的晚期或经过手术切除治疗，或经过放化疗，脏腑气血亏损，出现诸如消化障碍（恶心、呕吐、食欲不振、便秘、腹痛、腹泻）、骨髓抑制（白细胞减少、血小板减少、贫血）、脏器功能衰弱（肝肾功能异常、心肌损害、肺纤维化、末梢神经障碍）、全身反应（疲乏无力、四肢酸软、精神不振、反应迟钝、自汗脱发、头晕失眠）、炎症及局部反应（黏膜炎症、皮肤损害、皮肤角化或色素沉着、指甲异常）、过敏症状等并发症。针对这一阶段，凌老提出以扶正为主、祛邪为辅，认为中医学对疾病发生之认识都是在"邪之所凑，其气必虚""正气存内，邪不可干"的基本理论上加以发挥的。所谓扶正就是扶助人体对"邪"的防御能力，使人体达到正常功能，包括培本固元、益气养阴、健脾益肾、滋阴和胃，以及气血双补、滋阴壮阳等，具体措施在一定程度上落实在培补脾肾方面，而脾胃尤为重要。因为脾胃为后天之本、气血生化之源，是任何补养的基本保障。由此，凌老以"益气健脾和胃"立法，随症加减进行治疗，处方多以黄芪、党参、白术、茯苓、山药、薏苡仁、扁豆、陈皮、法半夏、炒谷芽、炒麦芽、砂仁为主。热盛者加半枝莲、白花蛇舌草；阴虚者加玄参、玉竹、天冬、麦冬等；气血两虚者加白芍、鸡血藤、当归、红枣、熟地黄等；呕吐明显者加竹茹、旋覆花、生姜等；肝郁气滞者加北柴胡、郁金、玳玳花、香附、香橼等；偏肝肾亏虚者加女贞子、墨旱莲、枸杞子等；偏阳虚者加细辛、淫羊藿、仙茅等；兼有瘀血者加桃仁、红花、丹参、川芎等。

## 四、同病异治，异病同治，注重个体化

人类的癌症和自然环境因素密切相关，其通过基因组的异常改变而发生发展。癌症是一种复杂和多样性的疾病。近年来，肿瘤的诊治逐步迈进精准化，强调基于导致疾病潜在的分子诱因，而不仅仅依靠患者症状、体征的传统模式，更加注重个体化的诊断和治疗策略。凌老认为，精准治疗的思想在中医临床实践中就常常有所体现——辨证论治，同一个病证可以有不同的处方，不同的病证可能有同样的处方。同病异治、异病同治对其

做了很好的诠释。同病异治、异病同治是中医辨证论治体系中的重要内容，在临床诊治恶性肿瘤过程中，凌老亦把同病异治、异病同治、注重个体化贯穿始终。在临床诊治同一肿瘤疾病时，可因病理类型、肿瘤分期、分子分型的不同，或由于病情的发展、病型的各异、病机的变化，以及用药过程中正邪消长等差异，治疗时根据不同的情况，采取不同的治法，做到同病异治。临床中亦会见到不同的肿瘤疾病，若促使发病的病机相同，可用同一种方法的异病同治。这也正是中医整体观精神的体现，通过整体调控来治疗疾病也符合现代肿瘤治疗所提倡的精准化治疗理念。中医学认为，一病有数证，即使是同一病证，治疗时也应根据不同的情况，采取不同的治法，这就是同病异治的要求。对于恶性肿瘤的治疗而言，同一肿瘤亦需根据不同的辨证分型，采用不同的治则方药，对于肿瘤的不同发展阶段，也应采用不同的治则方药。

## 五、治未病思想在防治中的运用

凌老指出，"治未病"思想要贯穿肿瘤预防、治疗、康养的整个过程，可从"未病先防""有病早治""既病防变""病后防发"四方面入手。在肿瘤未发生之前，顺四时、调情志、适起居、节饮食、慎劳作，长养正气，防止病邪的侵袭；在肿瘤早期或肿瘤"癌前病变"期，要早期诊断，采用包括手术、化疗、放疗、生物及中医药等综合方法早期治疗，避免肿瘤发展至晚期；在肿瘤形成后应从整体出发，联系脏腑之间存在的生克乘侮关系，先治或先安未病脏腑，以阻断疾病的传变途径，防止肿瘤的转移。肿瘤早中期经过根治手术和规范的放化疗后，可达到完全缓解，但仍有一定的复发率，还须通过养精调神、合理饮食、强力健体、科学用药培补正气，调理脏腑功能的动态平衡，以防复发。

## 六、治疗重视固护脾胃

凌老辨治肿瘤，总以扶正祛邪为基本法则，对于肿瘤中后期阶段，强调扶正为主，更需顾护脾胃后天之本。

### 1. 脾虚是恶性肿瘤发病的关键因素

凌老认为，正气虚弱是肿瘤重要的发病原因之一，所谓"正气存内，邪不可干"。正虚包括不同脏腑的亏虚及气血阴阳不足，而诸虚之中，脾虚至为关键。脾虚证在恶性肿瘤中最多见。这与李东垣《脾胃论》"内伤脾胃，百病由生""则元气之充足，皆有脾胃之气无所伤，而后能滋养元气。若胃气之本弱，饮食自倍，则脾胃之气既伤，而元气亦不能充，而诸病之所由生也"的观点一致。肿瘤患者在施行手术、化疗、放疗及其他治疗过程中，都会出现不同程度的津液受损，气血损伤，脾胃功能失调，从而累及胃气。胃气虚弱，不能运化水谷精微，气机升降失常，水湿内生，郁而化火，煎灼津液成痰，痰湿阻络，气血运行不畅，日久成瘀，瘀积不散，从而使病情加重。肿瘤又是一种消耗性疾病，如不及时顾护脾胃，则会引起胃气进一步受损，正气虚弱，无力抗邪，同时也为治疗带来困难。脾胃的功能在恶性肿瘤发展中起着至关重要的作用。若脾胃功能正常，正气充盛，则邪不可干，癌瘤受抑制甚至缩小；若脾胃虚弱，则正气衰败，无力驱邪外出，百病丛生，肿瘤则发生进展或转移。因此，凌老常常告诫我们，遣方用药，应切记"勿伤胃气"，切勿使用大剂苦寒峻烈霸道之药，以免伤脾败胃，结果适得其反。

### 2. 论治恶性肿瘤，不忘健脾通腑

凌老认为，晚期肿瘤正虚邪盛，正邪交错，在机体一派虚象中邪毒肆虐侵凌而导致一系列的并发症和兼症，临床表现为虚实夹杂。虚者表现为脾肾亏虚，肾为先天之本，脾为后天之本。肾主骨生髓，髓海足则精血盛，髓海虚则精血竭。脾为后天生化之源，脾主身之肌肉、四肢，脾气健旺，生化有源，肌肉强健有力；脾气虚弱，气血生化无权，肌肉失养，则消瘦、大肉尽脱。而大虚有盛候，常常虚中夹实，实者表现为瘀毒郁积，故治疗晚期癌瘤重在寓攻于补，虚中求实，遣方用药，不忘顾护胃气，临床常用经验方芪术汤、四君子汤、香砂六君子汤、补中益气汤、参苓白术散、归脾汤之类，在此基础上，结合病位酌加一二味抗癌中药，如白花蛇舌草、半枝莲、猫爪草、龙葵等，以扶正祛邪。

此外，考虑到恶性肿瘤正虚邪实的病理特点，凌老健脾不忘通腑，使大便通畅则"邪有出路"，如患者面色无华，心悸气短，可加用黄芪、黄

精、当归、火麻仁健脾益气，养血生津，润肠通便；如见形体消瘦，潮热盗汗，加用生地黄、生何首乌、麦冬、瓜蒌仁、玄参、地骨皮滋阴清热，润肠通便；如见大便干结，便而不爽，肠鸣矢气，腹中胀痛，加用木香、槟榔片、厚朴顺气导滞。必要时，甚至用生大黄推陈致新，荡涤肠胃，调和气机，安和五脏。

### 3. 注重食疗，养胃正气

古有"医食同源"之说，李东垣说："人以胃气为本，胃气一败，百药难施。"《太平圣惠方·食治论》云："夫食能排邪，而安脏腑，清神爽志，以资气血，若能用食平疴，适情遣病者，可谓上工矣。"药物具四气五味，饮食物亦不例外。

凌老十分重视饮食调摄与肿瘤的关系。由于癌病是一种慢性消耗性疾病，患者经手术或放化疗后元气大伤，以气阴两虚为主，宜药治与食疗并重，养胃正气，强调"有胃气则生，无胃气则死"。凌老主张宜清淡且易消化的补养食物，以促进食欲，逐渐增加脾胃功能。如肝癌晚期常可出现纳呆口干、腹胀、大便干结或溏泄、体倦乏力、形体消瘦等症，此为脾之气阴两虚，当避香燥、忌滋腻，以防香燥伤阴血、滋腻碍脾气，常以人参、山药、白术、葛根、粳米、麦冬等甘药滋脾益气，土茯苓、薏苡仁甘淡渗湿，瘦猪肉、猪脊骨、黄雌鸡、乌龟、泥鳅、田螺等血肉有情之品滋阴养血，以固脏阴，从根本上改善患者的食欲，提高生存质量，达到带瘤生存的目的。切不可为消瘤而一味攻伐，使虚者更虚。

### 4. 灵活达变，辨证施治

凌老治疗晚期肿瘤，重在调理脾胃，但并不拘泥于补益脾胃，常以辨证施治，灵活达变。临床上肝癌并腹水患者，若由于肝病传脾，肝脾俱病，疏泄运化功能失常，除治以健脾利水外，兼顾疏肝理气，调畅气机；若属久病及肾，致脾肾阳虚腹水，治宜温补脾肾，利水消肿。肺癌脾虚痰湿咳嗽，表现为咳嗽反复发作，痰清稀、色白、量多，神疲，食少，大便溏，除用补气健脾外，还应清肺化痰散结，选加浙贝母、猫爪草、鱼腥草、桃仁、葶苈子、桑白皮等。胃癌脾胃虚弱，肝郁侮脾，表现为呕吐反复发作，但呕吐物不多，或时作干呕，食欲不振，脘腹痞闷，烦闷不舒，每因情志不遂而呕吐加重，治宜疏肝健脾，和胃止呕，常选用四逆散合香砂六君子汤加减。

### 5. 扶正祛邪，固本消瘤

恶性肿瘤术后或者放化疗之后的患者，多以扶正为主，或健脾补肾，或益气养血，或滋阴温阳；以祛邪为辅，或清热解毒，或软坚散结，或活血化瘀，在这种指导思想下，凌老在其抗肿瘤经验方"芪术汤"的基础上，随症加减，辨证施治，每每能够改善患者的症状，提高疗效，增强体质，提高其生存质量，受到患者及家属的广泛好评，患者口耳相传，求治者众。

凌老指出，恶性肿瘤的发生、发展与人体正气亏损、阴阳失衡密切相关，多由于素体正气虚弱、感受邪毒、饮食所伤、情志抑郁、宿有旧疾等因素，使脏腑功能失调，气血运行失常，产生气滞、血瘀、湿浊、痰凝、毒聚等病理变化，相互胶结蕴郁，结于脏腑经络，日久成积。正如《灵枢·五变》所云："人之善病肠中积聚者……皮肤薄而不泽，肉不坚而淖泽。如此则肠胃恶，恶则邪气留止，积聚乃作。"因此，恶性肿瘤多属本虚标实，多因虚而致实。初期邪盛而正不虚，多以气滞、血瘀、痰凝、湿浊、毒蕴等实证为主。病至中晚期，由于肿瘤耗伤人体气血津液，加之此时患者经过手术、放化疗及长期服药治疗后，药毒耗伤，极易出现脾肾两虚、气血不足、阴阳两虚等证，表现为邪盛而正虚，本虚而标实，虚实夹杂，病情常常错综复杂。

肿瘤治疗的总体原则是扶正祛邪，抗癌解毒。对于初期邪盛而正不虚者，可以用清热解毒、软坚散结、化痰通络、逐瘀消积、以毒攻毒等攻邪治法为主。而中晚期肿瘤患者，大多本虚标实，虚实夹杂，病情错综复杂，但总不离正虚邪实的病机特点，此时如果一味攻邪，更伤正气，难以为继。因此，必须采取以扶正固本为主、祛邪消积为辅的治疗方法，主张祛邪虽不可轻视，但正气虚损及扶正固本占有更加举足轻重的地位的观点。

扶正即针对肿瘤患者的机能虚损，给以扶助正气而改善和维持机体的正常的动态平衡。扶正法源于《黄帝内经》"虚者补之""损者温之"。所谓扶正，就是扶助正气，增强体质，提高机体抗邪能力。正气，即元气、真气，或真元之气，其主要源于脏腑的生化，是人体生命存在和活动的统帅和动力。《灵枢·刺节真邪》云："真气者，所受于天，与谷气并而充气者也。"真气包括先天之气（元气）和后天之气（水谷之气）。元气藏于肾，为先天之本；水谷之气为后天之化源，资生于脾。"先天之本在于肾，后天之本在于脾"，与肺、脾、肾密切相关。扶正，即保养正气，是根据人的不同体质及机能状态，通过益气养血、滋阴助阳，通过健脾、补肾、益肺来补益人体正气的不足，调节机体阴阳的盛衰，从而增强机体的免疫能力，提高抵御和祛除病邪的能力，最大限度地保证患者脏腑气血、阴阳、虚实、寒热的动态平衡，达到延长寿命和提高生存质量的目的。

凌老在具体应用扶正法时，常常以平补、缓补为主，以防虚不受补，切忌急于求成而用大补、峻补。《素问·五常政大论》云："无盛盛，无虚虚，而遗人夭殃……"同时，凌老强调，从整体观念出发辨证论治，俟正稍得立后，则不应忘记邪实的存在。正如《景岳全书》指出："治积之要，在知攻补之宜……若积聚渐久，元气日虚，此而攻之，则积气本远，攻不易及，胃气切近，先受其伤，愈攻愈虚。"基于这种思想指导，凌老临床辨证治疗这类患者时，多采用扶正培本为主和酌情运用清热解毒、软坚散结、化痰消积、活血化瘀等为辅的治疗方法，以提高疗效。凌老常用的扶正方剂有自拟经验方芪术汤、四君子汤、香砂六君子汤、补中益气汤、四物汤、生脉饮、百合固金汤、六味地黄丸等；常用的中药有党参、太子参、人参、白术、黄芪、山药、茯苓、薏苡仁、甘草、鸡血藤、当归、赤芍、白芍、阿胶、女贞子、枸杞子、山茱萸、补骨脂、菟丝子、巴戟天、生何首乌、制何首乌、鳖甲、黄精、百合、沙参、麦冬、天冬、生地黄、大枣等；而常选用的抗肿瘤的中药有白花蛇舌草、猫爪草、半枝莲、龙葵等。

## 七、放化疗毒副反应诊治经验

恶性肿瘤发病率逐年上升，在我国，其病死率已占疾病死亡率的首位。恶性肿瘤在手术切除后，约80%的患者需进行放疗和化疗。放化疗在杀灭清除癌细胞的同时，对正常机体组织造成损伤，出现多系统的毒副反应，往往影响患者的生活质量，严重者甚至影响治疗的继续进行。凌老对肿瘤及恶性肿瘤放化疗后毒副反应的诊治积累了丰富的临床经验，形成了独到的临床辨治思想。

### 1. 中医病因病机的认识

手术治疗、放疗和化疗是恶性肿瘤治疗的三大主要手段，放化疗虽然能够使瘤体缩小或消失，延长患者生存时间，但也会给患者带来严重的不良反应，如消化系统反应、骨髓抑制、全身反应、脏器功能衰弱、炎症及局部反应、过敏症状等，严重威胁肿瘤患者的身体机能，影响其生活质量。就放化疗对机体造成的毒副作用而言，二者均属于外来致病因素。放射线属"火热毒邪"，致病多由外及内而伤及气阴、血脉，伤阴耗气，损伤脾胃运化功能，肝肾亏虚，瘀毒热盛；化疗药属"药毒"之邪，致病多由内散外而波及脏腑气血，多耗伤气血，损伤脏腑功能而致脾胃失调及肝肾亏虚。二者均致脾胃功能失调，气血亏虚。化疗患者常以气血亏虚为主，合并血瘀证候，热毒伤阴的症状较放疗毒副反应稍轻。在对放化疗毒副反应的辨治上，以"益气健脾和胃"为主，在辨证施治的原则下，随证加减进行治疗，以调节和维持脾、胃、肝、肾等脏腑功能的动态平衡和机体气血、阴阳、虚实的动态平衡。

### 2. 辨病与辨证结合治疗

在辨治肿瘤放化疗毒副反应时，凌老时刻不忘整体观念，重视对机体生理功能的宏观调节。根据肿瘤的部位、性质、病情、病程、病理特点、临床表现和先前所行治疗的特点而处方用药，对治疗过程中的不同阶段出现的不同症状，及时调整用药，以达到"阴平阳秘"。治疗肿瘤放化疗毒副反应时，同样强调处方用药时须辨证论治，如放疗多以气阴两虚为主，化疗和术后则多表现为气血两亏和脾胃不和，经多种治疗后复发或转移的晚期恶性肿瘤患者多表现为脾肾阳虚或气阴两虚。对个别患者出现无"证"可辨时，则遵循扶正为主、祛邪为辅的治疗原则。

正虚邪实是肿瘤的病理特点，放化疗损伤脾胃，对于肿瘤放化疗毒副反应，凌老以"益气健脾和胃"立法，选方多以香砂六君子汤和参苓白术散化裁，随症加减进行治疗，常用药物有黄芪、太子参、党参、白术、茯苓、山药、薏苡仁、扁豆、陈皮、法半夏、炒谷芽、炒麦芽、砂仁等。热盛者加半枝莲、白花蛇舌草；阴虚者加玄参、玉竹、天冬、麦冬等；气血两虚者加白芍、鸡血藤、当归、红枣、熟地黄等；呕吐明显者加竹茹、旋覆花、生姜等；肝郁气滞者加北柴胡、郁金、白芍、佛手、香附、香橼等；偏肝肾亏虚者加女贞子、墨旱莲、枸杞子、菟丝子等；偏阳虚加细辛、淫羊藿、仙茅等；兼有瘀血者加桃仁、红花、丹参、川芎、地龙等。

### 3. 健脾和胃治疗肿瘤化疗所致呕吐

化疗是治疗恶性肿瘤的主要手段之一，大多数化疗药物在杀伤或抑制癌细胞的同时，也给正常组织细胞带来了一定程度的损伤。恶心呕吐是化疗过程中最常见的胃肠道副反应之一，严重的恶心呕吐甚至会影响化疗的顺利进行，从而影响抗肿瘤的疗效。

凌老认为，脾升胃降，相反相成。正如李东垣《脾胃论·天地阴阳生杀之理在升降沉浮之间论》指出："盖胃为水谷之海，饮食入胃，而精气先输脾归肺，上行春夏之令，以滋养周身，乃清气为天者也；升已而下输膀胱，行秋冬之令，为传化糟粕，转味而出，乃浊阴为地者也。"肿瘤患者久病脾胃本虚，正气不足，化疗药物作为外邪损伤脾胃，脾胃更受攻伐，又加情志、饮食调理不慎，脾失健运，湿浊内生，且脾虚又导致湿邪乘虚而入，内外湿邪合而困脾，气机运行不畅而出现气滞、痰湿、食滞等，引起清阳不升，浊阴不降，从而导致胃失和降，胃气上逆而呕吐。治宜健脾和胃、降逆止呕、行气化痰通腑。凌老喜用自拟方疏肝和胃汤、香砂六君子汤、温胆汤合四君子汤、旋覆代赭汤、枳实消痞丸等化裁。若兼食滞者，常加莱菔子、山楂、神曲、鸡内金消食除胀；腹痛明显者，加白芍、木香、川楝子行气止痛；若兼有潮热、盗汗、心神不宁等，加地骨皮、生地黄、熟地黄、远志、酸枣仁、合欢皮、首乌藤、麦冬、太子参养阴清热，宁心安神；若兼有大便溏泄、舌红、苔黄厚腻等，则选用法半夏、土茯苓、薏苡仁等清热化湿。

**［验案举隅］**

**病案 1**：薛某，女，74 岁，以直肠癌手术并放化疗后大便次数增多 2 年余，加重 5 天为主诉就诊。症见胃脘不适，继之大便次数增多，每日 5～6 次，质稀呈水样，伴恶心欲呕，纳食减少，精神疲倦乏力，手足麻木，睡眠可，小便尚调，舌质暗红，苔腻，脉弦细。西医诊断：直肠癌术后化疗后。中医诊断：直肠癌，属脾虚湿盛证，治宜益气健脾和胃、渗湿止泻。方以参苓白术散加减：党参 12g，茯苓 15g，炒白术 15g，白扁豆 12g，陈皮 12g，莲子 15g，砂仁 10g（后下），薏苡仁 30g，芡实 12g，炙甘草 6g。7 剂，水煎，每日 1 剂，分 3 次服。

二诊：服用 7 剂中药后，患者大便次数减少，每日 2～3 次，胃脘不适明显减轻，恶心欲呕减轻，食欲好转，手足麻木减轻，精神睡眠可，小便调，舌质暗红，苔白，脉细弦略数。治以健脾益气，原方加五味子 12g，焦山楂 12g，续服 7 剂，服法同前。

三诊：服用 7 剂中药后，患者诸症减轻，精神好转，食欲转佳，大便已成形，每日 1 次，手足仍然麻木，续以二诊方加白芍 12g，党参调整为 15g，焦山楂调整为 15g，续服用 10 剂，食欲良好，精神佳，二便调。

**病案 2：**杨某，女，66 岁，直肠癌切除术后 1 个月就诊。现化疗 1 个疗程后，症见肛门周围坠胀，排便不爽，大便成形，不慎饮食后，大便稀溏，伴白色黏液，每日 2～3 次，无腹胀、腹痛，无乏力，眠差，纳食可，舌红，苔薄白，脉弦。西医诊断：直肠癌术后化疗后。中医诊断：肠蕈，属脾胃虚弱。治宜益气健脾。处方：党参 6g，生白术 15g，茯苓 15g，陈皮 10g，白芍 15g，炒麦芽、炒谷芽各 12g，神曲 10g，法半夏 6g，甘草 3g。6 剂，水煎，每日 1 剂，分 3 次服。

二诊：患者 2 天前化疗结束，现胃脘部隐痛，头痛，仍感排便不爽，大便成形，每日 1 次，纳差，眠差，多梦，胸前汗出，舌暗苔白，脉弦。处方：白术 15g，茯苓 15g，陈皮 10g，白芍 15g，炒麦芽、炒谷芽各 12g，炒六神曲 10g，法半夏 6g，甘草 3g，炒槐花 10g，北沙参 15g，白花蛇舌草 15g，砂仁 3g，防风 6g。6 剂，水煎，服法同前。

三诊：患者 8 程化疗后，少腹疼痛，双下肢酸软乏力，口苦，纳食可，眠差，大便调，舌紫暗，苔薄白，脉细滑。处方：白术 15g，茯苓 15g，炒白芍 15g，炒麦芽、炒谷芽各 12g，法半夏 6g，甘草 3g，白花蛇舌草 30g，陈皮 12g，砂仁 10g，炒鸡内金 15g，太子参 20g。6 剂，水煎，服法同前。

四诊：患者诸症明显减轻，舌淡暗，苔薄白，脉弦细。处方：太子参 20g，白术 15g，茯苓 10g，炒白芍 12g，炒麦芽、炒谷芽各 12g，法半夏 6g，甘草 3g，白花蛇舌草 30g，陈皮 12g。6 剂，水煎，服法同前。

五诊：精神及睡眠均可，二便调，续守方加减。

**病案 3：**毕某，女，58 岁，以确诊肺腺癌 6 月余，4 周期化疗后为主诉就诊。症见时有咳嗽，偶有痰中带血，疲乏，口苦，睡时易醒，全身酸痛，纳食可，二便调，舌紫，苔少，脉弦。西医诊断：右侧原发性支气管肺癌并双肾上腺、右髋臼、右耻骨、L3椎体转移；中医诊断：肺积，属气阴两虚。治以益气养阴为法。处方：黄芪10g，酒女贞子20g，白花蛇舌草30g，鸡血藤12g，麸炒白术15g，半枝莲15g，醋香附10g，郁金15g，猫爪草15g，炒酸枣仁30g，蜜远志15g，炒柏子仁15g。6剂，水煎，每日1剂，分3次服。

二诊：患者咳嗽减轻，偶痰中血丝，无口干口苦，盗汗，乏力较前减轻，舌淡暗，苔薄白，脉细。处方：黄芪10g，酒女贞子20g，鸡血藤12g，麸炒白术15g，郁金15g，当归10g，茯神30g，南沙参30g，陈皮10g，砂仁6g，制何首乌15g，党参12g，醋五味子10g，麦冬15g。7剂，水煎，服法同前。

三诊：患者咳嗽减轻，偶痰中血丝，无口干口苦，无自汗、盗汗，乏力较前减轻，舌淡暗，苔薄白，脉细。处方：黄芪10g，酒女贞子15g，鸡血藤12g，麸炒白术15g，郁金15g，当归10g，茯神20g，南沙参30g，陈皮10g，砂仁6g，制何首乌15g，党参10g，麦冬10g。6剂，水煎，服法同前。

随诊咳嗽、乏力等症状消失，精神及睡眠可，续守方加减。

**病案4**：陈某，男，68岁，以直肠癌术后4个月，5程化疗后为主诉就诊。症见头昏，恶心呕吐，多食则腹胀，无反酸，纳食可，今日大便稍稀，每日5～6次，术后腹泻、便秘交替出现，以便秘为主，舌红，苔白腻，脉弦细。西医诊断：中上段直肠溃疡型中分化管状腺癌侵及肠壁，区域淋巴结转移；右肺转移可能；腹腔镜下直肠根治术后化疗后。中医诊断：肠蕈，肝郁脾虚证。治以疏肝健脾为法。处方：竹叶柴胡6g，白芍15g，麸炒枳壳10g，醋香附10g，郁金15g，茵陈10g，金钱草15g，炒稻芽15g，炒麦芽15g，麸炒白术15g，炒鸡内金10g，甘草3g，党参6g，法半夏6g。6剂，水煎，每日1剂，分3次服。

二诊：患者恶心症状消失，腹胀减轻，头晕好转，现感劳累、倦怠，大便次数多，成形便急，眠可，舌红，苔白厚腻，脉细。处方：北柴胡6g，生白芍15g，郁金15g，茵陈10g，金钱草15g，炒稻芽15g，陈皮12g，炒麦芽15g，麸炒白术15g，炒鸡内金10g，甘草3g，升麻10g，黄芪6g，党参10g，法半夏6g。6剂，水煎，服法同前。

三诊：患者倦怠乏力、头晕减轻，无腹胀，纳食可，大便同前，眠欠佳，舌暗红，苔白腻，脉沉细。处方：北柴胡6g，生白芍15g，郁金15g，茵陈12g，金钱草15g，炒稻芽15g，陈皮12g，炒麦芽15g，麸炒白术15g，炒鸡内金10g，甘草3g，生黄芩10g，黄芪6g，党参10g，法半夏6g。6剂，水煎，服法同前。

**病案5**：刘某，女，53岁，乙状结肠癌术后半年，8程化疗后。症见易汗出，头汗明显，化疗后双手指麻木感，时感腰痛，纳食可，二便调，舌红苔薄黄、有齿痕，脉沉细。西医诊断：乙状结肠癌术后化疗后。中医诊断：肠蕈，属血虚气滞证。治以补血理气为法。处方：白芍20g，当归10g，炒白术15g，山药15g，茯苓15g，薏苡仁30g，丝瓜络15g，延胡索10g，猫爪草15g，冬凌草15g，郁金15g，佛手15g。6剂，水煎，每日1剂，分3次服。

二诊：汗出减轻，腰痛改善，牙龈出血，双手麻木稍减轻，余同前，二便调，纳食可，眠可，舌红，苔薄白微黄，脉沉细。处方：白芍20g，当归10g，炒白术15g，山药15g，茯苓15g，薏苡仁30g，猫爪草15g，郁金15g，佛手15g，太子参10g，麦冬15g，醋五味子10g，浮小麦15g。6剂，水煎，服法同前。

三诊：汗出减少，双手麻木，刺痛减轻，双眼时有干涩，牙龈出血减轻，余同前，纳食可，二便调，眠可，舌淡红，苔白微腻，脉沉细。处方：白芍20g，当归10g，炒白术15g，山药15g，茯苓15g，薏苡仁30g，猫爪草15g，郁金15g，太子参10g，麦冬15g，醋五味子10g，浮小麦15g，谷精草10g，醋香附10g，白茅根30g。6剂，水煎，服法同前。

**病案6**：王某，男，83岁，发现左肺鳞癌伴淋巴结转移后行放疗4月余，现症见咳嗽，放疗后加重，喘息，胸闷，气短乏力，纳食可，二便调，舌红少苔、有裂纹，脉弦。西医诊断：左肺鳞癌伴淋巴结转移放疗后；放射性肺炎。中医诊断：肺积，属肺肾阴虚证。治以养阴润肺、止咳平喘为法。处方：百合15g，蜜百部15g，生地黄15g，熟地黄15g，玄参15g，麦冬15g，桔梗15g，生白芍15g，浙贝母15g，当归10g，白花蛇舌草30g，半枝莲20g，蜜枇杷叶15g，陈皮10g。6剂，水煎，每日1剂，分3次服。

二诊：喘息稍减轻，仍咳嗽，胸闷气短，乏力，余无特殊，舌红裂纹，根苔腻，脉弦。处方：百合 15g，蜜百部 15g，生地黄 15g，熟地黄 15g，玄参 15g，麦冬 15g，桔梗 15g，生白芍 15g，白花蛇舌草 30g，半枝莲 20g，当归 15g，浙贝母 5g，蜜枇杷叶 15g，陈皮 10g，南沙参 30g，炒枳壳 15g，丝瓜络 30g。6 剂，水煎，服法同前。

三诊：喘息较前减轻，仍咳嗽，纳差，舌红有裂纹，舌边瘀斑，脉弦。处方：百合 15g，蜜百部 15g，南沙参 30g，砂仁 10g，玄参 15g，麦冬 15g，桔梗 15g，白芍 15g，当归 10g，蜜枇杷叶 15g，生槟榔 12g，炒麦芽 15g，猫爪草 15g，蜜紫菀 15g，炒谷芽 15g，党参 10g，陈皮 12g，炒枳壳 15g，炒白术 15g。6 剂，水煎，服法同前。

四诊：喘息较前明显减轻，咳嗽减轻，纳食可，二便调，舌淡苔薄、有瘀斑，脉细。处方：蜜百部 15g，桔梗 15g，蜜枇杷叶 15g，蜜紫菀 15g，南沙参 30g，猫爪草 15g，党参 10g，黄芪 10g，陈皮 12g，炒白术 15g，当归 10g，白芥子 15g，蜜款冬花 12g，川芎 12g，地龙 15g，醋五味子 10g，矮地茶 15g，白花蛇舌草 30g。6 剂，水煎，服法同前。

# 第八节　妇科病

## 一、月经病辨治

月经不调主要以月经周期、经期、经量的异常为特征，具体可分为月经先期、月经后期、月经先后无定期、月经过多、月经过少、经期延长、经间期出血等，既可单一出现，也可互相并发，若失治误治，可致贫血、闭经、崩漏、不孕不育等。中医药在月经不调的治疗上有一定的优势，凌老运用"和衡之法"调和机体阴阳、气血、虚实、寒热之平衡，常从经期不调和经量不调两方面进行辨治。

**1. 经期不调辨治**

经期不调包括月经先期、月经后期和月经先后无定期。月经先期乃月经周期提前七日以上者。凌老认为，月经先期大多因气虚或血热所致，气虚不能摄血，统摄无权，冲任失固；血热迫血妄行，血海无宁，致使月经提前而至。血热又有实热、虚热之别，临床又当区别治之。气虚大多中气虚弱或心脾两亏，经血淡而多，舌淡，脉细弱，治以益气健脾、摄血调经，用归脾汤或补中益气汤加减治之，常用药物有黄芪、党参、白术等。血热之实热者见经血深红、量多或大便燥结、小便黄、苔黄、脉数，治以清热凉血调经，可用丹栀逍遥散加减治之。虚热者月经量多少不定，色红，手足心热，舌红苔少，脉细数，治以养阴清热，用知柏地黄汤加减治之，常用药物有生地黄、地骨皮、黄柏、知母、玄参、麦冬等。

月经后期指月经超周期七日以上者，大多因血寒、虚寒、血虚、气滞而致。血寒者症见经量少、色暗有块、畏寒、苔白、脉沉迟或沉紧，治以温经散寒，用温经汤治之。如虚寒用艾附暖宫丸治之，常用中药有桂枝、艾叶、淫羊藿、巴戟天等；因血虚而致者，治以补血调经，以归脾汤加减治之，常以党参、山药、甘草益脾气，以熟地黄、当归、枸杞子益精血；若脾虚不运，食少便溏，则加白术、扁豆、砂仁健脾和胃；若心悸少眠，则加远志、茯神、五味子以宁心安神；若血虚兼有潮热、盗汗、心烦，则加女贞子、墨旱莲、何首乌、地骨皮以养阴清虚热。气滞则用逍遥散加减理气调经，常用香附疏肝理气，木香行脾胃滞气，用当归养血调经，甘草调和诸药。若经量少有血块，加川芎、当归以活血调经；若胁痛甚者，加柴胡、郁金、香附以疏肝解郁；若气郁化火，兼经量多、色红、心烦、舌红苔薄、脉弦数者，加牡丹皮凉血清热。

月经先后无定期多因肝郁气滞或肾亏所致。肝郁则拟疏肝理气，用逍遥散加减施治；肾虚则补肾调经，用二至丸、六味地黄丸加减治之。

**2. 经量不调辨治**

经量不调包括月经量多或量少。诸多原因可致月经量多，如血热迫血下行，气虚难摄，心脾两亏，控制无权，肾亏冲任不固，或瘀血内阻导致月经过多，临床上结合气味、色泽及质地变化而给以恰当处理。因血热者，症见月经质黏稠、苔黄、脉数，治以清热凉血，用保阴煎加地榆、槐花治之。因气虚者症见月经色淡、舌淡、脉细弱，用补中益气汤加减治之；因心脾两亏者以归脾汤治之；因肾亏者则应补肾为主，用二至丸或六味地黄汤治之。因血瘀者症见小腹疼痛拒按、有血块、舌紫暗、脉细涩，以桃红四物汤治之。

经血量少是指经量少或经期缩短不足两天者，其因大多血虚，血海不充而致量少；或因肾亏精血不充，血海不盈而成；或因血瘀、寒侵宫中、气滞血瘀而致；或因痰湿阻滞经脉，血行不畅所为。血虚者用归脾汤加龙眼肉、何首乌、熟地黄治之；肾虚者用二至丸、六味地黄丸加减治之；血瘀者用桃红四物汤加减治之，气滞所致血瘀者加香附、香橼理气行滞，寒凝所致血瘀者加桂枝、吴茱萸温通血脉；痰湿者常用二陈汤化痰燥湿，加苍术燥湿健脾，香附、枳壳理气行滞，制南星燥湿化痰。

在月经量少的辨治中，凌老尤其强调脾胃的作用。脾胃为后天之本、气血生化之源，脾胃功能健旺，气血化生充足，经血有源；脾胃虚弱，气血亏少，必致经血量少。在很多前来就诊的年轻女性中，凌老必问饮食情况，了解患者是否存在为保持体型和减肥而刻意限制饮食的情况。对于刻意限制饮食或因限制饮食而伤及脾胃者，凌老以健脾和胃、益气养血为主，以八珍汤加减治之，并对患者进行必要的健康教育讲解。

**3. 辨外因论治月经病**

凌老指出，发生月经失调后，需整体考虑而辨证论治，不能只从子宫发育不全、急慢性盆腔炎、子宫肌瘤等妇科疾病去考虑，而忽视了子宫之外的原因。患者的生活方式及生活状态、体质因素、性格情绪特点、职业特点及许多不良习惯因素都可导致月经失调。因此，月经失调不完全都是妇科病，辨治须全面考虑。

[ **病案举隅** ]

**病案 1**：黄某，女，24 岁，职员，因月经量多伴经间期出血 3 个月，于 2010 年 11 月 18 日就诊。患者有青春期宫血病史，近 3 个月月经量多，夹有血块，月经净后 3～5 天又出血，需服用抗炎药及黄体酮方止，手足心汗出，睡眠差，心烦，舌质暗红、有瘀点，苔白，脉细数。中医诊断：

月经不调，属气虚夹湿证。治以健脾益气除湿。方以归脾汤加减（经期前）、完带汤加减（月经净后）。

经前服用：党参10g，茯苓15g，炒白术15g，甘草3g，黄芪10g，远志12g，当归12g，大枣10g，木香10g，椿根皮12g。

经后服用：苍术10g，炒白术12g，荆芥炭10g，栀子15g，北柴胡6g，山药15g，甘草3g，椿根皮12g，茜草炭12g，仙鹤草12g，血余炭10g。

二诊：患者月经干净后未见出血，月经正常，心烦，睡眠可，舌质红，苔白，脉细数。调整处方：黄柏10g，鸡血藤12g，党参10g，茯苓15g，炒白术15g甘草3g，黄芪10g，远志12g，当归12g，大枣10g，木香10g，椿根皮12g。

三诊：患者服药后月经量减少，血块较前减少、减轻，经期缩短，心烦易生气，睡眠差，舌质红，苔白，脉细数。调整处方：香附12g，郁金12g，玳玳花6g，白芍20g，鸡血藤12g，党参10g，茯苓15g，炒白术15g，甘草3g，黄芪10g，远志12g，椿根皮12g。

四诊：患者服药后月经量较近3个月减少，持续7天左右，夹有血块，但较前减少、减轻，经期少腹疼痛，心烦易生气，睡眠可，带下色黄，舌质红，苔白，脉弦。调整处方：香橼12g，郁金12g，白芍20g，鸡血藤12g，党参10g，茯苓15g，炒白术15g，甘草3g，黄芪10g，远志12g，椿根皮12g，板蓝根10g。

五诊：患者服药后带下颜色较前好，但量仍然多。调整处方：芡实12g，香橼12g，郁金12g，白芍20g，鸡血藤12g，党参10g，茯苓15g，炒白术15g，甘草3g，黄芪10g，远志12g，椿根皮12g，板蓝根10g。

六诊：患者带下同前，情绪较前稳定，不易生气，饮食、睡眠可，二便调，舌质暗红，少苔，脉弦。调整处方：当归12g，北沙参15g，黄芪15g，炒白术15g，茯苓12g，远志12g，酸枣仁15g，木香10g，生地炭15g，藕节炭12g，仙鹤草12g，墨旱莲15g，金银花炭20g。

七诊：患者近日行经，经量中等，血块减少，白带量多，咯少量白痰，咽干痒，口干，饮食、睡眠可，大便溏，舌质淡红，苔白，脉沉细。调整处方：北柴胡5g，茯苓15g，炒白术15g，当归12g，薄荷3g，白芍15g，椿根皮 12g，香橼 12g，酸枣仁 15g。

八诊：今日月经刚至，周期正常，28 日一行，饮食、睡眠可，舌质红，舌尖尤甚，苔白，脉沉细。调整处方：归脾汤加减。当归 12g，党参 12g，黄芪 10g，茯苓 15g，木香 12g，龙眼肉 3g，大枣 12g，藕节炭 15g，生地炭 20g，甘草 3g，黄芩 15g。

九诊：患者此次月经经期 5～6 天，仍有少量血块，月经量少，感少腹酸胀不适，大便质稀，每日 1～2 次，舌质红，苔薄白，脉弦细。调整处方：北柴胡 9g，茯苓 12g，炒白术 12g，当归 10g，薄荷 3g，白芍 15g，椿根皮 12g，炙甘草 6g，大枣 12g，黄柏 10g。

十诊：患者自 2010 年 12 月至今，经过中药调理后，月经周期、间期、经量、色质等基本正常，偶有神疲乏力及少腹不适。调整处方：北柴胡 9g，当归 12g，党参 12g，黄芪 10g，大枣 12g，藕节炭 15g，生地炭 20g，贯众炭 12g，炒白术 15g。

患者又服用 1 个月停药。后随访 3 个月，月经均正常。

按：青春期宫血属于中医学"崩漏"范畴，乃冲任损伤，不能约制经血所致，常见的病因有血热、肾虚、脾虚、血瘀等，以脾虚、肾虚或脾肾两虚为多见。凌老治疗该病强调"急则治其标，缓则治其本"，灵活掌握"塞流""澄源""复旧"三原则。该患者辨证属于脾虚肝郁湿阻，"塞流"选用茜草炭、仙鹤草、血余炭、生地炭、藕节炭、金银花炭、贯众炭、芡实等止血；"澄源"以归脾汤益气补血健脾，以逍遥散加香附、郁金、玳瑁花、香橼疏肝，以完带汤加椿根皮、黄柏、板蓝根、黄芩除湿清热。"复旧"以归脾汤健脾，以逍遥散疏肝，以北沙参、墨旱莲养阴滋补肝肾。除药物治疗外，还应嘱患者注意休息，避免过度疲劳或体力劳动，更应防忧、思、悲、怒等精神刺激，以免影响疗效。患者本有睡眠差的症状，归脾汤健脾的同时可安神。

**病案 2**：杨某，女，26 岁，职员，因月经延期 1 年余于 2010 年 12 月 23 日就诊。患者 2009 年行人工流产术后，出现月经延期，甚则衍期，需用黄体酮治疗后月经期、量、色、质方正常，但是停药后仍出现上症。现经期时小腹疼痛，但未见行经，平素易生气，久坐少动，神疲乏力，纳眠可，二便调，舌质红，苔少，舌体麻木，脉细弦。中医诊断：月经不调，属肝郁血瘀证。治以疏肝活血。方以逍遥散加减：北柴胡 6g，当归 12g，白芍 20g，茯苓 15g，炒白术 15g，大枣 10g，甘草 3g，鸡血藤 15g，香附 12g，郁金 12g，玫瑰花 6g，红花 6g，阿胶 10g（烊化）。

二诊：患者已两月月经未行，睡眠差，不易入睡，平素易生气，纳可，二便调，舌质淡红、有齿印，苔白，脉细弦。调整处方：菟丝子 12g，巴戟天 6g，红花 10g，桃仁 10g，北柴胡 6g，当归 12g，白芍 20g，茯苓 15g，炒白术 15g，甘草 3g，鸡血藤 15g，香附 12g，郁金 12g，玫瑰花 6g。

三诊：患者服药后出现月经样分泌物，呈暗红色，持续 3 日，但量少，服药时间正值原经期时段，腹痛，出现痰中带血，仍睡眠差，以入睡困难为主，口干，大便质稀，舌质红、有齿印，苔白，脉弦。调整处方：生地黄 15g，熟地黄 15g，山药 12g，山茱萸 10g，牡丹皮 10g，茯苓 15g，泽泻 12g，麦冬 15g，菟丝子 12g，炒白术 15g，鸡血藤 15g，白芍 20g。

四诊：患者出血已止，但月经未行，眠可，但难以入睡。调整处方：砂仁 10g，法半夏 10g，生地黄、熟地黄各 15g，山药 12g，山茱萸 10g，牡丹皮 10g，麦冬 15g，菟丝子 12g，炒白术 15g，鸡血藤 15g，白芍 20g。

五诊：患者月经未行，白带量多，质地清稀，服药后有少腹胀、乳房胀，饮食、睡眠可。调整处方：蒺藜 12g，蝉蜕 12g，鳖甲 12g，香橼 12g，白芍 15g，川芎 12g，青皮 12g，砂仁 10g，生地黄、熟地黄各 15g，山茱萸 10g，牡丹皮 10g，菟丝子 12g，炒白术 15g，鸡血藤 15g。

六诊：患者月经已至，痛经明显，少腹坠胀，乳房胀痛，近半月干咳，加重 4 日，现干咳少痰，咽痛、鼻塞、流清涕，身热但四末发凉，饮食、睡眠可。调整处方：荆芥 12g，防风 10g，金银花 12g，连翘 10g，牛蒡子 12g，桔梗 12g，芦根 15g，当归 12g，白芍 15g，杠板归 12g，苍耳子 12g，竹叶柴胡 10g。

七诊：患者咳嗽等症状已愈，自觉大便干结，偶有乏力，睡眠差，不易入睡，舌质淡红，苔中根部微黄腻，脉沉细涩。调整处方：生地黄、熟地黄各 15g，山药 15g，山茱萸 12g，牡丹皮 10g，茯苓 15g，泽泻 10g，巴戟天 6g，淫羊藿 3g，鸡血藤 15g，五味子 12g，香附 12g，玫瑰花 6g，炒知母 10g。

八诊：患者近两月月经期、量、色、质均正常，饮食、睡眠可，大小便调，舌质淡红，苔薄白，脉沉细涩。调整处方：泽泻 6g，菟丝子 12g，生地黄、熟地黄各 15g，山药 15g，山茱萸 12g，牡丹皮 10g，茯苓 15g，巴戟天 6g，淫羊藿 3g，鸡血藤 15g，五味子 12g，玫瑰花 6g。7 剂，水煎服。

随访 3 个月，月经正常。

按：该患者有人工流产史，平素易生气、久坐少动，症见月经延后，甚则衍期，神疲乏力，舌体麻木，脉细弦。此既有肝气郁结之征，又有肾精血不足之象，又经行不畅，病久则易瘀血内停，治宜疏肝理气、补肾填精、养血活血调经，故而先以逍遥散疏肝解郁、养血健脾，加香附、香橼、郁金、玫瑰花、青皮以增疏肝理气之力；选用六味地黄汤滋补肝肾之阴，加巴戟天、淫羊藿、菟丝子、五味子温补肾阳、阴阳双补，以补肾填精；鸡血藤既能行血又能补血，治疗血瘀、血虚之月经不调均可；阿胶补血，合熟地黄、当归而成阿胶四物汤；川芎、红花、桃仁、郁金行血活血调经。治疗时先以疏肝理气活血通其经，后以滋补肝肾养其血，不求速攻，务求缓调。

**病案 3：** 吴某，女，28 岁，职员，因月经延后伴少腹疼痛 3 个月于 2010 年 7 月 22 日就诊。患者月经延后，7～10 天不等，月经量少，色暗有血块，少腹坠胀疼痛，按压后加重，小便次数较前减少，容易倦怠，睡眠差，多梦，畏寒，舌质红，苔白腻，脉细弱。中医诊断：月经不调，属血虚夹瘀证。治以养血活血。处方：艾叶 3g，当归 10g，川芎 10g，益母草 12g，鸡血藤 15g，延胡索 10g，炒白术 15g，山药 15g，甘草 3g。

二诊：患者仍有左少腹胀痛，牵拉至腰骶部沉重不适，性生活时疼痛，会阴部泛起疖子，睡眠差，舌质淡白、有齿印，苔薄白，脉沉细。调整处方：红藤 12g，败酱草 10g，甘草 10g，菟丝子 15g，艾叶 3g，淫羊藿 3g，知母 12g，当归 10g，川芎 10g，益母草 12g，鸡血藤 15g，延胡索 10g，炒白术 15g，山药 15g。

三诊：患者自觉左侧腹部包块缩小，但仍有左少腹胀痛，牵拉至腰骶部沉重不适，睡眠差，多梦。调整处方：巴戟天 10g，山茱萸 6g，甘草 10g，菟丝子 15g，艾叶 3g，淫羊藿 3g，知母 12g，当归 12g，川芎 12g，益母草 12g，鸡血藤 12g，延胡索 10g，炒白术 15g，山药 15g。

四诊：患者月经延后 5 天，乳房胀痛于服药后减轻，左侧腹部包块缩小，仍左少腹胀痛，牵拉至腰骶部不适，带下质黏黄稠味臭，咽肿有黏痰，舌质暗红，苔薄白，脉沉细。调整处方：当归 12g，川芎 12g，熟地黄 15g，白芍 24g，椿根皮 12g，鸡血藤 12g，芡实 12g，薏苡仁 30g，菟丝子 12g，败酱草 10g，红藤 12g，甘草 3g。

五诊：患者月经延后 1 周，已行经，月经量少，色黑有血块，无明显腹痛，自感左侧腹部有包块，左少腹胀痛，牵拉至腰骶部不适，睡眠差，多梦，情绪较前好转。调整处方：白术 15g，苍术 10g，椿根皮 12g，鸡血藤 12g，败酱草 6g，蒲公英 12g，当归 12g，川芎 12g，金樱子 12g，红藤 12g，甘草 6g。

六诊：患者服药后左少腹胀痛稍有减轻，腰骶部酸胀疼痛，自述左侧腹部包块缩小，乳头时有白色液体分泌，乳头疼痛。调整处方：菟丝子 12g，黄柏 12g，芡实 12g，椿根皮 12g，白花蛇舌草 30g，车前草 12g，白术 15g，苍术 10g，鸡血藤 12g，蒲公英 12g，当归 12g，川芎 12g，红藤 12g，甘草 6g。

七诊：患者左少腹胀痛及腰骶部酸胀疼痛减轻，乳头仍时有白色液体分泌，月经延后 10 日未至，有性交痛，大便通畅，舌质淡白，苔薄白，脉弦细。调整处方：菟丝子 12g，黄柏 12g，椿根皮 12g，白花蛇舌草 30g，车前草 12g，白术 15g，苍术 10g，鸡血藤 12g，当归 12g，白芍 24g，香附 12g。

八诊：患者已两月月经未行，仍感左少腹胀痛及腰骶部酸胀疼痛。调整处方：北柴胡 10g，白芍 15g，川芎 10g，枳壳 12g，陈皮 12g，香附 12g，菟丝子 12g，荆芥 6g，防风 10g，当归 12g，益母草 12g，椿根皮 12g，甘草 3g，红花 10g。

九诊：患者服药第三日月经至，经量少，色黑有血块，左少腹胀痛及腰骶部酸胀疼痛较前减轻。调整处方：当归 12g，川芎 10g，熟地黄 15g，白芍 20g，益母草 12g，龙眼肉 3g，椿根皮 12g，甘草 3g。

十诊：患者月经按时至，经量较前增多，血块减少，左少腹胀痛及腰骶部酸胀疼痛较前明显减轻。调整处方：当归 12g，川芎 10g，熟地黄 15g，白芍 20g，益母草 12g，淫羊藿 3g，鸡血藤 15g，菟丝子 12g，椿根皮 12g，甘草 3g。7 剂，水煎服。

随访3个月，患者经期规律，少腹疼痛减轻。

按：该患者月经延后7天以上，月经量少，经色暗、有血块，且少腹胀痛，易倦怠，脉细弱，辨证属血虚夹瘀，治以养血活血调经，以四物汤养血调经。此方同兼行血、补血、活血的作用。以菟丝子、淫羊藿、巴戟天、山茱萸、金樱子、芡实补肾益精以生血。气为血之帅，补气可生血，遂以山药"益肾气，健脾胃"，白术补气健脾，甘草乃和中补虚益气，三药同用，使气旺则血生。益母草、鸡血藤、延胡索、红花行血活血调经。患者少腹胀痛，牵拉至腰骶部沉重不适，带下质黏黄稠味臭，乃湿热蕴结所致，配以红藤、败酱草、白花蛇舌草、蒲公英、椿根皮、益母草、黄柏、车前草、苍术、薏苡仁、知母清热解毒除湿。

### 4. 从肝论治月经病

中医学认为，女子肝为先天，肝之经脉"循股阴入毛中，过阴器，抵小腹"，与任脉交于曲骨穴；而任脉起于胞中，故肝经通过任脉与胞宫相联系，对胞宫的生理功能起着重要的调节作用。由于生理上的这一大特点，病理上，冲任、胞宫与肝有不可分割的联系，王肯堂谓"天癸既行，病候究厥阴"。肝经气血失畅，影响冲任，而致经、带、胎、产诸疾。若肝气舒畅，血海自得充盈，气血自以调畅。比如，肝气郁结则为气滞、冲任失畅，引起痛经、闭经等症；郁之化火，热灼冲任，又可引起经行先期、月经过多、崩漏、经行衄血等。因肝有喜条达之性，又女子肝为先天，故女子因肝失条达而致月经病者，在临床上屡见不鲜。凌老诊治月经病，常从肝论治，调节脏腑气血、阴阳、寒热等动态平衡，疗效显著。

（1）疏肝散郁法：此法适用于肝气郁结型，症见月经后期或先后无定期，小腹胀甚而痛，胸胁乳房作胀，量少色暗有块，平时情志抑郁，舌红苔薄，脉弦或细涩。肝主疏泄，性喜条达，疏泄功能正常，则气血和，经血自畅。若情志抑郁，升发条达失度，则肝的气机失宣，妇科诸疾即起。郁者宜疏，结者宜散，使肝得以条达，气机得以通畅，达到郁散经调之目的。方药：柴胡疏肝散合逍遥散加减，由柴胡、香附、枳壳、赤芍、白芍、陈皮、川芎、当归、茯苓、白术、益母草、薄荷、甘草等组成。气滞甚者加郁金、青皮，经闭者加红花、泽兰，痛经者加延胡索。

（2）养血柔肝法：此法适用于肝血不足型，症见月经先后无定期，量少或点滴即止，或闭经，色淡质清稀，常伴有头昏心悸、乏力、失眠多梦、舌淡苔薄，脉细数或虚细。经水属阴血，由冲任二脉所主，藏之于肝，应时而下。若营血亏耗，肝无所藏，冲任失荣，血海空虚，则致月经失调。虚则补之，宜益气养血，补益冲任，使血充则经血自调。方药：四物汤加味，药用当归、熟地黄、川芎、白芍、阿胶、益母草、丹参、黄芪、党参等。脾虚者加山药，阴虚者加麦冬、玉竹。

（3）抑肝培土法：此法适用于肝郁脾虚型，症见月经后期或闭经，经行量少、色淡红，小腹隐痛不适；平时白带较多，倦怠乏力，纳呆食少，大便溏，舌淡苔腻，脉濡细。肝属木，脾属土，土得木疏则健，气血生化有源。若肝失疏泄，横逆克脾，则脾失健运，气血生化之来源遭到破坏，所以，在治疗本型病证时，因肝郁脾虚，当先实脾。这样脾运能健，肝之疏泄有度，血脉流畅，则月经顺调。方药：八珍汤加减，药用党参、白术、茯苓、炙甘草、当归、白芍、熟地黄、川芎、薏苡仁、黄柏、山药等。气虚者加黄芪；白带多者加芡实。

（4）清肝凉血法：此法适用于肝郁血热型，症见月经提前，量多、色深红、质稠，伴心胸烦闷、面红口干、尿黄便结，舌质红，苔黄，脉弦数或洪数。肝为刚脏，体阴而用阳，内寄相火。肝气条达，相火宁静，脏腑和谐而经水自调。肝火妄动，则下扰血海，迫血妄行。热者当清之，应予苦寒以清肝凉血，并佐以滋水养阴之味，使热泄而水不与之俱泄，损中有益之妙用。方药：清肝散加减，药用生地黄、牡丹皮、地骨皮、黄柏、白芍、墨旱莲、蒲公英等。阴虚者加龟甲、女贞子；倒经者加牛膝、知母、白茅根；经行头痛者加川芎、石决明。

（5）疏肝活血法：此法适用于肝郁血瘀型，症见月经后期或闭经，经量少、色暗黑并夹有血块，小腹痛，舌紫暗或有瘀点、瘀斑，脉弦或涩。肝以血为本，以气为用，藏血是以养其本，疏泄是以遂其用。若肝的情志失调，气机郁滞，气滞则血瘀，则月经不通畅，故月事不行。治疗时开郁行气，佐以活血。方药：血府逐瘀汤加减，药用当归、生地黄、桃仁、红花、枳壳、赤芍、白芍、柴胡、川芎、牛膝等。气滞者加香附；血虚者加熟地黄，当归倍用；气虚者党参、黄芪倍用。

（6）滋肾养肝法：此法适用于肝肾不足型，症见月经延期或闭经，经量少、色淡，常伴有头昏耳鸣、腰膝酸软、小便多，舌淡苔少，脉虚细。肝藏血，肾藏精，精血互生，乙癸同源。肝肾为冲任之本，精血充足，血海宁静，则经血自畅。若肝肾不足，冲任失调，致使经血失调。精血不足，补之以味，濡养肝血，使精血充盈，冲任源盛，月事自能应时而下之。方药：大补元煎合一贯煎加减，药用党参、山药、熟地黄、龟甲、山茱萸、枸杞子、桑寄生、菟丝子、当归、茯苓。肾阳虚者加巴戟天、淫羊藿、肉苁蓉。

（7）温肝暖宫法：此法适用于寒凝肝脉型，症见月经后期或经闭，经行小腹疼痛并有冷感，得热痛减，经行量少，色暗红，或夹有血块，形寒怕冷，面色苍白，苔白腻，舌淡，脉沉迟。妇人行经之际，血室正开，若寒湿阴邪乘虚而入，则寒凝肝脉，冲任虚冷，血海变冰海，以致经脉痹阻，经水之道随之闭塞。寒湿内停，阳气被郁，治疗须用辛燥大热之品，破阴寒，振阳气，此谓"离照当空，阴霾自消"。使肝经寒湿得以温化，雪融则春水自来矣。方药：温经汤加减，药由党参、当归、川芎、白芍、肉桂、巴戟天、淫羊藿、附片、艾叶、干姜、乌药、木香、甘草等组成。经行不畅者加泽兰、丹参。

## 二、带下病辨治

带下的量明显增多，色、质、气味发生异常，或伴有全身、局部症状者，称为"带下病"。带下之名，首见于《黄帝内经》。凌老治疗带下病，推崇傅山从湿邪论治的观点，临床以除湿止带为法，疗效显著。

傅山认为，以"带"定名者，因带脉不能约束而有此病，故以名之。盖带脉通于任、督，任督病而带脉始病。带脉具有约束"胞胎之系"之功，若带脉无力，则难以提系胞胎，故带脉弱则胎不牢易坠；经水不能受气而化，则反变为带病。以上足见带脉无力提系胞胎，是其关键切入点，应责之于脾虚，脾之升清无力，则带脉提系胞胎无力，而脾虚则运化水液之力弱，津液聚而为湿，湿浊下流，则为带下。如《傅青主女科》云："夫带下俱是湿证。而以'带'名者，因带脉不能约束而有此病，故以名之……况加以脾气之虚，肝气之郁，湿气之侵，热气之逼，安得不成带下之病哉！故妇人有终年累月下流白物，如涕如唾，不能禁止，甚则臭秽者，所谓白带也。"脾虚湿从内生，致脾不健运，湿邪内聚或脾虚肝郁，郁久化热，均可引起带脉湿证，导致带脉失约而发生带下。另外，因肾气不足，闭藏失职而致带下；女性内分泌功能减退时，多为肾虚，冲任不固，常表现为带脉失约所致带下。因此，带下病是带脉湿证及带脉失约所致。而带脉湿证及带脉失约多与脾虚、肝郁、肾虚、冲任不固有关，肝郁脾虚则是带下病的主要脏腑病机。脾主运化，脾虚运化失职则湿聚，"脾土受伤，湿土之气下陷，是以脾精不守，不能化荣血为经水，反变成白滑之物，由阴门直下，欲自禁而不可得也"，故脾虚为带下病的原因之一。肝主疏泄，性喜条达，肝气郁滞，木不疏土，克伐脾气，则脾失运化，水湿泛溢，故傅山指出："肝之性既违，则肝之气必逆，气欲上升，而湿欲下降，两相牵掣，而停住于中焦之间，而走于带脉，遂从阴器而出。"又说："况加以脾气之虚、肝气之郁、湿气之侵、热气之逼，安得不成带下之病哉。"肾主水而司二阴，"带脉通于肾"，房劳多产伤肾，下焦相火妄动，亦可致带下病。由此可见，带下病与脾、肝、肾关系密切，以调和脾、肝、肾功能的动态平衡为宜。

　　傅山在《傅青主女科》卷首开宗明义，"带下俱是湿证"可谓是一语中的，高度概括了带下病的病因，无论是何种带下，其发病均离不开湿邪。湿邪既是致病因素，又是主要病理产物。无论是湿盛火衰而致的白带，还是肝经之湿热而致的青带、任脉之湿热所致的黄带、火热之极的黑带、湿郁火热的赤带，均印证了"带下俱是湿证"的观点。肝郁脾虚的白带，表现为白带质黏稠无臭气、情志抑郁、胸闷而喜太息、胸胁或乳房胀痛、纳呆食少、腹胀便溏、四肢不温、精神疲倦、苔白、脉弦者。凌老宗傅山之完带汤，健脾疏肝除湿。"白带乃湿盛而火衰，肝郁而气弱，则脾土受伤"，脾与胃互为表里，脾病必及于胃，故"治法宜大补脾胃之气，稍佐以疏肝之品"。方中白术、山药用量均为 20～30g，白术甘温，山药甘平，一温一平，补益脾胃，阴阳兼顾，山药又可补肾而固带脉，两药皆炒用，以增强健脾燥湿止带之力。辅以党参健脾益气，苍术温阳升散、燥湿健脾，陈皮理气而疏导脾经之滞、理气温胃，脾气健旺则水湿自能运化，亦即"寓补于散之中"。水湿既化，必使其有出路，故以车前子通利水湿；柴胡升提开达肝木之气，荆芥穗疏肝解郁，升发清阳之气；白芍酸敛阴柔，不使肝气升散太过，即"寄消于升之内"；陈皮、柴胡、荆芥穗三药用量较小；甘草调和诸药。傅山自注："此方脾胃肝三经同治之法。"正所谓"开提肝木之气，则肝血不燥，何致下克脾土，补益脾土之元，则脾气不湿，何难分消水气"。傅山顾护脾胃之气，欲补养气血，必先开发生化之源，有利于扶正祛邪，不失调肝顺气之机，有益于气之升降，有补有散，有升有消，立法严谨，主次分明，不愧为一首治疗带下病的有效名方。

凌老临证治疗带下病，抓住带下病因"湿"致病的关键，随症加减，灵活化裁，效如桴鼓。如脾虚湿郁化热证，带下色黄黏稠、有臭味者，凌老多以健脾除湿、清热止带为法，方选易黄汤加减，药用山药、芡实、车前子、白果、黄柏、椿根皮、茵陈、猪苓、牡丹皮，酌情加苍术、半夏之类佐以升提。而如果脾虚及肾，兼有腰痛，凌老常加续断、杜仲、菟丝子、肉桂、肉苁蓉温补肾阳，固任止带。若有寒凝腹痛，酌情加香附、艾叶温经理气止痛。

### 三、乳腺增生症辨治

乳腺增生症是女性乳腺常见病、多发病，其发病率已达育龄妇女的40%以上，占全部乳房疾病的75%，居乳腺疾病首位，好发于中青年女性，临床以乳房疼痛和乳房肿块为最常见的临床表现。由于本病病程长，严重危害女性的身心健康。

中医学将其归属于"乳癖""乳痞""乳中结核""奶积"等范畴。在文献中，"乳癖"之名始见于华佗《中藏经》，至明清渐详，《疡医大全》引陈实功言："乳癖乃乳中结核，形如丸卵，或坠重作痛，或不痛，皮色不变，其核随喜怒消长……"《诸病源候论》将其称为"乳中结核"，均描述了临床症状。

凌老认为，情志异常是导致乳腺增生症的最主要原因，其主要的中介是肝气郁结，是肝气郁结影响脏腑功能所致。正如《素问·举痛论》云："百病生于气也。"只有肝的疏泄功能正常，使气机调畅，气血和调，经络通利，脏腑组织的活动才能正常协调。正如《外科正宗》所说："忧虑伤肝，思虑伤脾，积想在心，所愿不得者，致经络痞涩，聚结成核。"精神刺激突然、强烈或持久地作用于人体，超出了人体正常的调节范围，出现情志异常，肝气郁结，蕴结于乳房脉络，经脉阻塞不通，轻则不通则痛，重则因肝郁气滞，气血失常而致气滞、痰凝、血瘀结聚成块，发为本病。

乳腺增生症正是按照气滞—气滞痰凝—气滞痰凝血瘀，气血病变逐渐加重的演变过程。《疡科心得集》曰："乳中结核，何不责阳明而责肝，以阳明胃土，最畏肝木，肝气有所不舒，胃见木之郁，唯恐来克。伏而不扬，肝气不舒，而肿硬之形成。"强调情志不畅，肝失疏泄，气机不利，则极易出现肝郁脾虚，肝郁则气血凝滞，脾虚则脾失健运，痰湿内生，日久痰郁互结，阻于乳络而成本病。综上所述，乳腺增生症的病机是以肝郁脾虚为本，气滞痰凝血瘀为标，肝郁痰凝是其发病的基本和起始病机，为本病的辨证论治基础。

另外，足阳明胃经自缺盆下于乳，贯乳中，中医学认为乳房属胃，乳汁乃脾胃气血化生而成；足厥阴肝经上贯膈，布胸胁，绕乳头而行，乳头属于肝；任脉行于两乳之间；冲脉夹脐上行，至胸中而散，肝又主冲任二脉。这些经脉的循行都络属乳房，均有共同维持灌养乳房的作用。反之，经络闭阻不畅、冲任失调则可致乳房疾病的发生。所以，乳腺增生症的发病与足厥阴肝经、足阳明胃经及冲任二脉有直接的联系。

凌老指出，肝郁可以导致气滞血瘀、冲任失调，痰凝夹杂瘀血即形成有形包块，因此，疏肝解郁、行气活血、化痰散结应贯穿于治疗的各个阶段，辅以健脾养血、调理冲任等治法。凌老多以柴胡疏肝散合逍遥散加减为主治疗。柴胡疏肝散疏肝行气、活血止痛，逍遥散疏肝解郁、养血健脾，酌情配伍玫瑰花、青皮、香附、香橼、枳壳、瓜蒌等加强疏肝理气之力。肝郁化火加牡丹皮、栀子清肝泻火；若气滞痰凝配大贝母、夏枯草、鳖甲、决明子等清热化痰、软坚散结，必要时配伍通乳络、散瘀结之力宏大的穿山甲，以活血散结、通经下乳、消痈溃坚；肝郁血瘀，疼痛明显者加川楝子、桃仁、红花、丹参、赤芍、鸡血藤、姜黄；若阴虚火旺，虚热内生，加用青蒿、地骨皮、银柴胡清虚热；当归、白芍养血柔肝，酌情加丝瓜络疏经通络；冲任失调者，配伍四物汤加补骨脂、菟丝子等。

另外，凌老还注意在月经前后用药的变化，月经前以疏肝为主，因肝主疏泄、主冲任二脉，经血能按时顺畅而出，则肝气不易郁结；月经后应以养血为主，经血外泄，血室空虚，肝气易亢，养血能柔肝敛气。凌老还嘱咐患者保持开朗乐观的情绪，有利于疾病的康复。

总之，疏肝活血、化痰散结是凌老治疗乳腺增生症最常用的治法之一。凌老虽然循此法为主，但是临证往往并无拘泥，通过精准辨证，切中病机，则效如桴鼓。

# 第九节　儿科病

## 一、调理脾胃在儿科病的运用

脾胃为后天之本、气血生化之源，脾主运化，胃主受纳，两者互为表里，一脏一腑，一阴一阳；同时，脾以升为健，胃以降为和，一升一降，为人体气机升降之枢纽。可见，脾胃是维持人体生理活动的重要器官。小儿时期的生长发育，全赖脾胃化生水谷精微以供其需要，所谓"脾胃为后天之本"。脾胃壮实，四体安宁，脾胃虚弱，则百病蜂起，因此，李东垣在《脾胃论》中指出"百病皆由脾胃衰而生"。小儿时期有"脾常不足"的生理特点，因而消化系统疾病尤为多见。同时因为脾胃虚弱，直接影响身体健康，降低对疾病的抵抗力，则"脾胃虚衰，五脏六腑皆摇"。

凌老重视脾胃，在儿科临证中更是一以贯之，不仅消化系统疾病重视调理脾胃，治疗其他系统疾病，如呼吸系统、泌尿系统、血液系统等，也常根据"百病皆由脾胃衰而生""治脾胃即所以安五脏"之理论，勿忘立足于调治脾胃，调和和维持脾胃正常功能的动态平衡。

### 1. 升清降浊，斡旋气机

脾胃是升降之枢，升降失调是脾胃发病的关键，调理脾胃升降之动态平衡是治疗脾胃病的基本大法。正如李东垣所说："脾胃之寒热虚实，宜燥宜润，应当详辨，至于升降二字，尤为紧要。"他告诫医者"若不达升降沉浮之理，而一概施治，其愈者幸也"。《吴医汇讲》推崇东垣学说："余尝考治脾胃之法，莫详于东垣，求东垣治脾胃之法莫精于升降。"叶天士在《临证指南医案》中也指出："脾胃之病，其于升降二字尤为重要。"由此可见调理气机升降在治疗脾胃病中的重要地位。"脾宜升则健，胃宜降则和"。朱丹溪云："当升者不得升，当降者不得降，当变化者不得变化，此为传化失常，六郁之病见矣。"因此，治脾必知其欲升，治胃必知其欲降，治病立法应顺应脏腑升降之规律，或因势利导，或逆向调整，使异常的升降状态恢复正常。中气下陷者，补而举之；胃失通降，浊气上逆者，和胃降逆，升降反作；清浊相淆者，调中降逆，升清降浊。升降如常，则脾胃的纳谷运化功能正常，而荣卫气血的生化之源亦旺。脾宜升、宜健、宜补，故健脾就必须治以温补脾阳、燥湿行气。常用药物有党参、黄芪、茯苓、苍术、白术、升麻、柴胡、陈皮、半夏、干姜、木香、香附、炙甘草等。其中苍术为阳明经药，强胃健脾，开发水谷之气，其功最大。升麻既能引胃中清气上行，又能引甘温药之气味上升，故黄芪、人参等甘温药需借升麻升提之性，以治脾胃元气不足。诚如张元素所说："补脾胃药，非此为引用，不能取效。"胃宜降、宜和、宜泄，故调胃以和胃、理气通降为主。常用药物有木香、沉香、乌药、枳实、枳壳、槟榔、大黄、代赭石、旋覆花、丁香、柿蒂、莱菔子、山楂等。同时要注意权衡盛衰，审证求因，正确掌握扶正祛邪，应按《素问·至真要大论》所说："谨察阴阳所在而调之，以平为期。"所谓平，就是在调脾胃升降时，必须调整脾胃气机之动态平衡，以恢复其生理常态。临证时应注意欲升者毋忘其降，欲降者毋忘其升，重视"调""平"二字。

### 2. 润燥相济

脾为阴土，喜燥恶湿，胃为阳土，喜润恶燥，而胃燥太过，阴液必伤，脾湿太过，则容易生痰化饮，因此，只有燥湿相济，脾胃纳化水谷精微的功能才能保持正常。脾胃功能异常时，往往产生湿邪困脾或胃阴不足的症状，治疗则需根据病因的不同而采用祛湿醒脾，或者滋养胃阴。但祛湿药多为辛香温燥或甘淡渗利之品，易耗伤阴津；而养阴药大多甘寒滋腻，对于脾胃虚弱者，用之不当容易壅塞气机，碍脾伤胃。在临床用药时，就要注意燥湿而不伤阴，养阴而不碍脾，这样才能使脾胃功能平衡协调，促进机体康复。在治湿的过程中，要灵活运用治湿三法，即燥以化湿、利以退湿、补以胜湿。燥湿、利湿虽为脾所好，但燥热太过，劫阴损液，易于伤胃阴。因此，常采用燥中兼濡，利中有滋，以求适应脾胃之性。对于湿邪困脾之证，可用黄芩、龙胆草、泽泻、苍术、茯苓、薏苡仁、滑石，常常配伍白术、山药、黄精、白扁豆等。对于胃阴不足之证，则用沙参、麦冬、玉竹、天花粉、石斛、生地黄甘平甘润之品，佐以陈皮、白术、山楂以防滋腻之弊。

### 3. 消补并用

补脾法和运脾法都是治疗脾胃病的重要方法，但是从儿科临床角度来看，关键在于运脾。脾主运化，运者，运其精微，化者，化其水谷，实际上就是对营养物质的消化、吸收和运输的功能。脾气健运，则饮食水谷精微的消化、吸收与运输功能才能旺盛，反之，脾失健运，上述功能失职，则会出现腹胀、纳差、便溏等脾胃病表现。而小儿时期生理上为"脏腑娇嫩，形气未充"，体质特点为"脾常不足"，且小儿年幼，饮食不知自节，一旦调护失宜，喂养不当，很容易患脾胃疾病。治疗儿科脾胃病，偏补则壅塞气机，峻消则损脾伤正，因此，健运脾胃非常关键。要注意补中有消，消中寓补，补而不滞，虚实同调，补虚不忘治实，治实不忘补虚，补虚不要峻补，治实不要孟浪。掌握二者的轻重缓急，运通并用，升降以平，以恢复脾胃生理功能。

对于面色萎黄、少气微言、四肢倦怠、食少纳呆、食后脘腹胀满、大便稀薄、舌淡苔白、脉细弱的脾胃气虚患儿，宜缓而轻补，反对骤补、早补、过补，因为骤补、早补、过补往往有碍于脾气的升发，影响脾胃的运化，反致虚而不耐补。为防止补而滞脾，补而塞胃，必须补中寓消，补中寓运，补中寓通。脾以运为贵，胃以通为和，脾运则水谷精微化生有源，胃通则食物出入有序。对于面色青黄、形瘦神疲、便溏纳呆者，在运用太子参、茯苓、白术、苍术、炙甘草等补脾药的同时，往往都要加上麦芽、谷芽、鸡内金、神曲、莱菔子等一两味消导之品，佐以陈皮、厚朴、木香、槟榔等行气药，以助脾运。对于小儿脘腹满胀、厌食恶心、嗳气酸馊、大便腐臭、便秘烦躁、苔黄厚腻，因食滞伤胃，脾胃运化无权的情况，在应用制大黄、芒硝清胃通下的同时，加用茯苓、白术、白扁豆等补脾药，在通下时，不是一味地应用峻攻之品，而是通中兼补，保胃和中，以护小儿脾胃生气。

凌老指出，脾胃的生理功能是纳和运，脾胃的生理活动是升和降，脾胃的致病因素主要是燥和湿，脾胃的病理变化主要是纳运、升降、燥湿之间的关系失调。因此，调理脾胃就要以恢复和保持脾胃纳和运、升和降、燥和湿之间的动态平衡为务，针对小儿"脾常不足"的特点，在防治疾病时，遣方用药要分清主次，在调理脾胃时，要注意在《黄帝内经》"谨察阴阳所在而调之，以平为期"理论的指导下，根据脾胃学的基本理论，据理以立法，缘法以尽变，以达到"阴平阳秘"之目的。

## 二、从肾论治小儿脑瘫

脑性瘫痪，简称脑瘫，是指自受孕开始至婴儿期非进行性脑损伤和发育缺陷所导致的综合征，主要表现为运动障碍及姿势异常。中医学并无"脑瘫"之病名，其属于中医文献"五迟""五软""五硬"之范畴，"五迟"指立迟、行迟、发迟、齿迟和语迟，"五软"指头项软、口软、手软、脚软和肌肉软，"五硬"指头项硬、口硬、手硬、足硬和肌肉硬。小儿脑瘫病因复杂，多数患儿均有母亲怀孕异常因素或异常生产史等病因，病机主要为先天禀赋不足，可伴有后天失养，其病位主要在肾与脑，涉及脾、肺、肝，其病性以虚证为主，虚实夹杂。凌老在治疗小儿脑瘫的临证中，强调以调肾为根本，从肾论治并贯穿小儿脑瘫治疗的始终，取得较好的临床疗效。

### 1. 理论基础

（1）肾与脑的生理基础：《素问·上古天真论》云："女子七岁，肾气盛，齿更发长；二七而天癸至，任脉通，太冲脉盛，月事以时下，故有子；三七，肾气平均，故真牙生而长极……丈夫八岁，肾气实，发长齿更；二八，肾气盛，天癸至，精气溢泻，阴阳和，故能有子；三八，肾气平均，筋骨劲强，故真牙生而长极……"此处明确指出了肾为先天之本的重要性：首先，胚胎及婴幼儿的成长需要"肾气盛""肾气平均"，才能"齿更发长""真牙生而长极"，才能正常的生长发育；其次，女子和丈夫必需"肾气盛"，才能"天癸至"，才能受孕"有子"，才能进一步繁衍后代。所以，肾主生长发育与生殖，是胚胎及婴幼儿机体正常生长发育与生殖的源动力。

《素问·六节藏象论》云："肾者，主蛰，封藏之本，精之处也……"明确指出了肾具有贮存、封藏精气的生理功能。精又称精气，是构成人体和维持人体生命活动的基本物质，有先、后天之分。先天之精来源于父母的生殖之精，《灵枢·决气》云："两神相搏，合而成形，常先身生，是谓精。"《灵枢·本神》云："故生之来谓之精，两精相搏谓之神。"它与生俱来，是形成生命（胚胎）的基本物质，故《素问·金匮真言论》云："夫精者，身之本也。"《素问·上古天真论》云："肾者主水，受五脏六腑之精而藏之……"肾精同时也受纳脏腑之精充养。肾精的构成是以先天之精为基础，加之部分后天之精的充养而化成。肾藏精，先天之精是肾精的主体成分和根本，精化为元阴、元阳之气，通过三焦，输布推动各脏腑器官正常功能运转，从而促进胚胎及婴幼儿的生长、发育。因此，肾藏精，其具有维持、滋养、推动胚胎及婴幼儿机体脏腑功能运转，并促进机体生长发育的功能，同时也决定机体生殖、生长、发育和衰老的全过程。

《难经·四难》云："呼出心与肺，吸入肾与肝。"《景岳全书·传忠录》云："肺出气也，肾纳气也，故肺为气之主，肾为气之本也。"林佩琴说："肺为气之主，肾为气之根，肺主出气，肾主纳气，阴阳相交，呼吸乃和。"因此，肾主纳气，与肺共司母体和婴幼儿气之出入、升降运动之责，维持机体正常的呼吸功能。

《素问·宣明五气》云"肾主骨"，《素问·六节藏象论》云"肾者……其充在骨"，《素问·阴阳应象大论》云"肾生骨髓"，《素问·痿论》云"肾主身之骨髓"。肾主骨、生骨髓，说明肾是胚胎和婴幼儿机体骨骼和骨髓发育的关键与核心，是机体发育的基础和原动力，先天禀赋充沛，肾之精气旺盛，则胚胎及婴幼儿骨骼和骨髓发育良好。《素问·五脏生成》云"诸髓者，皆属于脑"；《灵枢·海论》云"脑为髓之海，其腧上在于其盖，下在风府"，指出了脑的功能属性和位置，脑为"髓海"，"诸髓者，皆属于脑"，脑居颅内。《素问·脉要精微论》云"头者，精明之府"；《本草纲目》云"脑为元神之府"，说明脑是诸髓、人体至精至粹汇聚之处，同时也是机体元神所居之处，为诸阳之会，集机体一身元神和诸阳之所汇，是机体极其重要的器官和生命要害之所在。《医学衷中参西录》明确提出："脑为髓海，乃聚髓之处，非生髓之处，究其本源，实由肾中真阴真阳之气，酝酿化合而成，缘督脉上升而贯注于脑。"中医名家任继学先生认为"髓之生成皆由肾精所化，脊髓上行于脑，泌其津液以润养脑髓"，胚胎及婴儿脑髓的来源，一为先天之精所化生，如《灵枢·经脉》云"人始生，先成精，精成而脑髓生"；二为后天肾精所转化，肾藏精、主骨生骨髓，髓分骨髓、脊髓和脑髓，脊髓上通于脑，脑由髓聚而成，精化髓，上充于脑，当肾精充盛，肾生骨髓充沛，髓海得养，气血化生有源，脑髓充盈，则胚胎及婴幼儿脑之发育健全，机体才能发育正常，才能骨骼健壮、身体敏捷、精力充沛。因此，胚胎及婴幼儿的大脑和骨骼的发育与肾气之强健、肾精之充盈有密切不可分割的联系。肾之精气是大脑功能和骨骼发育的前提和基础，决定了胚胎及婴幼儿的大脑功能和骨骼发育过程，肾之精气充沛，则胚胎及婴幼儿的大脑和骨骼发育良好。

肾中精气分为肾阴、肾阳，其中，肾阳又称元阳、真阳、命门之火，其对胚胎及婴幼儿的脏腑发育、生长具有推动、温煦、兴奋作用。《素问·生气通天论》云"阳者，卫外而为固也"，说明肾阳具有温养婴幼儿皮肤、开阖毛窍、调节寒温、抵御外邪、护卫机体等作用；《备急千金要方·灸法门》云："头者，人神所注，气血精明三百六十五络上归头。头者，诸阳之会也。"《本草纲目》云："脑为元神之府。"大脑的诸阳和元神与肾阳共同管理、调控、推动、温化胚胎及婴幼儿机体各脏腑的生理功能。

（2）肾与脑的病理基础：《素问·上古天真论》说："女子……五七，阳明脉衰，面始焦，发始堕；六七，三阳脉衰于上，面皆焦，发始白；七七，任脉虚，太冲脉衰少，天癸竭，地道不通，故形坏而无子也。丈夫……五八，肾气衰，发堕齿槁；六八，阳气衰竭于上，面焦，发鬓颁白；七八，肝气衰，筋不能动；八八，天癸竭，精少，肾脏衰，形体皆极，则齿发去。"这说明肾之精气的盛衰决定了机体的生长发育及其生、长、壮、老、已的生命全过程。肾气是机体生长发育的基础，随着肾气由盛到少的衰减，机体的"齿""骨""发"等出现相应的变化，尤其是老年肾之精气衰减后，面容憔悴、头发脱落、牙齿枯槁、性与生育能力丧失等，因此，当先天禀赋不足时，肾之精气亏损，父母不能受孕，胚胎及婴幼儿发育的基础与源动力不足和乏力，均可导致胚胎及婴幼儿发育迟缓，出现脑瘫。

《张氏医通·婴儿门》指出五迟、五软的病因"皆胎弱也，良由父母精血不足，肾气虚弱，不能荣养而然"。《医宗金鉴·幼科杂病心法要诀》指出："小儿五迟之证，多因父母气血虚弱，先天有亏，致儿生下筋骨软弱，行步艰难，齿不速长，坐不能稳，要皆肾气不足之故。"《保婴撮要·五软》指出："五软者，头项、手、足、肉、口是也。夫头软者脏腑骨脉皆虚，诸阳之气不足也，乃天柱骨弱，肾主骨，足少阴太阳经虚也。"《婴童百问》指出："禀受肾气不足者……髓不足，故不能充于齿。"肾为先天之本，先天禀赋不足，肾气不足，肾精亏则髓亏，精少则髓少，髓不能上充养于脑，髓海不足，脑部空虚，则表现为表情呆滞、反应迟钝、智力低下、痴呆、行动迟钝等症状；髓不能下充养于骨，则表现为骨骼脆弱无力而见立迟、行迟、小儿生长发育迟缓，说明了受孕时父母精血不足、体质虚弱，或孕母受惊吓扰动胎气、患病、用药不当、多胎妊娠等众多因素导致胎儿先天亏虚、肾精气禀赋不足、足少阴肾经虚，致胎儿发育迟缓，出生后则出现筋骨、肌肉、牙齿、语言、头发等的生长迟缓功能不足而成为五迟、五软、五硬。

**2. 辨证分型**

肾所藏之精气是机体一切生命活动的源动力，调控机体脏器生理功能，决定机体生老病死的全过程。明代张景岳言："五脏之阴气，非此不能滋；五脏之阳气，非此不能发。"当胚胎及婴幼儿先天禀赋不足或后天肾之精气或阴阳亏虚，均可导致小儿脑瘫的发生，因此，从肾论治、维持肾功能之动态平衡贯穿在小儿脑瘫治疗的全过程。根据脑瘫的临床特点，运用中医辨证论治的方法，将小儿脑瘫从肾论治归纳为8种证型。

（1）肾精亏虚证

主症：患儿生长发育迟缓，智力低下，动作迟缓，可见解颅、五迟、五软，面色无华，唇甲淡白，头晕心悸，精神萎靡，舌淡或红，苔少，脉细或数。

证机概要：肾精亏虚，精无以化血生髓益脑。

治法：补肾生精，益髓健脑。

代表方：左归饮或左归丸等加减。育阴以涵阳，则阳中求阴，当以左归饮或左归丸等加减以补肾益精。常用药有熟地黄、枸杞子、山药、山茱萸、鹿角胶、龟甲胶、菟丝子、川牛膝、茯苓、炙甘草等。

（2）肾气不足证

主症：患儿发育迟缓，或囟门不合，可见五迟、五软，神疲乏力，耳鸣失聪，小便频数而清，或尿后余沥不尽，或遗尿，或夜尿频多，或小便失禁，舌淡，苔白，脉弱无力。

证机概要：肾气亏虚，封藏固摄不利。

治法：补肾益气。

代表方：保元汤等方加减。元气者，未生之前所固有之气也，保元者，保守其元气之谓也，气一而已，主肾，为先天真元之气，当以保元汤等方加减以补肾益气。常用药有人参、黄芪、甘草、肉桂等。

（3）肾阴虚证

主症：患儿齿迟，发稀，囟门不合，失眠，健忘，口干咽燥，五心烦热，潮热盗汗，或骨蒸发热，形体消瘦，小便黄少，舌红少津，少苔或无苔，脉细数。

证机概要：肾阴亏损，滋养、濡润失司，阴不制阳，阴虚火旺。

治法：滋阴补肾。

代表方：六味地黄丸等方加减。一阴一阳，天地之道，一开一阖，动静之机，壮水之主，以制阳光，当以六味地黄丸等方加减滋阴补肾。常用药有熟地黄、山茱萸、山药、泽泻、茯苓、牡丹皮等。

（4）肾阳虚证

主症：患儿发育迟缓，可见五迟、五软或五硬，神疲乏力，面色㿠白或黧黑，形寒肢冷，下肢为甚，或见大便溏稀，五更泄泻，或小便频数、清长，夜尿频多，舌淡，苔白，脉沉细无力。

证机概要：肾阳亏虚，温化失常。

治法：温肾助阳。

代表方：金匮肾气丸等方加减。善补阳者，必于阴中求阳，则阳得阴助而生化无穷，当以金匮肾气丸等方加减温肾补阳。常用药有桂枝、附子、熟地黄、山茱萸、山药、茯苓、牡丹皮、泽泻等。

（5）肺肾气虚证

主症：患儿发育不良，可见五迟、五软或五硬，喘息短气，呼多吸少，动则喘息尤甚，语音低怯，自汗乏力，腰膝酸软，舌淡脉弱；或喘息加剧，冷汗淋漓，肢冷面青，脉大无根。

证机概要：肺肾气虚，肾气不固，摄纳失司，肺肃降无权。

治法：益肾固摄，补肺纳气。

代表方：人参蛤蚧散合人参胡桃汤等方加减。损其肺者益其气，培土生金补肾气，则母子共济，当以人参蛤蚧散合人参胡桃汤加减益肾补肺纳气。常用药有蛤蚧、甘草、杏仁、人参、茯苓、贝母、桑白皮、知母、胡桃肉等。

（6）肺肾阴虚证

主症：患儿发育迟缓，可见五迟、五软或五硬，咳嗽痰少，或见头项、手、肌肉软，口干咽燥，腰膝酸软，骨蒸潮热，盗汗，舌红少苔，脉细数。

证机概要：肺肾阴液亏损，金水不能相生，阴不制阳而生内热。

治法：滋阴补肾，润燥保肺。

代表方：百合固金汤等方加减。滋肾润肺，母子共荣，金水相生，当以百合固金汤等方加减滋阴补肾润肺。常用药有熟地黄、生地黄、当归身、白芍、甘草、桔梗、玄参、川贝母、麦冬、百合等。

（7）脾肾阳虚证

主症：患儿机体发育不良或迟缓，可见五迟、五软或五硬，面色㿠白，形寒肢冷，喜温喜按，纳少腹胀，大便溏稀或五更泄泻，舌淡，苔白滑，脉沉迟无力。

证机概要：脾肾阳虚，肾阳温化失常，脾阳运化失司。

治法：温阳益肾，健脾利水。

代表方：实脾饮合真武汤等方加减。倘肾中无大阳，则脾之枢机虽运，而肾之关门不开，水虽欲行，孰为之主？故脾家得附子，则火能生土，而水有所归矣；肾中得附子，则坎阳鼓动，而水有所摄矣，当以实脾饮合真武汤等方加减温肾健脾利水。常用药有附子、厚朴、白术、茯苓、大腹皮、草果、炙甘草、木香、木瓜、芍药、生姜等。

（8）肝肾阴虚证

主症：患儿发育迟缓或不良，可见囟门不合、齿迟、语迟等，形体消瘦，头晕目眩，耳鸣健忘，口燥咽干，腰膝酸软，五心烦热，盗汗，舌红，少苔，脉细数。

证机概要：先天肾精禀赋不足，或后天肾精亏损，肝肾阴液耗竭，滋润失司，阴不制阳而生虚热。

治法：滋阴降火，补肝益肾。

代表方：大补阴丸等方加减。阴常不足，阳常有余，宜常养其阴，阴与阳齐，则水能制火，斯无病矣，当以大补阴丸等方加减滋阴补益肝肾。常用药有熟地黄、龟甲、黄柏、知母、猪脊髓等。

[病案举隅]

**病案1**：黄某，男，因双下肢功能障碍伴行走姿势、步态异常3年余而来门诊就诊。外院确诊为小儿脑瘫，并行相应治疗，疗效欠佳。专科查体：双上肢肌力4级，肌张力正常；双下肢肌力3级，肌张力1级，行走时呈屈曲状，呈交叉步态，双下肢关节活动差，双侧肱二头肌、肱三头肌、膝腱反射、跟腱反射对称存在，踝阵挛（＋）。刻下：患儿机体发育不良，行走障碍，面色欠红润、略㿠白，喜温恶寒，形寒肢冷，纳少，大便溏稀，小便可，舌淡苔白，脉迟无力。门诊诊断：小儿脑性瘫痪。中医辨证：脾肾阳虚证。治以温阳益肾、健脾利水。处方：制附子15g（先煎），厚朴15g，白术10g，芍药10g，茯苓10g，大腹皮6g，木香6g，木瓜6g，生姜6g，炙甘草3g。每日1剂，水煎，先口服3剂，患儿无不适，再口服14剂。患儿家长主动要求停止其他一切康复治疗。

二诊：形寒肢冷及大便溏稀较前稍好转，余同前，原方调整厚朴为10g，茯苓为6g，余同前。每日1剂，水煎，口服14剂。

三诊：形寒肢冷较上次复诊好转，纳食尚可，大便基本成形，舌淡红，苔薄白，脉略迟稍有力，小便可。原方调整：制附子10g（先煎），山药10g，白术10g，芍药10g，茯苓10g，木瓜6g，炙甘草6g。每2日1剂，水煎，连服14剂。

四诊：患儿行走功能障碍较初诊时明显改善，双下肢肌力4级，肌张力正常，双下肢各关节活动度及行走交叉步态较初诊时明显改善，踝阵挛（＋），形寒肢冷较初次就诊较明显好转，纳食尚可，大便基本成形，舌淡红，苔薄白，脉略迟稍有力，小便可。继续门诊中药调理3月余，目前患儿下肢能独立行走，行走步态基本正常。

**病案 2**：刘某，女，因双下肢行走障碍 5 年余而来门诊就诊。外院确诊小儿脑瘫，并行相应治疗，疗效欠佳。专科查体：双上肢各关节主、被动活动正常，无痉挛，下肢膝、踝关节主动、被动运动受限，双下肢肌力 3 级，肌张力 1 级。现症：患儿形体略瘦，干咳少痰，平时盗汗易感冒，舌红少苔，脉细数，睡眠易醒，二便可。门诊诊断：小儿脑性瘫痪。中医辨证：肺肾阴虚证。治以滋阴补肾、润燥保肺。处方：生地黄、熟地黄各 18g，百合 10g，当归身 10g，白芍 10g，玄参 10g，贝母 10g，麦冬 10g，桔梗 6g，炙甘草 6g。每日 1 剂，水煎，先口服 3 剂，患儿无不适，再口服 14 剂，患儿停止其他一切康复治疗。

二诊：干咳少痰较初诊减轻，舌红苔薄，脉细略数，原方调整：去桔梗，加葛根 6g，余同前。每日 1 剂，水煎，口服 14 剂。

三诊：干咳少痰基本消失，盗汗、易感冒减轻，舌淡红，苔薄，脉细，睡眠尚可，二便可。原方调整：生地黄、熟地黄各 18g，百合 10g，黄芪 10g，贝母 10g，白芍 10g，当归身 6g，葛根 6g，炙甘草 6g。每 2 日 1 剂，连服 14 剂。

四诊：双下肢各关节活动度较初诊时明显改善，双下肢肌力 4 级，肌张力基本正常，双下肢行走障碍较初诊时好转。继续门诊中药调理 6 月余，目前患儿下肢各关节活动度基本正常，能独立步行。

**小结**：小儿脑瘫的临床过程中，各证型之间可能相互转化，寒热虚实夹杂或易转化，虚证或有痰、湿、瘀，肾阳虚可夹肾阴虚，或肾阴虚中伴肾阳虚。正如北宋医家钱乙描述小儿体质特点："脏腑柔弱，易虚易实，易寒易热。"患儿在肾脏病变的同时，也会伴有或合并其他脏腑病变，如肺肾阴虚、肝肾阴虚、脾肾阳虚等。正如明代医家万全描述小儿生理病理特点："五脏之中肝有余，脾常不足，肾常虚。"这都需要仔细辨证分析。凌老强调，小儿脑瘫从肾论治，并不是忽略其他脏腑病变，或忽略寒热虚实夹杂之证。由于小儿脑瘫的主要病位在肾，病机主要为先天禀赋不足，如吴鞠通所言："稚阳未充，稚阴未长。"说明小儿阳气初生，但尚未充实，阴精初生，但尚未充盈，肾中阴精、阳气皆不足，凌老强调，小儿脑瘫从肾论治观点宜贯穿于治疗小儿脑瘫的始末。

# 第十节　皮肤病

## 一、痤疮辨治

痤疮是青年最常患的皮肤病，每易反复发作，且较顽固。西医学认为，在青春期，雄激素分泌旺盛，致使皮脂腺分泌较多，同时毛囊皮脂腺上皮发生角化而使排泄通道变窄，导致皮脂蓄积，加之痤疮丙酸杆菌和其他细菌的侵袭、繁殖，就形成了以皮脂增多—排泄受阻—细菌感染为轴心的痤疮发病机制。中医学认为，本病多因素体阳热偏盛，肺经蕴热，复受风邪，熏蒸于上而发；过食辛辣肥甘厚味，助湿化热，湿热互结，上蒸而致；脾气不足，运化失常，湿浊内停，郁久化热，热灼津伤，煎炼成痰，或冲任失调，气滞血瘀，湿热痰瘀凝滞肌肤而发。总之，邪热壅于肌肤，热毒蕴聚，为本病发病之根本，日久痰浊阻滞，气滞血瘀，治疗当调和机体气血寒热虚实的动态平衡。

### 1. 辨证要点

（1）重病史：病初起而发为热毒炽盛，邪在肌肤，以清热解毒、清泄热邪为主。日久邪壅滞经脉，以清化为主；青春发育期，以阳热盛为主，治以清为主；中年妇女多冲任失常，要兼顾肝肾。体壮者多火，体弱者多阴虚，肥胖者多痰湿，平素嗜烟酒肥甘者多湿热。

（2）查皮疹分布：皮疹好发于颜面、颈、胸背或臀部。发于颜面者，多属肺经风热；发于颈、胸背或臀部者，多因肠胃湿热或脾运失常，湿浊内停。

（3）看皮疹形态：皮损为针头大小的毛囊性丘疹，色红，顶端可出现小脓疱，或为白头粉刺、黑头粉刺者，多属风热郁于肌肤；皮损若为囊肿、脓肿，色鲜红，亦可见紫红色结节，多为湿热蕴于肌肤；若囊肿、脓肿呈暗红色或正常肤色，甚至破溃形成窦道瘢痕，常伴皮脂溢出者，多属痰浊阻滞；皮损硬肿难消，色暗日久者，为瘀阻血脉。

**2. 辨病与辨证施治**

（1）分型论治

肺经风热证：症见颜面部丘疹色红，伴疼痛，口渴喜饮，大便秘结，小便短赤，舌质红，苔薄黄，脉弦滑。药用黄芩、金银花、桑叶、紫菀、瓜蒌壳、生石膏、蝉蜕、天花粉以清泄肺经风热。

肝郁化火证：症见以颜面炎性脓疱、丘疹为主，伴烦躁易怒、胸闷不舒、目赤口苦、大便秘结，舌质红，苔薄黄，脉弦数。药用郁金、玫瑰花、香橼、决明子、夏枯草、牡丹皮、北柴胡等疏肝解郁化火。

肠胃湿热证：症见胸背部皮肤油腻，皮疹红肿疼痛，或有脓疱，伴口臭、便秘、溲黄，舌红，苔黄腻，脉弦数。药用生山楂、生白术、鸡内金、枳实、黄芩、黄连、紫草、蒺藜、半枝莲以清热利湿。

痰湿瘀滞证：症见皮疹颜色暗红，以结节、脓肿、囊肿、瘢痕多见，经久难愈，伴纳呆腹胀，舌质暗红，苔黄腻，脉弦滑。以二陈汤合桃红四物汤加减，药用陈皮、半夏、茯苓、桃仁、红花、川芎、赤芍、地龙等以获祛湿化痰、活血散结之功效。

（2）内外结合治疗：凌老治疗本病，在内服中药的同时常配合外用药物，则疗效更佳，方用黄芩、紫草、蒺藜、苦参、金银花、蒲公英、丹参、川芎水煎外敷，每日 2 次，每次半小时。

（3）重视调护：凌老认为，本病在应用药物治疗的同时，更要重视调护：一是常用温水洗脸，皮脂较多时，可每日 3～4 次；不用冷水洗面，以防毛孔收缩，皮脂堵塞，痤疮加重。二是避免滥用化妆品，粉质或油质化妆品会堵塞毛孔，造成皮脂淤积。三是忌挤压，以免炎症扩散，愈后遗留凹陷性瘢痕。四是忌饮食辛辣刺激性食物；少食油腻、甜食。五是多食蔬菜、水果，保持大便通畅。

## [病案举隅]

马某，女，30岁，2009年7月4日初诊。患者面部痤疮2年，平素嗜食辛辣厚味，颜面部反复出现脓肿、囊肿、结节，不易出脓，生长时间长，色红、疼痛，皮疹此起彼伏，皮肤较油腻，大便不畅，2～3日一行，伴左足底疼痛，行走时明显。小便黄，舌质红，苔微黄，脉滑数。属痤疮肺经风热型，治以清泄肺经风热。处方：金银花15g，桑叶10g，地龙12g，蒺藜12g，路路通12g，决明子30g，瓜蒌壳12g，郁金12g，红花6g。10剂，水煎服。另用紫草、蒺藜、苦参、金银花、蒲公英各20g，丹参30g，水煎外敷，每日2次，每次约半小时。

再诊时，未有新起皮疹，脓肿、囊肿减轻，大便通畅，足底疼痛明显好转。前方去金银花、红花，加赤芍12g，蒲公英12g，木瓜10g。5剂，水煎服。

## 二、风疹辨治

"风疹"一名最早见于《备急千金要方》。其曰："风邪客于肌肤，虚痒成风疹瘙疮。"现代临床表现多为皮疹生于手足或全身，或痒，或痛，或肿，或皮肉隐鳞，或抓之凸起，或脓水浸淫。病因病机方面，凌老认为风疹乃因风邪外袭肌表，血虚有热所致。风邪客于肌表，机体营气、卫气抗邪于外，耗伤营阴，致使血虚生燥，卫外不固，则见皮疹现于肌表。治疗上常以"治风先治血，血行风自灭"为原则，从风治血，行血治风。若血虚生热，多用当归饮子加减，养血、祛风、益气同治。其中当归为血中圣药，润燥止痒，通络止痛；川芎为血中气药，行气开郁，祛风燥湿，活血止痛；白芍补血敛肝益脾；地黄滋水以涵木，用其清热凉血之性，治疗血分之热；黄芪功专补气，可实卫固表，抵御风邪；何首乌解毒消痈；蒺藜行气祛风止痒；荆芥配防风祛邪解表，消疮透疹；甘草调和诸药。其中黄芪、防风还取"玉屏风"之意。防风与治血药同用，入血分引风邪外出，以透散开泄肌表皮毛，疏风祛邪。诸药合用，补气和血，调和荣卫，共奏入少阴补肾养血、开太阳祛风止痒、降阳明泄心肺火之功，祛邪而不伤正，标本同治。此外，临床上多种慢性皮肤病，如湿疹、银屑病、荨麻疹、神经性皮炎、老年性瘙痒症等的血虚燥热病机是相同的，因此，均可用当归饮子加减治疗。若风邪外袭，则临证务必辨清寒、热、虚、实，偏于寒、偏于实者则用《局方》中的消风散；偏于热、偏于虚者，则用《外科正宗》中的消风散加减治疗。

风性善行而数变，临床上，风疹常发展迅速，病情变化多端，故凌老认为治疗不能单靠治风，要谨遵"治风先治血，血行风自灭"之意而辨证施治，从风治血，行血治风，风血同治，才能快速控制病情。

### 三、带状疱疹辨治

带状疱疹，因其皮疹的分布形如蛇缠，常发生在腰部，故又称"蛇串疮""缠腰火丹"。《外科大成·缠腰火丹》称其"俗名蛇串疮，初生于腰，紫赤如疹，或起水疱，痛如火燎"。目前西医学认为该病是由潜伏在体内的水痘－带状疱疹病毒再激活所致，表现以沿单侧周围神经分布的簇集性小水疱为特征，常伴显著的神经痛。

本病往往起病急骤，多因患者素体虚弱，正气不足的情况下，易感毒邪（水痘－带状疱疹病毒），侵袭机体所致；或因饮食不节、年老体虚，使脾失健运，痰湿内蕴，郁以化火而成。以病灶部位的疱疹灼热疼痛难忍为主要表现。湿热互结，阻滞经络，犯于肌表，故见局部皮肤疱疹；脉络不通，不通则痛，故见患处皮肤疼痛。肝郁化火，脾胃湿热是其关键病机。

本病的治疗应内外兼治，内治常以清热利湿、行气活血为原则，而临床上以肝经郁热患者最为多见，故凌老治疗此类疾病以清肝泻火为主要治则，常以龙胆泻肝汤为基础方，并针对各种兼症进行加减。肝经郁热较重者，常祛除龙胆泻肝汤中滋阴养血的生地黄、当归而使其偏重于清肝经热毒。偏于痰湿内盛者，常加用党参、炒白术、山药、薏苡仁等药健脾利湿。偏于血瘀者，加用丝瓜络、延胡索、鸡血藤等药以活血通络止痛。情志不畅者，加用香附、郁金疏肝行气。久病体虚者，常加用黄芪增强机体免疫力。外治方面可使用三黄洗剂外搽或配合针灸等治疗，以清肝经郁热，促进病情好转。

雷某，男，79岁，因左侧胸背部疼痛5天，皮肤疱疹3天就诊。患者5天前无明显诱因出现左侧胸背部疼痛，触痛明显，呈烧灼样，无胸闷、气促，无咳嗽，患者未予以重视，未做处理。3天前继而出现疱疹，呈带状分布，见大量细小疱疹，有液体波动，背部疱疹部分破裂，出现结痂，疼痛不缓解，无明显渗出、渗液，无发热、畏寒等症，腹部胀痛，进食后明显，精神、纳眠可，二便调，舌淡红，苔薄黄腻，脉弦滑。有慢性胃炎病史10余年，偶感上腹部疼痛，进食后明显。中医诊断：蛇串疮，属痰湿内蕴、肝胆火热证。治以健脾化湿、清泻肝火。方用龙胆泻肝汤合疏肝和胃汤加减：党参15g，龙胆草12g，北柴胡6g，炒栀子10g，黄芪30g，车前草12g，丝瓜络10g，炒白术15g，山药15g，延胡索15g，板蓝根20g，甘草10g，枳壳10g，白芍15g，香附10g，槟榔片10g。7剂，水煎服，日1剂。

二诊：前方服用后疱疹逐渐收敛结痂，疼痛仍较重，上腹部胀痛，舌红，苔黄，脉弦。处方：党参15g，龙胆草12g，北柴胡6g，炒栀子10g，黄芪30g，车前草12g，丝瓜络10g，炒白术15g，山药15g，延胡索15g，板蓝根20g，甘草10g，枳壳10g，白芍15g，香附10g，槟榔片10g。7剂，水煎服，日1剂。

三诊：服用上方后疱疹已结痂脱落，仍有轻微烧灼样疼痛，局部结痂脱落处轻微色素沉着，仍感进食后腹胀痛，舌淡红，苔薄黄，脉弦。处方：党参15g，龙胆草12g，北柴胡6g，炒栀子10g，黄芪30g，丝瓜络10g，炒白术15g，山药15g，升麻10g，淫羊藿15g，薏苡仁30g，延胡索15g，甘草10g，鸡血藤15g。7剂，水煎服，日1剂。

## 四、脱发辨治

脱发是临床上一种常见病，可分为斑秃、普秃、全秃、脂溢性脱发及混合型脱发等类型，属中医学"油风""发落"范畴。凌老在辨证中强调肾虚肝热的主要病机，多采用泻肝补肾之法，调整肝肾虚实寒热之动态平衡，取得很好的疗效。

### 1. 病因病机

毛发的生长与荣枯，同脏腑气血关系密切。多数医家认为血虚不能随气荣养皮肤，以致毛孔开张，风邪乘虚袭入，风盛血燥，发失所养而成片脱落；或因情志抑郁，肝气郁结，过度劳累，伤及心脾，则毛发失养；或因肝藏血，发为血之余，肾主骨，其荣在发，病久毛发全脱，精神抑郁，导致肝肾两亏，为脱发的主要病因病机，即"脱发多为虚证"。凌老通过多年的临床实践认为，随着现代饮食结构、生活节奏的改变，中青年脱发患者增多，虚证已经不能解释脱发的病机，血热、血瘀、湿热、肝郁等皆可导致气血生化失调，发根失于濡养，而致脱发。以上诸因在脱发的发生发展中起重要作用。

### 2. 分型论治

对于脱发的治疗，凌老主张不必完全拘泥于传统，强调从实践出发，以辨证论治为主。通过多年的临证经验，凌老将脱发归纳为以下 4 种主要类型。

（1）血热型：血为水谷精微所化，以奉养周身。若过食辛热，或者情志抑郁化火，或少年血气方刚，肝木化火，皆能暗耗阴血；血热生风，风热随气上窜于颠顶，毛根得不到阴血滋养，则会突然脱落或焦黄。本型多见于斑秃和脂溢性脱发，一般发病时间短，以小孩、青年人多见，伴微痒、口干，舌红，苔薄白或薄黄，脉浮数。治宜清热凉血，祛风止痒，药物选用炒黄芩、牡丹皮、生地黄、赤芍、紫草、制何首乌。若头皮瘙痒甚者，加白鲜皮、地肤子。

（2）气虚血瘀型：血瘀毛窍，经气不宣，新血难以灌注于发根而失其濡养，故而出现大面积脱落。本型以斑秃、全秃多见，病程较长，多在 1 个月以上，伴头昏、神疲乏力、面色欠润，舌淡，苔薄白，舌底脉络迂曲粗大，脉涩。治宜益气活血通络，方用补阳还五汤加减，常用药物有生黄芪、当归、川芎、桃仁、水蛭、赤芍、制黄精、制何首乌、红花。若病久发枯，加蜈蚣以开瘀通络。

（3）肝郁型：本型以女性患者为主，多因心情不畅，工作繁忙，劳累抑郁，肝气不舒，损及心脾，脾伤运化失职，气血生化无源，而见脱发。本型以脂溢性脱发和斑秃多见，症见烦躁、抑郁，女性经前乳胀，易怒，晨起口苦，纳差，舌红，苔薄白，脉弦细。治宜疏肝解郁，方用丹栀逍遥散加减：牡丹皮、炒栀子、炒白术、柴胡、当归、薄荷、女贞子、墨旱莲、白芍、茯苓。

（4）湿热型：本型以中青年男性患者居多，恣食甘肥，易伤胃损脾，或素体胃热之体，湿热内蕴，循经上蒸颠顶，侵蚀发根，致头发黏腻、稀少或脱落。临床中以斑秃和脂溢性脱发多见，而以脂溢性脱发为主，症见头发油腻，成片或稀疏脱落，头屑多，瘙痒，伴口苦，便秘，舌红，苔黄腻，脉弦。宜清热利湿，方用龙胆泻肝汤化裁：龙胆草、生大黄、炒黄芩、炒栀子、泽泻、生山楂、车前子、土茯苓、茵陈、白鲜皮、地肤子、乌梢蛇。

### 3. 外治法

凌老反对外搽酊剂、生姜、辣椒、斑蝥、激素等药物，因为头皮局部血管收缩并非本病的主要病因，且上述诸药刺激性大，易闭塞、毁坏毛囊，临床疗效甚微；主张用中药外洗，药物多选用白鲜皮、侧柏叶、白芷、苦参、土茯苓、皂角、桑叶、生何首乌等；同时可以配合梅花针叩刺和 TDP 神灯照射治疗，通过疏通经络，运行气血，改善脱发区血液循环，并能刺激毛囊，兴奋毛发生长点，促进生发。

### 4. 精神疗法

凌老指出，精神因素在本病的发病中起重要作用。由于本病治疗困难，难以短时取效，而患者求治心切，往往辗转多家医院治疗，最后失去信心。脱发和心理压力往往形成恶性循环，甚至出现情感、人格障碍。因此，多与患者交流，帮助其解除思想顾虑，培养乐观情绪，树立可治愈的信心，适当心理暗示，密切同医生配合，部分患者仅用精神暗示就能不药而愈。坚持治疗不放弃也是治疗本病的重要方法和内容。

### 5. 饮食宜忌

头发 97% 的成分是蛋白质，且必须从食物中摄取，故凌老常教导患者多食富含蛋白质和铁的食物，忌油腻及辛辣发物。

### [病案举隅]

秦某，男，20岁，贵阳人，2009年6月23日初诊。自述2009年4月中旬因精神紧张，休息不好出现头发片状脱落，时在兰州陆军总医院皮肤科诊断为斑秃，予以西药内服后，症状无缓解，头发脱落加重，遂就诊于我科门诊。症见全头头发脱落，仅两鬓角见少许微绒毛，烦躁易怒，纳眠可，二便调，舌质红、边尖尤甚，苔白，脉弦。诊断为脱发，证属肝郁血虚，治以疏肝解郁、养血生发。方用黑逍遥散合二至丸加减：熟地黄12g，北柴胡10g，当归12g，白芍20g，茯苓15g，白术12g，薄荷3g，大枣10g，女贞子12g，墨旱莲12g，鸡血藤12g，香附12g。7剂，水煎服用。嘱患者保持心情舒畅，调整饮食结构，忌食辛辣和升火之品，保证充足睡眠，并用手指屈曲叩击头皮。

1周后，患者头皮有头发生长，以两颞侧明显，时有头皮发痒，偶有点刺状疖子，原方加用牡丹皮10g，地肤子12g，继服半个月，头发明显生长。沿用原方继续服用2个月，头发增多，且变乌黑。